脳神経外科速報 EX 部位別に学ぶ脳動脈瘤シリーズ
PRACTICAL CURRENTLY

92本のWEB動画付き

シミュレーションで経験する手術・IVR

内頸動脈瘤のすべて
ICA Aneurysm
近位部（cavernous-paraclinoid）

監修 **宝金清博**
北海道大学大学院 医学研究科
脳神経外科 教授

編集 **井川房夫**
島根県立中央病院 脳神経外科 部長

宮地 茂
大阪医科大学
脳神経外科・脳血管内治療科 准教授

MCメディカ出版

監修のことば

　今回，先行して発刊された中大脳動脈瘤に続いて，内頚動脈瘤の手術書が発刊されることとなった．井川房夫先生の編集方針に賛同してくれた新進気鋭の術者らの力で完成した本書は，Webによる動画が参照できる点でも，意欲的な新しい企画が盛り込まれている．

　当然のことながら，一口に内頚動脈瘤の患者と言っても，一人ひとりすべて異なる．内頚動脈瘤という分類も，治療者側の視点からの「意味」しかない．改めて，顕微鏡をのぞくとき，そこに見える視界に何を見るかは，解剖学的な意味や外科治療の意味がわからなければ，単なる一つの視野，いや，景色にすぎない．そこに「意味」を見いだすとすれば，治療の明確なゴールが意識されて，はじめて，「見える」ものがある．視野が単に脳に投影されることと，その視界の意味を治療者としての視点から解釈することは，まったく別のものである．顕微鏡下に広がる3次元の風景が「景色」から「視界」に変わり，さらに，意味をもった「視野」に変わるためには，系統立った先達の知識の集積が必要である．

　本書は，こうした術者の成長を容易にし，加速するものである．それは，血管撮影などの検査所見を見る場合も同様である．血管内外科治療などでは，血管撮影の理解力と治療の予測は，治療の成否を決定するものでもある．その理解のうえに，はじめて，正しい治療が生まれる．

　治療の最適化，tailor-madeという点では，内頚動脈瘤は中大脳動脈瘤以上に症例ごとの差異が大きく，適切な分類が必要である．ただ，その分類が必要以上に過剰になると，複雑化が初心者の理解を阻害し，混乱を招くことも事実である．その意味で，本書では，近位部，遠位部という技術的な側面から大きな分類をすることにより，無用な用語の混乱による学習者の意欲を妨げない点でも特筆すべきものである．

　中大脳動脈瘤の治療に引き続いて出版された本書は，さらにグレードアップした視覚化が行われ，説明も洗練されたものになっている．言うまでもないことであるが，治療成績が格段に向上した現在，動脈瘤の治療は容易ではない．特に内頚動脈瘤の治療では，合併症も頻度が高く，かつ，重大なものが多い．内頚動脈治療では，万全な座学と少しでも多い臨床経験が要求される．本書は，座学の素材としても優れたものであるが，同時に，編者の井川房夫先生が述べておられるように，実際に手術に参加している錯覚を覚えさえするような工夫がなされている．両書が，脳動脈瘤治療を安全・確実に行うために，少しでも多くの読者の目に触れることを期待する．

北海道大学大学院医学研究科脳神経外科　宝金清博

刊行にあたって

　2014年3月，多くの方々のご協力のもと『中大脳動脈瘤のすべて』を発刊することができました．ご協力いただいた先生方には感謝申し上げるとともに，これからの手術・IVRを目指す先生方には，ぜひ，術前シミュレーションの仕方や，注意点，ピットフォールなど学んでいただけましたら幸いです．

　今回は第二弾として，『内頚動脈瘤のすべて』を発刊させていただく運びとなりました．ただし，内頚動脈には多くの重要な分枝血管，周囲の重要脳神経，頭蓋底構造物があり，とても一冊にまとめることは困難であるとの結論から二分冊にせざるを得なくなりました．おかげさまで，細部まで網羅することができた充実した内容になったと自負しております．紙面量のバランスを考慮し，近位部（cavernous-paraclinoid portion）はIC cavernous，IC paraclinoid（Oph, SHA），IC anterior wall動脈瘤の手術・IVRを網羅し，遠位部（supraclinoid portion）はIC-PC，true Pcom，IC-AChA，IC top（IC terminal）動脈瘤の手術・IVRを網羅することとなりました．

　脳神経外科の手術をうまくこなす能力の一つに，3D画像再構成能力があります．これは，2次元画像から頭の中で解剖を構築し，あたかも透視して見えるかのように頭の中に術野が展開できる能力です．何のトレーニングも受けずに，生まれもってこの能力をもった脳神経外科医もいますが，多くはありません．かつては計り知れない努力と経験により自身の右脳に術野を作り上げてきましたが，本書を利用することによりその努力が10～20％で済むことを目指しております．

　近位部内頚動脈瘤の手術では必然的に頭蓋底アプローチが必要となりますが，どんなエキスパートである術者もまったく初めてのアプローチを経験してきています．頭蓋底アプローチは動脈瘤のみならず，脳腫瘍にも応用範囲が広く，会得するメリットは大きいと思われます．本書には術前シミュレーションと手術動画という教材がありますので，ぜひ活用してください．一方，近位部内頚動脈瘤はIVRの最も得意とする領域の一つで，本書でさまざまなタイプ別のポイントを学び，経験値を上げていただきたいと思います．

執筆をお願いした先生方は，日本の第一線でご活躍している先生ばかりで，超ご多忙にもかかわらず，充実した内容に仕上げてくださり，この場を借りて厚く御礼申し上げます．

　本書は，豊富な図・写真とインターネットを利用した術前シミュレーション動画，手術・IVR動画を含み，ネット環境さえあればどこでも動画を見ることができます．これから手術・IVRにあたられる先生方の右脳に働き，お役に立てると確信しております．ひいてはできるだけ多くの患者様のお役に立てることができましたら幸いです．

島根県立中央病院脳神経外科　井川房夫

CONTENTS

監修のことば i
刊行にあたって ii
執筆者一覧 vii
WEB動画の視聴方法 x
本書における略語一覧 xi

1章 内頸動脈瘤概論

1 内頸動脈瘤の分類 2

2 内頸動脈（近位部）の解剖 7

3 内頸動脈の画像診断とシミュレーション [WEB] 12

4 内頸動脈瘤の疫学と特徴
　　A 破　裂……19
　　B 未破裂……23

2章 内頸動脈瘤の手術

1 術前検査と術前シミュレーションによる戦略のポイント 30

2 手術アプローチと頭蓋底アプローチ [WEB] 36

3 内頸動脈瘤の特徴と手術
　　A IC paraclinoid（IC-Oph, IC-SHA）[WEB] ……47
　　B IC anterior wall（クリッピング）……57
　　C IC anterior wall（bypass併用）[WEB] ……65

4 内頸動脈瘤の術中モニタリング
　　A VEPモニタリング……71
　　B 術中蛍光脳血管撮影……80

3章 内頚動脈瘤のIVR

1 術前検査と術前シミュレーションのポイント……………………………88

2 脳血管内治療の実際 WEB ……………………………………………96

4章 シミュレーションと手術・IVRの実際

1 シミュレーションと手術の実際

    A IC cavernous 大型，巨大① WEB ……108

    A IC cavernous 大型，巨大②……114

    B IC paraclinoid 上方向き① WEB ……121

    B IC paraclinoid 上方向き② WEB ……124

    C IC paraclinoid 下内側向き①……128

    C IC paraclinoid 下内側向き② WEB ……135

    D IC anterior wall（血豆状）① WEB ……142

    D IC anterior wall（血豆状）② WEB ……147

    E IC anterior wall（非血豆状）① WEB ……153

    E IC anterior wall（非血豆状）② WEB ……158

    F Pcomより中枢側の巨大ICA動脈瘤 WEB ……161

2 シミュレーションとIVRの実際

    A IC cavernous 大型，巨大① WEB ……168

    A IC cavernous 大型，巨大②……176

    B IC paraclinoid 上方向き（Oph）① WEB ……181

    B IC paraclinoid 上方向き（Oph）② WEB ……190

    C IC paraclinoid 下内側向き（SHA）①……194

    C IC paraclinoid 下内側向き（SHA）②……200

- D IC anterior wall（血豆状・非血豆状）……206
- E paraclinoid 巨大瘤 ……213

5章 応用編

1 内頚動脈瘤のトラブルシューティング
- A 手術時のトラブルシューティング……220
- B IVR のトラブルシューティング……225

2 巨大内頚動脈瘤の手術・IVR
- A suction decompression……235
- B high flow bypass……242

3 IVR と手術のハイブリッド治療……250

おわりにあたって……255
索　引……256

 マークがついた項目に関連した術前シミュレーション・手術動画を専用 WEB サイトで視聴できます．

執筆者一覧

監　修	宝金清博	（ほうきん・きよひろ）	北海道大学大学院医学研究科脳神経外科教授
編　集	井川房夫	（いかわ・ふさお）	島根県立中央病院脳神経外科部長
	宮地　茂	（みやち・しげる）	大阪医科大学脳神経外科・脳血管内治療科准教授

1章　内頚動脈瘤概論

- **1-1**　山口竜一（やまぐち・りゅういち）　杏林大学医学部脳神経外科助教
  塩川芳昭（しおかわ・よしあき）　杏林大学医学部脳神経外科教授
- **1-2**　堀内哲吉（ほりうち・てつよし）　信州大学医学部脳神経外科准教授
  柿澤幸成（かきざわ・ゆきなり）　信州大学医学部脳神経外科講師
  本郷一博（ほんごう・かずひろ）　信州大学医学部脳神経外科教授
- **1-3**　金　太一（きん・たいち）　東京大学医学部脳神経外科
- **1-4-A**　品川勝弘（しながわ・かつひろ）　広島大学大学院医歯薬保健学研究院脳神経外科学
  岐浦禎展（きうら・よしひろ）　広島大学大学院医歯薬保健学研究院脳神経外科学講師
  栗栖　薫（くりす・かおる）　広島大学大学院医歯薬保健学研究院脳神経外科学教授
- **1-4-B**　森田明夫（もりた・あきお）　日本医科大学脳神経外科教授

2章　内頚動脈瘤の手術

- **2-1**　清水宏明（しみず・ひろあき）　秋田大学脳神経外科教授
  柳澤俊晴（やなぎさわ・としはる）　秋田大学脳神経外科助教
- **2-2**　井川房夫（いかわ・ふさお）　島根県立中央病院脳神経外科部長
- **2-3-A**　河本俊介（かわもと・しゅんすけ）　獨協医科大学脳神経外科教授
- **2-3-B**　西　徹（にし・とおる）　済生会熊本病院脳卒中センター脳神経外科部長／副院長
- **2-3-C**　杉山　拓（すぎやま・たく）　手稲渓仁会病院脳神経外科
  中山若樹（なかやま・なおき）　北海道大学大学院医学研究科脳神経外科講師
- **2-4-A**　佐々木達也（ささき・たつや）　青森県立中央病院脳神経外科部長／脳神経センター長
- **2-4-B**　鈴木恭一（すずき・きょういち）　福島赤十字病院脳神経外科部長
  市川　剛（いちかわ・つよし）　福島赤十字病院脳神経外科部長
  渡部洋一（わたなべ・よういち）　福島赤十字病院脳神経外科副院長／医療技術部長／医療安全推進室長

3章　内頚動脈瘤のIVR

- **3-1**　石橋敏寛（いしばし・としひろ）　東京慈恵会医科大学脳神経外科准教授
- **3-2**　佐藤允之（さとう・まさゆき）　虎の門病院脳神経血管内治療科
  松丸祐司（まつまる・ゆうじ）　虎の門病院脳神経血管内治療科部長

4章 シミュレーションと手術・IVRの実際

- **4-1-A ①** 瀧澤克己（たきざわ・かつみ） 地域医療支援病院旭川赤十字病院脳神経外科部長／医療安全推進室室長
- **4-1-A ②** 菱川朋人（ひしかわ・ともひと） 岡山大学脳神経外科助教
  - 杉生憲志（すぎう・けんじ） 岡山大学脳神経外科准教授
  - 伊達　勲（だて・いさお） 岡山大学脳神経外科教授
- **4-1-B ①** 清水立矢（しみず・たつや） 群馬大学大学院医学系研究科脳神経外科助教
  - 好本裕平（よしもと・ゆうへい） 群馬大学大学院医学系研究科脳神経外科教授
- **4-1-B ②** 髙橋　淳（たかはし・じゅん） 国立循環器病研究センター脳神経外科部長
- **4-1-C ①** 堀内哲吉（ほりうち・てつよし） 信州大学医学部脳神経外科准教授
  - 本郷一博（ほんごう・かずひろ） 信州大学医学部脳神経外科教授
- **4-1-C ②** 水谷　徹（みずたに・とおる） 昭和大学医学部脳神経外科教授
- **4-1-D ①** 遠藤英徳（えんどう・ひでのり） 広南病院脳神経外科医長
  - 藤村　幹（ふじむら・みき） 東北大学脳神経外科准教授
  - 冨永悌二（とみなが・ていじ） 東北大学脳神経外科教授
- **4-1-D ②** 吉河学史（よしかわ・がくし） 公立昭和病院脳神経外科医長
  - 堤　一生（つつみ・かずお） 公立昭和病院脳神経外科部長／副院長
- **4-1-E ①** 高砂浩史（たかすな・ひろし） 聖マリアンナ医科大学脳神経外科助教
  - 田中雄一郎（たなか・ゆういちろう） 聖マリアンナ医科大学脳神経外科教授
- **4-1-E ②** 井川房夫（いかわ・ふさお） 島根県立中央病院脳神経外科部長
- **4-1-F** 森岡基浩（もりおか・もとひろ） 久留米大学脳神経外科教授
- **4-2-A ①** 坂　真人（さか・まこと） 小倉記念病院脳神経外科医長
  - 中原一郎（なかはら・いちろう） 小倉記念病院脳神経外科主任部長／脳卒中センター長
- **4-2-A ②** 宮本直子（みやもと・なおこ） 老年病研究所附属病院脳神経外科
  - 内藤　功（ないとう・いさお） 老年病研究所附属病院脳神経外科部長
- **4-2-B ①** 平松匡文（ひらまつ・まさふみ） 岡山大学脳神経外科
  - 杉生憲志（すぎう・けんじ） 岡山大学脳神経外科准教授
- **4-2-B ②** 早瀬　睦（はやせ・まこと） 福井赤十字病院脳神経外科副部長
  - 波多野武人（はたの・たけと） 福井赤十字病院脳神経外科部長
- **4-2-C ①** 松本博之（まつもと・ひろゆき） 岸和田徳州会病院脳神経外科部長
- **4-2-C ②** 岐浦禎展（きうら・よしひろ） 広島大学大学院医歯薬保健学研究院脳神経外科学講師
  - 品川勝弘（しながわ・かつひろ） 広島大学大学院医歯薬保健学研究院脳神経外科学
  - 栗栖　薫（くりす・かおる） 広島大学大学院医歯薬保健学研究院脳神経外科学教授
- **4-2-D** 松原功明（まつばら・のりあき） 名古屋大学大学院医学系研究科脳神経病態制御学助教
- **4-2-E** 今村博敏（いまむら・ひろとし） 神戸市立医療センター中央市民病院脳神経外科

5章 応用編

- **5-1-A** 井上智弘 （いのうえ・ともひろ） 富士脳障害研究所附属病院脳神経外科部長
- **5-1-B** 石井　暁 （いしい・あきら） 京都大学大学院医学研究科脳神経外科
- **5-2-A** 伊達　勲 （だて・いさお） 岡山大学脳神経外科教授
- **5-2-B** 岡田芳和 （おかだ・よしかず） 東京女子医科大学脳神経外科主任教授
  - 山口浩司 （やまぐち・こうじ） 東京女子医科大学脳神経外科助教
- **5-3** 石原正一郎 （いしはら・しょういちろう） 埼玉医科大学国際医療センター脳血管内治療科科長
  - 栗田浩樹 （くりた・ひろき） 埼玉医科大学国際医療センター脳卒中外科教授

WEB動画の視聴方法

WEBサイトで各項目に関連した手術動画が視聴できます．
PC（Windows / Macintosh），iPad / iPhone，Android端末からご覧いただけます．

①メディカ出版ホームページにアクセスしてください．
http://www.medica.co.jp/

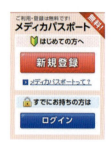

②ログインします．
※メディカパスポートを取得されていない方は，「はじめての方へ / 新規登録」（登録無料）からお進みください．

③『内頚動脈瘤のすべて―近位部（cavernous-paraclinoid）』の紹介ページ（http://www.medica.co.jp/catalog/book/5735）を開き，下記のバナーをクリックします（URLを入力していただくか，キーワード検索で商品名を検索し，本書紹介ページを開いてください）．

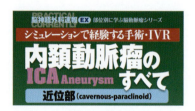

④「動画ライブラリ」ページに移動します．見たい動画の「ロック解除キー入力」ボタンを押すと，ロック解除キーの入力画面が出ます．
　下の銀色の部分を削ると，ロック解除キーが出てきます．入力画面にロック解除キーを入力して，送信ボタンを押してください．本書の動画コンテンツのロックが解除されます（ロック解除キーボタンはログイン時のみ表示されます）．

ロック解除キー

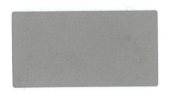
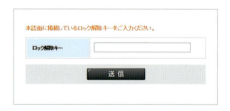

＊動画再生には，PC（Windows / Macintosh），Android端末から動画を再生するにはAdobe® flash® Player，iPad / iPhoneの場合はQuickTime® Playerが必要です．

＊なお，WEBサイトのロック解除キーは本書発行日（最新のもの）より3年間有効です．
　有効期間終了後，本サービスは読者に通知なく休止もしくは廃止する場合があります．

本書における略語一覧

- 3D-CG：3D-computer graphics（3次元コンピュータグラフィックス）
- 3D-CTA：3D-computed tomography angiography
- 3D-RA：3D-rotational angiography
- ACA：anterior cerebral artery（前大脳動脈）
- AChA：anterior choroidal artery（前脈絡叢動脈）
- Acom：anterior communicating artery（前交通動脈）
- ACP：anterior clinoid process（前床突起）
- ACT：activated clotting time（活性化凝固時間）
- ADL：activities of daily living（日常生活動作）
- BA：basilar artery（脳底動脈）
- BBA：blood blister-like aneurysm（血豆状動脈瘤）
- BC：balloon catheter（バルーンカテーテル）
- BOT：balloon occlusion test（バルーン閉塞試験）
- BRT：balloon remodeling technique
- CCA：common carotid artery（総頸動脈）
- CISS：constructive interference in steady state
- CT：computed tomography
- CTA：computed tomography angiography
- CTV：computed tomography venography
- DCT：double-catheter technique
- DM：digastric muscle（顎二腹筋）
- DSA：digital subtraction angiography（脳血管撮影）
- DWI：diffusion-weighted image
- ECA, EC：external carotid artery（外頸動脈）
- ERG：electroretinogram（網膜電図）
- FCAG：fluorescence cerebral angiography（蛍光脳血管撮影）
- FIESTA：fast imaging employing steady-state acquisition
- GC：guiding catheter（ガイディングカテーテル）
- GCS：Glasgow Coma Scale
- GS：guiding sheath（ガイディングシース）
- HFB：high flow bypass
- ICA, IC：internal carotid artery（内頸動脈）
- ICG：indocyanine green（インドシアニングリーン）
- IMP：iodoamphetamine
- JCS：Japan Coma Scale
- MC：micro catheter（マイクロカテーテル）
- MCA：middle cerebral artery（中大脳動脈）
- MEP：motor evoked potential（運動誘発電位）
- MGW：micro guide wire（マイクロガイドワイヤー）
- MPR：multi-planar reconstruction
- MRA：magnetic resonance angiography
- MRI：magnetic resonance imaging
- mRS：modified Rankin Scale
- OA：occipital artery（後頭動脈）
- ON：optic nerve（視神経）
- Oph：ophthalmic artery（眼動脈）
- PCA：posterior cerebral artery（後大脳動脈）
- Pcom, PC：posterior communcating artery（後交通動脈）
- RA：radial artery（橈骨動脈）
- SAH：subarachnoid hemorrhage（くも膜下出血）
- SC：stenting catheter（ステント留置用カテーテル）
- SCA：superior cerebellar artery（上小脳動脈）
- SEP：somatosensory evoked potential（体性感覚誘発電位）
- SHA：superior hypophyseal artery（上下垂体動脈）
- SPECT：single photon emission computed tomography
- SPS：sphenoparietal sinus
- SSFP：steady-state free precession
- STA：superficial temporal artery（浅側頭動脈）
- SV：saphenous vein（大伏在静脈）
- VEP：visual evoked potential（視覚誘発電位）
- VER：volume embolization rate（塞栓率）
- VRD：vascular reconstruction device
- WA：working angle
- WFNS：World Federation of Neurosurgical Societies

1章

内頚動脈瘤概論

1 内頸動脈瘤の分類

杏林大学医学部脳神経外科　**山口竜一**
杏林大学医学部脳神経外科　**塩川芳昭**

▌内頸動脈の分類と分岐血管，脳動脈瘤

　内頸動脈瘤（internal carotid artery〔ICA〕aneurysm）の各々の名称は，ICAの分類と頭蓋底外科の進歩により特に近位部で変化してきた．そこで，まず近年のICAの分類を確認すると，頸動脈分岐から順に錐体骨に入るまでをcervical portion（C6），錐体骨内から海綿静脈洞に入るまでをpetrous portion（C5），海綿静脈洞内（水平部）をcavernous portion（C4），海綿静脈洞部末梢から前床突起まで（硬膜のproximal ringからおおよそdistal ringまで：膝部）をinfraclinoid portion（C3），前床突起より末梢から内頸動脈終末部までをsupraclinoid portion（C2,C1）と呼ぶ．C2とC1の境界は，後交通動脈（posterior communicating artery：Pcom）分岐部より中枢がC2，Pcomより末梢からICA分岐までがC1と呼ばれている[2,3]．

　ICA動脈瘤の名称は頸動脈の部位と分岐する血管によりその名称は変化するものの，外科的治療戦略に関してはこの「部位」と脳動脈瘤の「大きさ」により決定されることが多い．それは，ICA動脈瘤が解剖学的に，頭蓋骨，海綿静脈洞，頭蓋内を通り，分岐血管も多い複雑な構造を呈することと，血行力学的負荷がかかりやすく大型化しやすいからであるが，治療戦略については他項に譲り，ここでICA動脈瘤の分類につき解説する．ICAの分類と分岐血管，C6〜C1までの動脈瘤の名称を表1に示す．

　C6からC4までは，分岐する血管と無関係であるか大型で分岐部との詳細が不明であるものが多い．しかし，C3からC1で分岐する血管との間に形成されるものには表1のように固有の名称がある．C3からC1の間で分岐と無関係のものに内頸動脈窩（carotid cave）に形成されるものを別に内頸動脈窩動脈瘤（carotid cave aneurysm），C2やC1の前壁に形成されるものを内頸動脈前壁動脈瘤（anterior wall aneurysm）と呼ぶ（後述）．

　以下，ICAの分類と分岐血管順に脳動脈瘤を列挙する．

1 頸部ICA動脈瘤（cervical ICA〔C6〕aneurysm）

　非常にまれである．頭蓋外でありくも膜下出血は起こさないので，偶然発見されても治療対象となる可能性は少ない．紡錘状動脈瘤であることが多く解離が示唆されることがある．

2 錐体骨部ICA動脈瘤（petrous ICA〔C5〕aneurym）（図1）

　比較的まれである．大型になると錐体骨を破壊し，難聴や出血性中耳炎をきたすことがある．また海綿静脈洞への進展で，海綿静脈洞症候群や視神経障害を呈することもある．紡錘状ないし分岐のない大型の瘤を形成しやすい．

3 海綿静脈洞部ICA動脈瘤（cavernous ICA〔C4〕aneurysm, intercavernous ICA aneurysm）（図2）

　海綿静脈洞部に発生する動脈瘤は2〜9％を

表1 | ICA の名称と分岐血管，脳動脈瘤の名称

ICA	分岐する血管	脳動脈瘤の名称	
cervical portion (C6)	ascending pharyngeal artery	C6 aneurysm	分岐と無関係
petrous portion (C5)	caroticotympanic branch	C5 aneurysm	分岐と無関係
	pterygoid branch		
cavernous portion (C4)	meningohypophyseal trunk	C4 aneurysm, cavernous aneurysm	分岐と無関係
	capcular artery		
infraclinoid portion (C3)	superior hypophyseal artery (rare)	IC-SHA aneurysm	paraclinoid aneurysm
supraclinoid portion (C2)	superior hypophyseal artery (SHA)	IC-SHA aneurysm	
	ophthalmic artery (Oph)	IC-Oph aneurysm	
supraclinoid portion (C1)	posterior communicating artery (Pcom)	IC-PC aneurysm	
	anterior choroidal artery (AChA)	IC-AChA aneurysm	
	AC, MC	IC-Bif aneurysm	

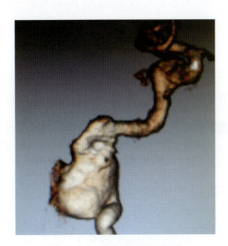

図1 | 右 ICA の3D-CTA
右 C5 portion に大型の紡錘状動脈瘤を認める．

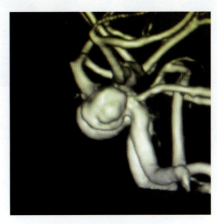

図2 | 左 ICA の MRA
左 C4 から C3 に外側方向に進展する動脈瘤．

占め，やはり巨大例が多い（ICA 動脈瘤の約10％）．症候は進展部位により異なり後方外側に進展で，錐体骨を破壊し petrous ICA 動脈瘤と同様の症状を呈する．内方進展で下垂体茎や視床下部を圧迫し，プロラクチン分泌抑制障害，外方進展で海綿静脈洞症候群をきたす．出血した場合は頚動脈・海綿静脈洞瘻（carotid-cavernous fistula：CCF）や鼻出血などをきたす[6]．

4 傍前床突起内頚動脈瘤（paraclinoid ICA aneurysm）（図3，4）

ここでは，血管の分岐のあるものとないものも含め，まとめて解説する．主に前膝部に発生

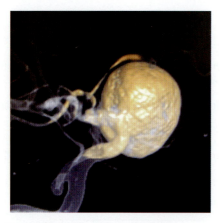

図3｜右 ICA の 3D-DSA

右 C3 から内側上方に進展する大型の動脈瘤.

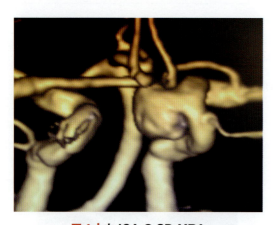

図4｜左 ICA の 3D-MRA

左 C2 に, 内側に発達する動脈瘤（Oph の分岐とは無関係であることがわかる）.

し眼動脈（ophthalmic artery：Oph）や上下垂体動脈（superior hypophyseal artery：SHA）との分岐から前方や上方に発生するもの，前膝部より末梢から内側に血管の分岐に関与せず発生するもの（内頚動脈窩にできる carotid cave aneurysm），膝部やや末梢からぶら下がるように発生する ventral paraclinoid，前方に発生する anterior wall などが挙げられる．anterior wall に関しては infraclinoid である C3, supraclinoid である C2, C1 も含まれる[1, 4]．

5 内頚動脈血豆状動脈瘤（blood blister-like aneurysm）

主に ICA の C2，C1（まれに C3）の間で上記の嚢状の IC anterior wall 動脈瘤以外に非常に瘤壁の薄い動脈瘤（ほとんどが仮性動脈瘤と考えられている）が存在するが，上記との混乱を防ぐためここで別に解説する．血豆状動脈瘤は，解離により形成された仮性動脈瘤の可能性が示唆されており，一般的な嚢状動脈瘤とは発生機序が異なるため，direct clipping が困難とされる[7, 8]．

6 内頚動脈—後交通動脈分岐部動脈瘤（internal carotid-posterior communicating（IC-PC）aneurysm）

最も一般的な脳動脈瘤の一つであり，くも膜下出血においては前交通動脈瘤に次いで30％の発生率である[5]．また UCAS Japan で示されたことは，中大脳動脈と比較し約2倍の破裂の相対危険率を有することである[9]．脳動脈瘤の進展方向や大きさにより治療戦略は異なるが，これも他項に譲る．

7 内頚動脈—前脈絡叢動脈瘤（internal carotid-anterior choroidal artery（IC-AChA）aneurysm）

AChA との分岐部に発生する．臨床上は IC-PC 動脈瘤と診断の区別がつかないこともしばしばみられ，AChA の温存を図りつつクリッピングするのに一定の技術を要する．

8 内頚動脈分岐部動脈瘤（IC bifurcation aneurysm）

ICA が前大脳動脈（anterior cerebral artery：ACA）と中大脳動脈（middle cerebral artery：MCA）に分岐する部位に形成される．上後方に projection することが多い．手術に関してはシルビウス裂の大きな開放，穿通枝の温存など，こ

表2 | 5-year cumulative rupture rate according to size and location of unruptured aneurysm (ISUIA)

ISUIA 2003	< 7 mm		7〜12 mm	13〜24 mm	25 mm
	Group 1	Group 2			
cavernous IC (n = 210)	0.00%	0.00%	0.00%	3.00%	6.40%
AC/MC/IC (n = 1,037)	0.00%	1.50%	2.60%	14.50%	40.00%
Post-Pcom (n = 445)	2.50%	3.40%	14.50%	18.40%	50.00%

Group 1：破裂瘤を合併しない未破裂動脈瘤，Group 2：破裂瘤を合併した未破裂動脈瘤．
Post-Pcom：posterior circulation or posterior communicating aneurysm.
（文献9より転載）

表3 | annual rate of rupture according to size and location of aneurysms (UCAS Japan)

location of aneurysm	rate of rupture per aneurysm per year (%) (95% CI)				
	3〜4 mm	5〜6 mm	7〜9 mm	10〜24 mm	≥ 25 mm
MCA	0.23 (0.09〜0.54)	0.31 (0.10〜0.96)	1.56 (0.74〜3.26)	4.11 (2.22〜7.66)	16.87 (2.38〜119.77)
Acom	0.90 (0.45〜1.80)	0.75 (0.28〜2.02)	1.97 (0.82〜4.76)	5.24 (197〜13.95)	39.77 (9.95〜159.00)
ICA	0.14 (0.04〜0.57)	0	1.19 (0.30〜4.77)	1.07 (0.27〜4.28)	10.61 (1.49〜75.3)
IC-PC	0.41 (0.15〜1.10)	1.00 (0.37〜2.66)	3.19 (1.66〜6.12)	6.12 (1.66〜6.13)	126.97 (40.95〜393.68)
basilar tip and basilar-superior cerebellar artery	0.23 (0.03〜1.61)	0.46 (0.06〜3.27)	0.97 (0.24〜3.89)	6.97 (3.74〜12.90)	117.82 (16.60〜836.43)
vertebral artery-posterior inferior cerebellar artery and vertebro-basilar junction	0	0	0	3.49 (0.87〜13.94)	0
other	0.78 (0.25〜2.43)	1.37 (0.34〜5.50)	0	2.81 (0.40〜19.99)	0
total	0.36 (0.23〜0.54)	0.50 (0.29〜0.84)	1.69 (1.13〜5.93)	4.37 (3.22〜5.93)	33.40 (16.60〜66.79)

（文献9より転載）

ちらもそれなりの難度があり一定の技術を必要とする．

ICA動脈瘤の疫学的特徴

最後にICA動脈瘤の疫学的特徴を述べる[9,10]．ここで述べる理由は，ICA動脈瘤の治療が，「破裂か未破裂か」「症候性か無症候か」「動脈瘤頸部が確保できるかできないか」「クリッピングできる大きさかどうか」により治療戦略が異なり，特に未破裂無症候の場合は，それに年齢や家族歴などの付加因子が加味されたうえで検討され

るからである．そのため，それぞれの疫学的特性を理解することは，インフォームドコンセントを行ううえで治療戦略を語る以上に重要なことである．

　ISUIA 2003 では，cavernous IC の動脈瘤は 12 mm 以下では破裂率は 0% で，13 mm 以上では 3～6.4% の破裂率だった．cavernous IC 以外では 7 mm 以下で孤発性の場合は 0%，7～12 mm で 2.6%，13 mm 以上で 14.5～40% という結果で，小型の瘤は破裂しづらい結果が示された（表 2）[10]．しかし，UCAS Japan では年間の破裂率は 0.95%，年間破裂率は 5～6 mm で 0.5%，7～9 mm で 1.69%，10～24 mm で 4.37% と ISUIA 2003 より高い数値が示された（表 3）．そのうち，ICA 動脈瘤は登録例全体の 34% を占め，IC-PC 動脈瘤は MCA 動脈瘤と比較し，1.9 倍の破裂の危険率を示す結果となった[9]．

引用・参考文献

1) Al-Rodhan NR, Piepgras DG, Sundt TM Jr: Trandisional cavernous aneurysms of the internal carotid artery. Neurosurgery 33: 993-8, 1993
2) Dilenge D, Héon M: The terminal carotid artery, 1202-45（Newton TH, Potts DG [eds]-Radiology of the Skull and Brain, Volume II, Book 2, Angiography Mosby, St. Louis, 1974
3) Fisher E: Die Lageabweichungen der vorderen Hirnarterie im Gefassbild. Zentralbl Neurochir 3: 300-12, 1938
4) Iihara K, Murao K, Sakai N, et al: Unruptured paraclinoid aneurysms: a management strategy. J Neurosurg 99: 241-7, 2003
5) Kassell NF, Torner JC, Haley EC Jr, et al: The Internasional Cooparative Study on the Timing of Aneurysm Surgery. Part 1: overall management results. J neurosurg 73: 18-36, 1990
6) Linskey ME, Seklar Laligam N, Hirsch William Jr : Aneurysms of the Intercavernous carotid artery: clinical presentation, radiographic features, and pathogenesis. Neurosurgery 26: 71-9, 1990
7) McLaughlin N, Laroche M, Bojanowski MW: Surgical management of blood blister-like aneurysms of the internal carotid artery. World Neurosurg 74: 483-93, 2010
8) Meling TR, Sorteberg A, Bakke SJ, et al: Blood blister-like aneurysms of the internal carotid artery trunk causing subarachnoid hemorrhage: treatment and outcome. J Neurosurg 108: 662-71, 2008
9) Morita A, Kirino T, Hashi K, et al: The natural cource of unruptured cerebral aneurysms in a Japanese cohort. N Engl J Med 366: 2474-82, 2012
10) Weibers DO, Whisnant JP, Huston J 3rd, et al: Unruptured Intracranial aneurysms: natural history, clinical outcome, and risks of surgical and endovascular treatment. Lancet 362: 103-10, 2003

2 内頚動脈（近位部）の解剖

信州大学医学部脳神経外科　堀内哲吉
信州大学医学部脳神経外科　柿澤幸成
信州大学医学部脳神経外科　本郷一博

はじめに

　近位部（cavernous-paraclinoid portion）内頚動脈瘤（internal carotid artery〔ICA〕aneurysm）の外科治療において，理解しておくべき解剖学的構造には以下のものが挙げられる．血管としてICA，眼動脈（ophthalmic artery：Oph），上下垂体動脈（superior hypophyseal artery：SHA），後交通動脈（posterior communicating artery：Pcom），前脈絡叢動脈（anterior choroidal artery：AChA），海綿静脈洞，骨構造として前床突起（anterior clinoid process：ACP），視神経管，optic strut，上眼窩裂，膜構造として硬膜輪（proximal and distal dural ring），falciform ligament，神経として視神経，動眼神経などがある[3]．また，開頭術では心臓側親血管の確保部位（頚部ICA分岐部位置の確認など），シルビウス静脈の流出路（sphenoparietal sinusなどへの還流など），前交通動脈（anterior communicating artery：Acom）・Pcomの有無（一時的なトラッピング時に備えての側副血行路の確認）なども術前の画像診断で確認が必要である．

近位部ICA

　海綿静脈洞内の動脈瘤に対する直達治療は，直達または血管内でのproximal occlusionに各種のバイパス術を組み合わせる治療が一般的である[4]．よって，クリッピング術が可能な近位部ICA動脈瘤は傍鞍部ICA動脈瘤（paraclinoid carotid artery aneurysm）である[5,6,8,13]．傍鞍部ICA動脈瘤クリッピング術では，頚部でのICA確保はproximal controlのための必須な手技である．われわれの施設では，未破裂動脈瘤の場合でも全例で確保している．総頚動脈（common carotid artery：CCA）のみの閉塞では，外頚動脈（external carotid artery：ECA）からの逆行性の血流があるためproximal controlが十分にできないことが多い．頚動脈分岐部位が高位で頚部でのICA確保が困難な場合は，CCAに加えてECAの確保が必要である．CCA・ECAの閉塞により，ICA閉塞と同等の血流制御が可能となる．よって頚部の3D-computed tomography angiography（3D-CTA）や血管撮影で頚動脈分岐部を確認することも重要である．

　傍鞍部ICA動脈瘤の定義も論文により多少違いがみられるが，distal dural ringから内頚動脈―後交通動脈分岐部動脈瘤（internal carotid-posterior communicating〔IC-PC〕aneurysm）までに発生した硬膜内動脈瘤としたほうが理解しやすい[5,6,13]．これは，くも膜下出血を引き起こす硬膜内動脈瘤がクリッピングの治療対象であるため，Ophを指標にするよりdistal dural ringを指標にしたほうが理にかなっているからである．

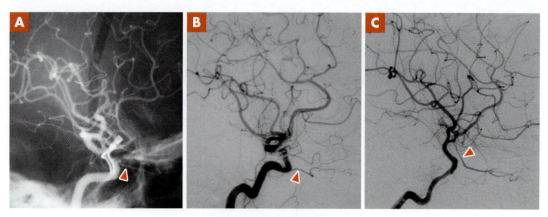

図1 | Ophの分岐位置

A carotid cave動脈瘤に対するクリッピング後の頸動脈撮影側面像．術中所見でOphはdistal dural ring内より分岐していたが，術後の血管撮影では分岐位置は通常の部位である（▶）．
B paraclinoid carotid動脈瘤術後の頸動脈撮影側面像．術中所見では，硬膜内にOphなし（硬膜外分岐）．血管撮影では通常より心臓側で分岐しているのがわかる（▶）．
C 脳腫瘍症例での頸動脈撮影側面像．OphはACAより分岐している（▶）．

1 Oph

一般的にOphは，ICAがdistal dural ringを貫通して硬膜内になった直後に分岐する．しかし，硬膜外あるいはdistal dural ring内で分岐することもある[6,11]（図1A）．Ophの分岐部が硬膜内かどうかは，明らかに通常部位と違う場合を除いて術前の画像検査では困難である[6]（図1A, B）．われわれの検討では，傍鞍部ICA動脈瘤の直達手術において，7.6％の症例でOphは硬膜輪内で分岐していた[6]．よって，distal dural ring分岐はそれほどまれなものではないので，distal dural ringの切開時にはOph損傷に注意が必要である[6]．また，Ophは前大脳動脈（anterior cerebral artery：ACA）などから分岐することも報告されている[12]（図1C）．OphはICAの内側で分岐して，その後外側に向かって走行する．内頸動脈—眼動脈分岐部動脈瘤（internal carotid-ophthalmic[IC-Oph]aneurysm）は一般的に同側からのアプローチが一般的だが，対側からのアプローチが有効なこともあり術前のMRI検査が重要

である．

2 SHA

SHAは硬膜内のcarotid caveからIC-PCまでのICA内側部より分岐する細い動脈である[1, 8, 10]．carotid caveは内側にある硬膜内のポケット（carotid collarとICAの間にある空間）である[7, 8]．SHAは細い血管であるが，時に視神経・視交叉・視索の重要な栄養血管のこともある[2]．血管撮影でSHAは同定が困難なことが多い．SHAは発生学的に重要な血管であり無形成はないとされ[9]，血管の太さは0.1〜0.5（平均0.22〜0.25）mmで，1〜5（平均1.8〜2.2）本存在する[1, 10]（SHAに関してはIC paraclinoid下内側向き動脈瘤の項も参照）．

骨構造

傍鞍部ICA動脈瘤手術においては，ACPの削除を必要とする症例が多い．われわれは，硬膜内より親血管確保やクリッピングに必要な部分

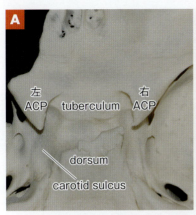
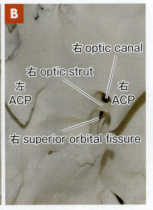

図2 | ACP周囲の骨構造
A 頭側上方からの写真．
B 左側方からの写真．optic strutが確認できる．

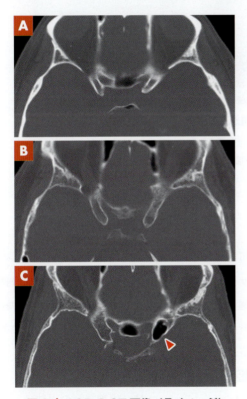

図3 | ACPのCT画像（骨イメージ）
A 一般的なACP，B 通常より発達したACP，C 左ACP内に含気あり（▶）．

のみの骨削除を行っている．硬膜外からACPを削除する方法では，上眼窩裂やmeningo-orbital bandなどの解剖知識も必要になる．

1 ACP

ACPは蝶形骨（小翼）縁の延長線上にある突起である．ACP基部外側下面は，上眼窩裂の上壁で内側下面は視神経管の上壁である．突起基部中央下面にoptic strutがあり，視神経管と上眼窩裂を隔てている（図2A，B）．ACPの大きさも個人差（図3）があるので，IC-PC動脈瘤でも削除が必要な症例もある．また，ACP内の含気化（pneumatization）の有無（図3参照）や蝶形骨洞との連続性なども骨条件のCTなどで確認が必要である．これは，ACP削除後の髄液漏を予防するうえでとても重要である．

2 optic strut

strutとは，支柱の意味で，視神経管下方で視神経とICAに挟まれる部分にある[1]（図2B参照）．ACPを削除した後で，症例により必要な部分のstrutも削除する．carotid cave動脈瘤を除く比較的遠位部の傍鞍部ICA動脈瘤では，strutの削除は不要なときもある．

膜構造

傍鞍部ICA動脈瘤手術においては，硬膜輪とfalciform ligamentの理解（図4）はとても重要である．

1 硬膜輪

ACPの上面を覆っている硬膜が，ACPを除去

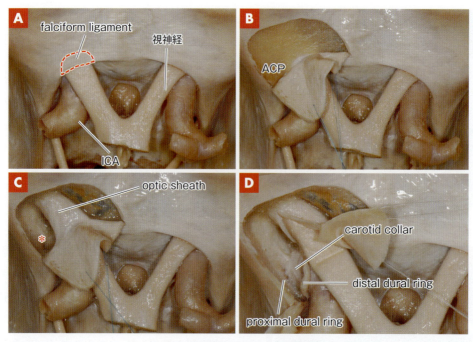

図4｜傍鞍部の頭側からの解剖

A 両側の視神経とICAが確認できる．破線部分には骨はなくfalciform ligamentを示す．
B planumum sphenoidaleからACPを覆っている硬膜を切開し翻転した状態．
C 視神経管のunroofingとACP削除（＊）後の状態．optic sheathが確認できる．
D 翻転した硬膜を視神経とICAに沿って切開した状態．distal dural ringとproximal dural ringが確認できる．2つのringの間でICAを覆っているのがcarotid collarである．

するとICA外膜に移行していくのが確認できる（図4C, D）．この硬膜がdistal dural ring（図4D）であり，ICAを全周性に覆っている．ICAは，distal dural ringを貫通して硬膜内に入ることになる．distal dural ringによりICAは固定されているので，傍鞍部ICA動脈瘤手術クリッピングに際しては，ICAの可動性を得るためにringの切離が必要である．carotid cave動脈瘤のクリッピングでは全周性の切離が必要である．ACPを除去した下面に，proximal dural ringとcarotid collarが確認できる（図4D参照）．proximal dural ringの近位側は海綿静脈洞である[3]．proximal dural ringの損傷やdistal dural ringの切離により海綿静脈洞からの静脈性の出血がみられるが，頭位の挙上やサージセル®などでコントロール可能である[3]．最近は，フィブリノゲン付きのサージセル®を用いて止血している．海綿静脈洞に止血用綿片をむやみに押し込むと外転神経麻痺などの症状を起こすので注意が必要である．

2 falciform ligament

falciform ligamentは，視神経管の視神経入口部分で視神経管内のoptic sheathとlimbus sphenoidalisを覆っている硬膜が重なった部分である（図4A参照）．ACPの切除に加えて視神経管の十分なunroofingを行い，falciform ligamentとoptic sheath（図4C参照）を視神経と平行に切開することにより，視神経の可動性が得られる．

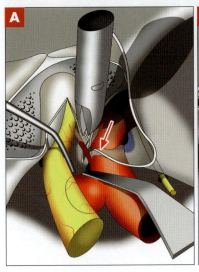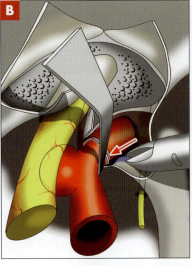

図5 | distal dural ring（→）の切離手技

右Oph分岐部動脈瘤のイラストで示す（**A** 内側，**B** 外側）．

おわりに

近年の脳血管内治療の進歩により，傍鞍部ICA動脈瘤はコイル塞栓術が行われることが多くなってきている．しかし，直達手術によるクリッピング術が必要な症例も存在するので，傍鞍部ICA動脈の解剖を十分に理解しておくこが重要である．

引用・参考文献

1) Gibo H, Lenkey C, Rhoton AL Jr: Microsurgical anatomy of the supraclinoid portion of the internal carotid artery. J Neurosurg 55: 560-74, 1981

2) Goto T, Tanaka Y, Kodama K, et al: Loss of visual evoked potential following temporary occlusion of the superior hypophyseal artery during aneurysm clip placement surgery. Case report. J Neurosurg 107: 865-7, 2007

3) 本郷一博，柿澤幸成，後藤哲哉，他：解剖に基づく手術の要点：内頸動脈 paraclinoid aneurysm．脳外誌 17：666-72, 2008

4) Horiuchi T, Hara Y, Sasaki T, et al: Suboccipital approach for primitive trigeminal artery obliteration associated with cavernous aneurysm. Technical case report. World Neurosurg 74: 494-6, 2010

5) Horiuchi T, Kusano Y, Yako T, et al: Ruptured anterior paraclinoid aneurysms. Neurosurg Rev 34: 49-55, 2011

6) Horiuchi T, Tanaka Y, Kusano Y, et al: Relationship between the ophthalmic artery and the dural ring of the internal carotid artery. Clinical article. J Neurosurg 111: 119-23, 2009

7) Joo W, Funaki T, Yoshioka F, et al: Microsurgical anatomy of the carotid cave. Neurosurgery 70: 300-11, 2012

8) Kobayashi S, Kyoshima K, Gibo H, et al: Carotid cave aneurysms of the internal carotid artery. J Neurosurg 70: 216-21, 1989

9) 小宮山雅樹：上・下垂体動脈，179-81（小宮山雅樹：脳脊髄血管の機能解剖，第2版，．メディカ出版，大阪，2011）

10) Krisht AF, Barrow DL, Barnett DW, et al: The microsurgical anatomy of the superior hypophyseal artery. Neurosurgery 35: 899-903, 1994

11) Kyoshima K, Oikawa S, Kobayashi S: Interdural origin of the ophthalmic artery at the dural ring of the internal carotid artery. Report of two cases. J Neurosurg 92: 488-9, 2000

12) Li Y, Horiuchi T, Yako T, et al: Anomalous origin of the ophthalmic artery from the anterior cerebral artery. A rare case report and review of the literature. Neurol Med Chir(Tokyo) 51: 579-81, 2011

13) Tanaka Y, Hongo K, Tada T, et al: Radiometric analysis of paraclinoid carotid artery aneurysms. J Neurosurg 96: 649-53, 2002

3 内頚動脈の画像診断とシミュレーション

東京大学医学部脳神経外科　金　太一

はじめに

近位部内頚動脈瘤（internal carotid artery〔ICA〕aneurysm）に対する手術シミュレーションについて概説する．当施設で実際に手術された4症例を用いて，3次元コンピュータグラフィックス（3D-computer graphics：3D-CG）を操作しながら手術シミュレーションを体験できるようにした．

付録画像ビューワの使い方

付録画像ビューワ（付属画像ビューワ〔Brain Viewer〕は東京大学医学部脳神経外科が開発したものである．お問い合わせは tkin-tky@umin.ac.jp まで）はウェブブラウザ上で動く．下記に従って準備する．
①インターネットに接続されたコンピュータを用意する．
②ブラウザ用のプラグイン Unity Web Player（無料）（Unity Web Player に関する詳細について：http://japan.unity3d.com/company/legal/webplayer-eula）をインストールする（http://japan.unity3d.com/webplayer/）．
③メディカ出版内の本書のページ（詳細は「WEB 動画の視聴方法」参照）へアクセスすると画像ビューワが起動する．

3D-CG の操作はすべてマウスで行い，左ボタンドラッグで回転，中ボタンドラッグ（もしくはコントロールホイール）でズーム，右ボタンドラッグで平行移動ができる（Apple 社製 Magic Mouse では操作がうまくいかないことあり）．ビューワの下方には各組織がサムネイル化されたアイコンがあり，これをクリックするたびに当該組織が，半透明→非表示→表示と切り替わる（図1，2）．

付録画像ビューワで確認できるポイント

・動脈瘤と骨構造（前床突起, optic strut, 視神

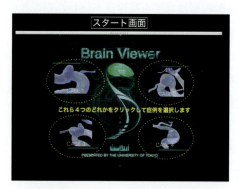

図1　付録画像ビューワ（Brain Viewer）の操作方法①

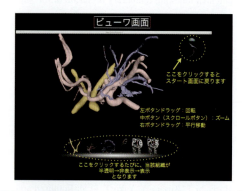

図2　付録画像ビューワ（Brain Viewer）の操作方法②

経管上壁など）との関係
- 動脈瘤と視神経との関係
- 前床突起削除範囲
- クリップの種類とアプローチ

　動脈，頭蓋骨，視神経は全例で表示されている．また術後CTから作成した前床突起削除後の骨構造や，手術で使用されたクリップも表示した．下記の「手術検討のポイント」や4症例の「術前検討」と「手術所見」でポイントを確認しつつ，ビューワを操作すると効果的であろう．本ビューワで使用している3D-CGはCTやMRIから作成しているため，残念ながら硬膜は描出されていないので，これに関しては他書を参考にされたい．

手術検討のポイント

　近位部ICA動脈瘤の一般的な手術検討の画像診断のポイントについて概説する．

1 開頭

　通常の前頭側頭開頭であるが，前床突起近傍での視軸は前頭蓋底側から見下ろす角度になる．また，内視鏡を挿入する場合もあり，開頭範囲を内側へやや拡大することがあるため，CTで前頭洞の発達具合を確認しておく．

2 シルビウス裂の開放

　ICAと視神経を確認するため，前頭葉を大きくリトラクトすることがあるので，シルビウス裂を広く開放する．脳血管撮影やCTアンギオグラフィーでシルビウス静脈の走行を確認しておく．

3 骨構造の削除

　CTのmulti-planar reconstruction（MPR）画像などを用いて詳細な骨構造を把握する．本手術における骨構造で重要なものは，視神経管上壁，前床突起，optic strutである（付録画像ビューワで確認可能）．前床突起や視神経管とICAとの位置関係を詳細に把握する．前床突起がICAを巻き込んでいないか，前床突起が後床突起と連続していないかを確認する．optic strutは視神経管の下方外側で視神経とICAとを境する骨構造である．optic strutの位置には近位硬膜輪があるので，動脈瘤の存在が硬膜の内か外にあるかの判断所見となる．硬膜輪はICAに対して，内側および後方へそれぞれ約20°傾斜している．optic strutはCTのMPR再構成画像などでわかるが，付録画像ビューワでは視神経やICAとの関係とともに詳細に把握できる．術後髄液漏を防ぐために，前床突起内の含気や蝶形骨洞の位置も確認しておく．

4 視神経の走行とその周囲の解剖の確認

　balanced SSFP（steady-state free precession）などのシーケンスで視神経の走行を確認できるが，MRIでは神経も動脈瘤も同程度の低信号を呈するので，両者が接している部分は詳細に把握することが難しい．そのような場合には造影増強されたbalanced SSFPで把握できることがある．付録画像ビューワでは視神経と動脈瘤との位置関係を詳細に把握できる．また，prechiasmal spaceが手術難易度に影響することがあるので，chiasmの位置や視神経と動脈瘤との位置関係もチェックする[4]．

5 視神経鞘と遠位硬膜輪の切開，海綿静脈洞，動眼神経，および外転神経の走行の確認

　3T MRIで高解像度に撮像されたT2強調画像や造影増強balanced SSFPの冠状断や，balanced SSFPとMRアンギオグラフィーとの比較で遠位硬膜輪の位置が把握できることがある[1,3]．硬膜輪を全周性に切離する際に海綿静脈洞から

の出血を認める場合があるので，脳血管撮影やCTアンギオグラフィーで海綿静脈洞の走行を確認しておく（付録画像ビューワ症例1参照）．また，この静脈性出血に対する強い圧迫止血操作によって動眼神経麻痺や外転神経麻痺のリスクがあるので，可能であればこれらの神経の走行も確認しておく．海綿静脈洞内の神経の走行には造影増強balanced SSFPで描出される．

6 クリッピング

傍前床突起部内頚動脈瘤（IC paraclinoid動脈瘤）の手術では動脈瘤の局在診断が非常に重要であるが，読影が困難であることも少なくない．脳血管撮影はCTアンギオグラフィーやMRアンギオグラフィーよりも空間分解能が高く，血行動態もある程度把握でき，手術検討において多くの有用な情報が得られる．脳血管撮影でチェックする項目は，①動脈瘤の局在と発育方向，②動脈瘤および動脈瘤頚部の形状と大きさ，③病変周囲の動脈（眼動脈〔ophthalmic artery：Oph〕，上下垂体動脈〔superior hypophyseal artery：SHA〕）および穿通枝との位置関係，④動脈瘤と周囲静脈との位置関係，などである．後交通動脈（posterior communicating artery：Pcom）および前脈絡叢動脈（anterior choroidal artery：AChA）の走行も確認する．Ophは多くの症例においてfalciform foldより後方から分岐している[2]．脳血管撮影では血栓や血管壁の情報は得られないので，動脈瘤と周囲血管との間に間隙がありそうな場合でも，実際にはこれらが癒着していることがあるので，CTやMRIで確認する必要がある．digital subtractionしていない3D-rotational angiography（3D-RA）では骨構造と動脈瘤との位置関係も把握できるが，CTほど詳細に骨構造は描出されない．血栓化動脈瘤ではCTアンギオグラフィーで動脈瘤の残存腔および壁が造影増強され，血栓化部分が等吸収値を示すtarget signが認められる．血栓化はMRIでも把握できる．動脈瘤頚部が硬膜内外のどちらに存在するかを確認するにはoptic strutと動脈情報が同時に得られるCTアンギオグラフィーが有用である．画像処理の特性上，一般に3次元画像は2次元画像よりも空間分解能が劣ることが多いので，3次元脳血管撮影やCTアンギオグラフィーでは元画像で穿通枝などを確認することも重要である．CTで動脈瘤や母血管の壁の石灰化も確認する．以上の所見を総合して，最適なクリップを選択する．

症例1

- 65歳，男性
- 右ICA未破裂動脈瘤（付属画像ビューワ：Case 1）（図3）

症例1：シミュレーションのポイント

ネッククリッピングが可能であると予測できる．

症例1：術前検討

carotid caveに主座を置く右ICA未破裂動脈瘤．瘤の頚部は，5.2 mm × 3.2 mmでやや broad neckである．瘤は外側に発育し，血栓化や石灰化は認めない．

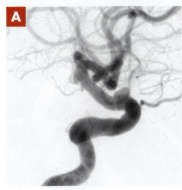 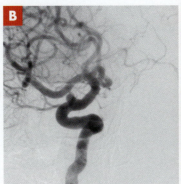 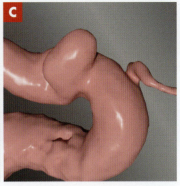

図3｜症例1，術前所見

A 右ICA撮影側面像，B 右ICA撮影斜位像，C 3D-CG．

症例1：手術の実際

　transsylvian approachにて中大脳動脈（middle cerebral artery：MCA）（M2，M1），前大脳動脈（anterior cerebral artery：ACA）（A1），ICAを露出し，sylvian cisternを完全に開放した．この時点では動脈瘤はまったく視認できなかったので，前床突起を削除．この際に蝶形骨洞粘膜が確認された．

　次いでoptic strut，carotid cave上の骨を完全に除去した．硬膜を視神経の直上で内側を，外側はcarotid ringが硬膜へと移行する部分で切開を加えた．U-flap状の硬膜を左右に移動させつつ，動脈瘤の全容を捉えた．ここで近位側の動脈瘤頸部を確保した．動脈瘤の外側ドームと外側硬膜，さらに硬膜の三者が強固に線維性に癒着しており，動脈瘤頸部の遠位側を捉えるのに難渋した．動脈瘤はC2部ではなく，carotid caveに存在していたので，再度完全に前床突起を除去し，前床突起後面の硬膜を切開し，硬膜内へとつなげ，硬膜輪と外側硬膜をドームにつけたまま全体を観察できるようにした．中枢側の硬膜切開もさらに追加し，動脈瘤の内側，中枢側，末梢側を完全にフリーにし，外側を硬膜輪と外側硬膜をドームにつけた状態とした．動脈瘤の後方半分を7.5 mmのL字型クリップで閉塞し，続いて動脈瘤の前方半分を強弯のミニクリップで閉塞した．最後にboosterとして5 mmのL字型クリップにて最初の2本のクリップの間を補強した．

症例2

● 37歳，女性　　● 左ICA未破裂動脈瘤（付属画像ビューワ：Case 2）（図4）

症例2：シミュレーションのポイント

　ネッククリッピングが困難であると予測できる．

症例2：術前検討

　瘤頸部は7.4 mm，ドームは7.9 mmで，上向きに発育している．blebを伴う．瘤の内側には

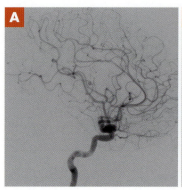 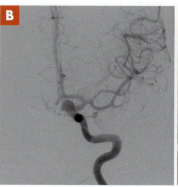 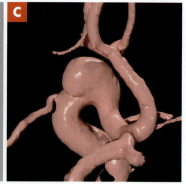

図4 ｜ 症例2，術前所見

A 左 ICA 撮影側面像，B 左 ICA 撮影正面像，C 3D-CG.

石灰化を認める（付属画像ビューワで黄白色の部分）．血栓化は認めない．Oph より遠位に存在する．付録画像ビューワでは確認できないが，右前大脳動脈 A1 および左後交通動脈は低形成であった．バルーン閉塞試験（balloon occlusion test：BOT）では，Oph を介した craniofacial anastomosis を認め，stump pressure は著明に低下したが，臨床症状の出現はなかった．SPECT で閉塞側の血流低下を認めた．以上の所見よりネッククリッピングは不可能であり，ICA トラッピングに加え high flow bypass（saphenous vein-M2）の方針とした．

症例2：手術の実際

シルビウス裂を遠位部より開放して，MCA M2 の inferior trunk，前側頭動脈を確保し，M2-saphenous vein bypass を置いた．次いで ICA を露出し，A1，Pcom，AChA，視神経を確認．動脈瘤のドームには視神経が覆い被さるように存在していた．動脈瘤頚部の遠位側を確認．視神経管，前床突起上の硬膜を剥離し，骨を削除し，前床突起を削除した．遠位硬膜輪が確認され，その近位側にある Oph と動脈瘤頚部の近位側が確認された．7 mm バイオネットチタンクリップを2本用いて ICA 遠位側をクリッピング，近位側に 10 mm ストレートクリップを用いて閉塞した．

症例3

- 54歳，女性
- 左 ICA 未破裂動脈瘤（付属画像ビューワ：Case 3）（図5）

症例3：シミュレーションのポイント

二瘤性の動脈瘤に対してクリップの適切な種類とアプローチを予測する．

症例3：術前検討

左内頚動脈―眼動脈分岐部（internal carotid-ophthalmic：IC-Oph）近傍に頭側方向に発育す

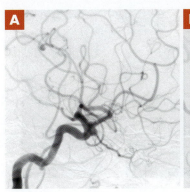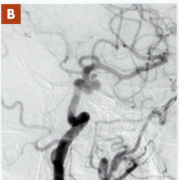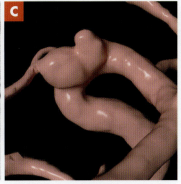

図5｜症例3，術前所見

A 左ICA撮影側面像，B 左ICA撮影正面像，C 3D-CG．

る動脈瘤．Ophは動脈瘤頸部内側から少し離れた部位より起始する．二瘤性で遠位部動脈瘤にはblebを伴う．動脈瘤頸部はそれぞれ5 mm × 5 mm，ドームは5 mm × 4.5 mm．Matas試験でcross flowは認めなかった．

症例3：手術の実際

頭部を右に50°回旋しvertex downさせた．皮膚切開は正中から頬骨弓直上に至るcurved skin incisionとした．

4 burr holeのfront-temporal osteoplastic craniotomyを置き，蝶形骨縁を十分に削除した．Dolenc approachで前床突起を削除し，MCA M2を中枢側へたどりM1を確保した．ICA，視神経，動脈瘤を確認し，Pcomを確保した．硬膜外よりDolenc apploachにて前床突起を削除することとした．蝶形骨縁を上眼窩裂の硬膜襞が露出するところまで削除し，硬膜襞の一部を切離して側頭葉硬膜を蝶形骨縁から剥がし，前床突起の全容を確認することができた．まずoptic canal roofを削除し，視神経鞘の遠位端を確認した．次いでoptic strutを削除した．前床突起がぐらついたところで，最後に残った前床突起を一塊として摘出した．海綿静脈洞から静脈性の出血を認めたため，ゼルフォーム®で止血した．硬膜を二分するようにfalciform ligamentのほぼ中央まで切開した．外側はfalciform ligamentによって動脈瘤が二瘤に分断されていたので，ここを避けるように，視神経鞘を開放し視神経を露出した．この時点で硬膜の内外が交通した．硬膜内より動脈瘤を二分するfalciform ligamentを動脈瘤から剥離した．さらにICAに跨がる遠位硬膜輪を切開すると，近位部の動脈瘤が視神経の外側下方から食い込むように接していた．動脈瘤と視神経を剥離し，動脈瘤の内側を確保した．遠位硬膜輪を切開して，動脈瘤の外側の硬膜に可動性をもたせた．近位動脈瘤と硬膜との癒着は強固であったため，一緒にクリッピングすることとした．まず硬膜内の遠位部動脈瘤を直角5 mm（Sugitaチタンクリップスタンダード＃20〔ミズホ〕）をICAと平行にapplyした．次いで近位部の動脈瘤には先のクリップと直列になるような形で，窓あき直角5 mm（Sugitaチタンクリップスタンダード＃38）をapplyした．動脈瘤に血流のないことを確認した．

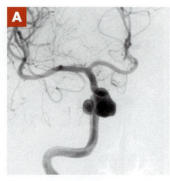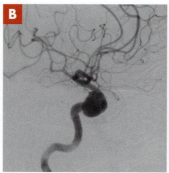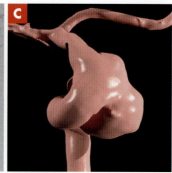

図6｜症例4，術前所見
A 右ICA撮影側面像，B 右ICA撮影正面像，C 3D-CG．

症例4

- 68歳，女性
- 右ICA未破裂動脈瘤（付属画像ビューワ：Case 4）（図6）

症例4：シミュレーションのポイント

瘤頚部の位置をよく観察して，頚部クリッピングやトラッピングが不可能なことを予測する．

症例4：術前検討

右ICA C2-C3領域に15mm大の動脈瘤を認める．ドームの一部は硬膜内に露出している．以上より，頚部クリッピングやトラッピングは不可能と判断した．BOTでは神経症状の出現はなかったが，SPECTでは著明な血流低下を認めた．前交通動脈（anterior communicating artery：Acom）やPcomを介したcross flowは弱く，浅側頭動脈（superficial temporal artery：STA）も細かったため，high flow bypassの方針とした．橈骨動脈では十分な長さが確保できないため，saphenous veinをgraftとして用いることとした．

症例4：手術の実際

STAを用いたassist bypassを置いた後に，saphenous vein graftを用いて外頚動脈（external carotid artery：EC）―M2 bypassを置き，頚部ICAを起始部で結紮した．術後神経学的異常なく，新規脳梗塞所見も認めなかった．術後検査でバイパスは良好に開存していた．

引用・参考文献

1) Beretta F: The paraclinoid aneurysms and the distal dural ring: a new classification. J Neurosurg Sci 48: 161-75, 2004
2) Hayreh SS, Dass R: The ophthalmic artery: I. origin and intra-cranial and intra-canalicular course. Br J Ophthalmol 46: 65-98, 1962
3) Hirai T, Kai Y, Morioka M, et al: Diﬀerentiation between paraclinoid and cavernous sinus aneurysms with contrast-enhanced 3D constructive interference in steady-state MR imaging. AJNR Am J Neuro-radiol 29: 130-3, 2008
4) Rhoton AL Jr, Harris FS, Renn WH: Microsurgical anatomy of the sellar region and cavernous sinus. Clin Neurosurg 24: 54-85, 1977

4 内頚動脈瘤の疫学と特徴
A 破 裂

広島大学大学院医歯薬保健学研究院脳神経外科学　品川勝弘
広島大学大学院医歯薬保健学研究院脳神経外科学　岐浦禎展
広島大学大学院医歯薬保健学研究院脳神経外科学　栗栖　薫

はじめに

内頚動脈瘤（internal carotid artery〔ICA〕aneurysm）は臨床上遭遇する機会の多い脳動脈瘤の一つである．一方で海綿静脈洞部，傍鞍部，内頚動脈—後交通動脈分岐部（internal carotid-posterior communicating：IC-PC），内頚動脈—前脈絡叢動脈分岐部（internal carotid-anterior choroidal artery：IC-AChA），ICA 分岐部，内頚動脈前壁（IC anterior wall）など発生部位により症状や治療方針が異なる多様性をもち，脳神経外科診療において診断から経過観察，治療方針の選択など破裂，未破裂ともに知識・技術を習得する必要のある動脈瘤である．

本項では ICA 動脈瘤を中心に脳動脈瘤全体の疫学と急性期の治療法による有効性の比較を記す．

破裂 ICA 動脈瘤の疫学

日本におけるくも膜下出血の発生頻度は，Inagawa らによると人口 10 万人に対し，29 人と報告されており，加齢とともに急激に増加するとされる．このなかで 40％が day 3 まで，43％が 1 週間以内，53％が 6 カ月までに死亡した[2]．Kassell らの報告によると，くも膜下出血と診断された 3,521 例のうち，ICA 領域の動脈瘤破裂は 29.8％を占め，前大脳動脈（anterior cerebral artery：ACA）領域の 39.0％に次いで 2 番目に多く，中大脳動脈瘤（middle cerebral artery〔MCA〕aneurysm）の 22.3％がそれに続く[5]．脳卒中データバンク 2009 に登録されたくも膜下出血症例では，前交通動脈瘤（anterior communicating artery〔Acom〕aneurysm）33％，ICA 動脈瘤 29％，MCA 動脈瘤 26％[11]，破裂動脈瘤の剖検例からの review では，Acom 動脈瘤 34％，ICA 動脈瘤 28％，MCA 動脈瘤 26％，椎骨動脈瘤 12％と報告され[3]，いずれも同様の傾向を示す．

一方で UCAS Japan に登録された未破裂動脈瘤 6,697 病変の解析では，Acom 動脈瘤 15.5％，ICA 動脈瘤 34.1％，MCA 動脈瘤 36.2％であり，破裂動脈瘤は未破裂動脈瘤に比較して Acom に

表 1 ｜ 各動脈の破裂・未破裂動脈瘤の割合　　　　　　（％）

		ICA	Acom	MCA
破裂動脈瘤	Kassell ら	29.8	39 (ACA)	22.3
	脳卒中データバンク	29	33	26
	剖検例（Inagawa ら）	28	34	26
未破裂動脈瘤	UCAS Japan	34.1	15.5	36.2

表2 UCAS Japanによる未破裂動脈瘤のサイズ別年間破裂率

(%)

	IC-PC 動脈瘤	IC-PCを除く ICA 動脈瘤	全動脈瘤
3〜4 mm	0.41	0.14	0.36
5〜6 mm	1.00	0	0.50
7〜9 mm	3.19	1.19	1.69
10〜24 mm	6.12	1.07	4.37
25 mm 以上	126.97	10.61	33.4

多く，MCA がやや少ない傾向にあるが，ICA 動脈瘤は破裂・未破裂ともに30％程度を占める頻度の高い動脈瘤である（表1）．

ICA 動脈瘤の部位別では，好発部位として知られる IC-PC が 50〜60％で最も多く，ICA 分岐部，傍鞍部，IC-AChA，海綿静脈洞部と続く．

未破裂動脈瘤の破裂率

未破裂動脈瘤の破裂危険因子については諸家の報告があるが，過去の報告をまとめると，動脈瘤のサイズが大きいもの[1,4,10,16]，症候性のもの[1,10,16]，後方循環の動脈瘤[1,10,16]，瘤の形状が不規則・bleb を有するもの[3]，患者因子としては高齢[1,16]，女性[1,16]，喫煙[1,4]，高血圧[1]，150 g/week 以上のアルコール摂取[1]などが挙げられる．

2003 年に報告された ISUIA II では，くも膜下出血の既往のない症例の 5 年間の累積結果で，ICA，Acom，ACA，MCA の動脈瘤破裂率は 7 mm 未満のもので 0％，7〜12 mm で 2.6％，13〜24 mm で 14.5％，25 mm 以上で 40％，後交通動脈（posterior communicating artery：Pcom）を含む後方循環の動脈瘤は 7 mm 未満で 0.5％，7〜12 mm で 14.5％，13〜24 mm で 18.4％，25 mm 以上で 50％，動脈瘤全体で 0.78％の破裂率であった[17]．

一方，本邦の UCAS Japan では，動脈瘤の年間破裂率は 3〜4 mm で 0.36％，5〜6 mm で 0.50％，7〜9 mm で 1.69％，10〜24 mm で 4.37％，25 mm 以上で 33.4％，全体で 0.95％（111 例/11,660 動脈瘤-年）であった．総じて動脈瘤サイズが大きくなるほど破裂率は上昇し，また，daughter sac をもつ形状の不規則な動脈瘤は相対危険度 1.63 倍で破裂しやすいという結果であった．UCAS Japan では性別，年齢（70 歳以上），高血圧，脂質異常症と破裂率の相関に有意差は示されなかった．部位別の破裂率では，IC-PC が 3〜4 mm で 0.41％，5〜6 mm で 1.00％，7〜9 mm で 3.19％，10〜24 mm で 6.12％，25 mm 以上で 126.97％，IC-PC を除く ICA 動脈瘤が 3〜4 mm で 0.14％，5〜6 mm で 0％，7〜9 mm で 1.19％，10〜24 mm で 1.07％，25 mm 以上で 10.61％と報告されている（表2）．部位別では IC-PC と Acom の動脈瘤が有意差をもって破裂しやすく，MCA 動脈瘤に対する相対危険度はそれぞれ 1.90 倍，2.02 倍という結果が示された[12]．

破裂動脈瘤に対する急性期治療の成績：開頭術 vs 脳血管内治療

脳動脈瘤破裂の急性期には，再破裂予防のた

め開頭クリッピング術または，脳血管内治療による動脈瘤コイル塞栓術が行われる．

　International Subarachnoid Aneurysm Trial（ISAT study）は，急性期破裂動脈瘤に対する開頭クリッピング術と瘤内コイル塞栓術の安全性と有効性を比較するために欧米で行われた初の多施設（43施設）共同無作為化比較試験であり，どちらの治療でも技術的に可能と判断された症例を無作為に2群に分け，各々の治療成績を比較した．結果は1年後のmRS 3～6の死亡ないし要介助が脳血管内治療群23.5％，開頭術群30.9％で有意に脳血管内治療群が良好であった．生命予後について検討するとコイル群の治療結果の優位性は7年間保たれると報告している．また完全閉塞率・ネック残存率はコイル群で66％・26％，開頭術群で82％・12％，術後1年以内の再破裂はコイル群2.6％，開頭術群1.0％であり，再治療を要したのはコイル群17.4％，開頭術群3.8％であった．脳血管内治療ではてんかんのリスクは低いが，再出血は多いとしている[8,9]．

　2009年にはISATの長期成績が報告された．結果は治療後1年以降に24例（2,004例中）に再出血が生じ，うち13例（コイル群10例，開頭術群3例）で治療した動脈瘤からの再出血であった．治療後5年の時点で，死亡率はコイル群11％（112/1,046），開頭術群14％（144/1,041）であり，コイル群で有意に低かったが，自立生存の割合には有意差を認めなかった（コイル83％，開頭術82％）[7]．

　2002年のISAT中間報告以来，徐々にコイル塞栓術が開頭術と同等に受け入れられるようになってきたが，ISATは対象となった9,559症例中7,416症例が除外され，実際に登録されたのは残りの2,143例（22.4％）であり，また治療対象となった動脈瘤は内頚動脈系が97.5％，椎骨脳底動脈系2.7％と偏りがみられ，登録の段階で少なからずbiasが生じたと推測される．

　2012年に報告されたThe Barrow Ruptured Aneurysm Trial（BRAT）もコイル塞栓術と開頭術の治療成績を比較したものであるが，術者が事前にどちらの治療が行えるかを検討することなく登録され，くも膜下出血725例のうち同意が得られた472例が対象となっている．割りつけ後に治療方法を変更することを許し，クリップ割りつけ群238例中4例がコイルに，コイル割りつけ群233例中75例がクリップに変更となった．変更の理由は瘤の解剖学的部位，形状によるものがほとんどであり，14例は血腫が存在したためであった．重症度や患者の状態を理由としての変更は行わなかった．1年後のmRS 3～6は，クリップ割りつけ群33.7％，コイル割りつけ群23.2％，実際にクリップを行った群33.9％，コイルを行った群20.4％であり，いずれもコイル群が有意に良好な結果となった．また，コイル群での再出血は認めなかった[6]．

　2013年にはThe BRATの3年後の結果が報告され，mRS 3～6の不良群はクリップ割りつけ群35.8％，コイル割りつけ群30％となり，1年後にみられた有意差は消失した．また，瘤の完全閉塞率はコイル群1年後58％，3年後52％であったのに対し，クリップ群では1年後85％，3年後87％であり，クリップ群が有意に優れていた．また，3年間で再治療を要したのはコイル群13％，クリップ群5％であり，再治療に関してもクリップ群が有意に優れていたと報告している[14]．

　これまでの報告からは，現時点で両者の治療成績に明らかな優劣はつけがたい．前床突起近傍のICA動脈瘤に対してはまず脳血管内治療を

検討することを推奨する報告もあるが[15]，施設内で両者の熟練度が治療方針に影響するのも事実である．破裂動脈瘤は，脳血管内治療と開頭術の両者が行える施設で，症例ごとに双方の術者が検討して治療選択を行うことが望ましい．

引用・参考文献

1) Clarke M: Systematic review of reviews of risk factors for intracranial aneurysms. Neuroradiology 50: 653-64, 2008
2) Inagawa T: What are the actual incidence and mortality rates of subarachnoid hemorrhage? Surg Neurol 47: 47-52, 1997
3) Inagawa T: Site of ruptured intracranial saccular aneurysms in patients in Izumo City, Japan. Cerebrovasc Dis 30: 72-84, 2010
4) Juvela S, Porras M, Poussa K: Natural history of unruptured intracranial aneurysms: probability of and risk factors for aneurysm rupture. J Neurosurg 93: 379-87, 2000
5) Kassell NF, Torner JC, Haley EC Jr, et al: The International Cooperative Study on the Timing of Aneurysm Surgery. Part 1: Overall management results. J Neurosurg 73: 18-36, 1990
6) McDougall CG, Spetzler RF, Zabramski JM, et al: The Barrow Ruptured Aneurysm Trial. J Neurosurg 116: 135-44, 2012
7) Molyneux AJ, Kerr RS, Birks J, et al: Risk of recurrent subarachnoid haemorrhage, death, or dependence and standardised mortality ratios after clipping or coiling of an intracranial aneurysm in the International Subarachnoid Aneurysm Trial (ISAT): long-term follow-up. Lancet Neurol 8: 427-33, 2009
8) Molyneux A, Kerr R, Stratton I, et al: International Subarachnoid Aneurysm Trial (ISAT) of neurosurgical clipping versus endovascular coiling in 2143 patients with ruptured intracranial aneurysms: a randomised trial. Lancet 360: 1267-74, 2002
9) Molyneux AJ, Kerr RS, Yu LM, et al: International Subarachnoid Aneurysm Trial (ISAT) of neurosurgical clipping versus endovascular coiling in 2143 patients with ruptured intracranial aneurysms: a randomised comparison of effects on survival, dependency, seizures, rebleeding, subgroups, and aneurysm occlusion. Lancet 366: 809-17, 2005
10) Morita A, Fujiwara S, Hashi K, et al: Risk of rupture associated with intact cerebral aneurysms in the Japanese population: a systematic review of the literature from Japan. J Neurosurg 102: 601-6, 2005
11) 森田明夫，木村俊運，落合慈之，他：くも膜下出血をきたした破裂脳動脈瘤の疫学，170-1（小林祥泰，大櫛陽一：脳卒中データバンク 2009, .中山書店，東京，2009)
12) Morita A, Kirino T, Hashi K, et al: The natural course of unruptured cerebral aneurysms in a Japanese cohort. N Engl J Med 366: 2474-82, 2012
13) Raghavan ML, Ma B, Harbaugh RE: Quantified aneurysm shape and rupture risk. J Neurosurg 102: 355-62, 2005
14) Spetzler RF, McDougall CG, Albuquerque FC, et al: The Barrow Ruptured Aneurysm Trial: 3-year results. J Neurosurg 119: 146-57, 2013
15) Thornton J, Aletich VA, Debrun GM, et al: Endovascular treatment of paraclinoid aneurysms. Surg Neurol 54: 288-99, 2000
16) Wermer MJ, van der Schaaf IC, Algra A, et al: Risk of rupture of unruptured intracranial aneurysms in relation to patient and aneurysm characteristics: an updated meta-analysis. Stroke 38: 1404-10, 2007
17) Wiebers DO, Whisnant JP, Huston J 3rd, et al: Unruptured intracranial aneurysms: natural history, clinical outcome, and risks of surgical and endovascular treatment. Lancet 36: 103-10, 2003

4 内頚動脈瘤の疫学と特徴
B 未破裂

日本医科大学脳神経外科　**森田明夫**

未破裂ICA動脈瘤の分類

未破裂内頚動脈瘤（internal carotid artery〔ICA〕aneurysm）は発生部位によって特徴，自然歴が大きく異なる．

部位は大きく分けて海綿静脈洞部内頚動脈瘤（以下IC cavernous動脈瘤），傍前床突起部内頚動脈瘤（IC paraclinoid動脈瘤）内頚動脈—後交通動脈分岐部動脈瘤（internal carotid-posterior communicating〔IC-PC〕aneurysm），内頚動脈—前脈絡叢動脈分岐部動脈瘤（internal carotid-anterior choroidal artery〔IC-AChA〕aneurysm），内頚動脈分岐部瘤（IC-Bif），内頚動脈前壁（IC anterior wall）動脈瘤に分けられる．

別項にあるように，IC paraclinoid動脈瘤はさらに細かくその発生部位，方向などから，眼動脈瘤（ophthalmic artery〔Oph〕aneurysm）やその他さまざまに分類されている．

本項では，UCAS Japanに報告されているICAの特徴，分布，自然歴をまとめる[1]．

ICA動脈瘤の頻度と特徴

UCAS Japanの自然歴の報告ではIC cavernous動脈瘤を除外していたが，IC cavernous動脈瘤288個（277例）を加えると，全脳動脈瘤6,985

表1 | number and features of internal carotid artery aneurysms (UCAS Japan)

location*	no.	female (%)	median age
IC-Cav	288	82	63
IC-Para	785	80	59
IC anterior wall	78	72	58
IC-Bif	154	57	61
IC-AChor	228	64	60
PComA	1,037	78	66
ICA total	2,570 (36.8%)		
all intracranial aneurysms	6,985	68	62

＊：locations classified into specific sites. IC-Cav：internal carotid artery cavernous portion, IC-Para：internal carotid artery paraclinoid portion, IC anterior wall：IC curvature anterior wall location, IC-Bif：internal carotid artery bifurcation, IC-AChor：internal carotid-anterior choroidal artery, PComA：internal carotid-posterior communicating artery.

（文献1より転載）

個のうち，ICA動脈瘤は2,570個（36.8％）を占める最も多い動脈瘤となる．その細かい内訳を表1に示す．

脳動脈瘤全体では女性が全脳動脈瘤の68％を占めるが，ICA動脈瘤のうちIC-PC，IC paraclinoid，IC cavernousでは女性の比率がより高い．また中間年齢から見るとIC-PCが有意に高齢者に多い．

UCASの解析では，IC-PCとIC cavernous部位以外をICAと総括して報告しているが，特に年齢分布では，若年にICA（特にIC paraclinoidとIC anterior wall）が多く，高齢者にIC-PCが多い（図1）.

大きさを3群で比較すると，IC cavernousが有意に大きなものが多い（図2）.

これらの分布は，発見された脳動脈瘤の横断的特徴を示しているものであり，このデータから脳動脈瘤の成因や発症因子を示すことは難しい．ただし，特にICAに関してはIC-PC動脈瘤とIC paraclinoid動脈瘤の発症年齢に大きな違いがあり，前者が高齢者に多い動脈硬化や動脈の変性を，後者が遺伝的素因による動脈壁の脆弱性から発生することが多いことを示唆しているのかもしれない．

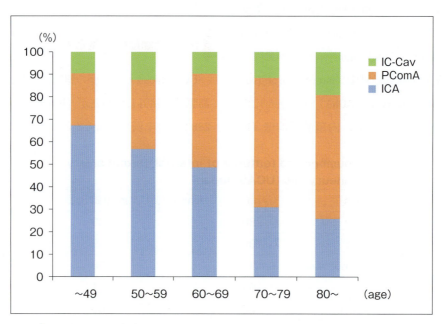

図1 proportion (%) of aneurysm locations among the aneurysms located at the internal carotid artery according to the age group

in elderly group, there are more PComA aneurysms and, on the other hand, there are more ICA (Paraclioid) aneurysms in young group of patients.
locations classified into specific sites. IC-Cav : Internal carotid artery cavernous portion, ICA : internal carotid artery excluding posterior communicating and cavernous portions, including internal carotid artery paraclinoid location, so-called internal carotid artery dorsal curvature location, internal carotid artery bifurcation and internal carotid-anterior choroidal artery, PComA : internal carotid-posterior communicating artery.

（文献1より転載）

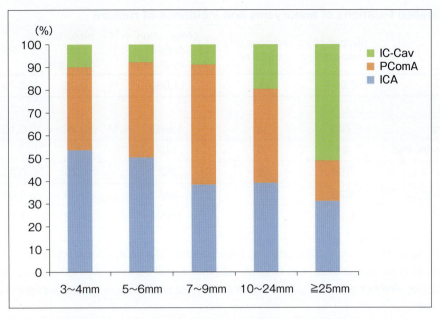

図2 proportion (%) of aneurysm locations among the aneurysms located at the internal carotid artery according to the size group

in large group aneurysms, there are more IC-Cav aneurysms.
locations classified into specific sites. IC-Cav : Internal carotid artery cavernous portion, ICA : internal carotid artery excluding posterior communicating and cavernous portions, including internal carotid artery paraclinoid location, so-called internal carotid artery dorsal curvature location, internal carotid artery bifurcation and internal carotid-anterior choroidal artery.

（文献1より転載）

ICA動脈瘤の自然歴（破裂リスク）

UCAS JapanではIC cavernous動脈瘤の自然歴は解析していない．データベースで検討し得た内容では，以前から提唱されているとおりIC cavernous動脈瘤の破裂のリスクは極めて低い．

破裂のリスクに関しては，表2，3に詳細分類での破裂リスクを示す．IC bif, IC-AChAとIC-PCの比較では，IC-PCに破裂が多いことがわかる．ただしIC-bif, IC-AChAとも症例数が少なく，信頼性に乏しい．またIC paraclinoidの破裂リスクは極めて低いことがわかる．そこでUCASの自然歴報告では，IC paraclinoid, IC-AChA, IC bifurcation, IC anterior wallの動脈瘤を複合したICAをIC-PCと比較して，有意に異なることを示している．

大きさ部位別の破裂リスクを表4に示すが，ICAの瘤は巨大なもので破裂リスクが高くなる．7〜24 mmの瘤の破裂リスクは年1%程度である．IC-PC部位は5〜6 mmの瘤でも年1%の破裂リスクがある．

まとめ

一口にICA動脈瘤といっても，近接した部位でありながらIC-PCとIC paraclinoidまたIC

表2 | detailed locations of aneurysms and incidence of rupture

	number of aneurysms	number of ruptures	observation period (aneurysm-year)	rupture rate (% per year)	95% CI*
total	6,697	111	11,660	0.95	0.79 ~ 1.15
location**					
IC-Para	785	4	1,546	0.26	0.10 ~ 0.69
IC anterior wall	41	0	146	—	—
IC-Bif	154	2	252	0.79	0.20 ~ 3.17
IC-AChor	228	1	334	0.30	0.04 ~ 2.13
PComA	1,037	32	1,853	1.72	1.22 ~ 2.44

＊：CI：confidence interval, SD：standard deviation.
＊＊：locations classified into specific sites. IC-Para：internal carotid artery paraclinoid portion, IC anterior wall：IC curvature anterior wall location, IC-Bif：internal carotid artery bifurcation, IC-AChor：internal carotid -anterior choroidal artery, PComA：internal carotid-posterior communicating artery.
（文献1より転載）

表3 | internal carotid artery aneurysms and incidence of rupture

	number of aneurysms	number of ruptures	observation period (aneurysm-year)	rupture rate (% per year)	95% CI*
total	6,697	111	11,660	0.95	0.79 ~ 1.15
location**					
ICA	1,245	7	2,228	0.31	0.14 ~ 0.64
PComA	1,037	32	1,853	1.72	1.22 ~ 2.44

$P < 0.05$.

＊：CI：confidence interval, SD：standard deviation.
＊＊：locations classified into specific sites. ICA：internal carotid artery excluding posterior communicating and cavernous portions, including internal carotid artery paraclinoid location, so-called internal carotid artery dorsal curvature location, internal carotid artery bifurcation and internal carotid-anterior choroidal artery, PComA：internal carotid-posterior communicating artery.
（文献1より転載）

cavernousに位置する瘤の特徴は大きく異なる．特にIC-PCの脳動脈瘤は女性，高齢者に多く，小型でも破裂するリスクが高い．図3は急激に拡大してクリッピング術を行った症例である．3カ月で瘤の形状が大きく変化している．IC-PCの瘤は小型といえども慎重な観察が必要であることを示す一例である．IC paraclinoidやIC anterior wallの未破裂瘤は，大型でない場合には比較的安全な瘤と考えられる．一方で他の部位，特にIC-AChAやIC bifurcationの瘤に関しては症例数が少なく信頼のおけるデータが得られていない．この2カ所の瘤は治療の合併症が他の部位に比べて高いと考えられており，慎重な治療適応の判断と，また治療する場合にはアプローチ，手段の検討，モニタリングなどの十分な準備のもとに行うことが勧められる．

表4 | annual rupture rates according to the size and location of the internal carotid aneurysms

location**	annual rupture rate (95% CI* of rupture rate)				
	size				
	3～4 mm	5～6 mm	7～9 mm	10～24 mm	25 mm～
ICA	0.14 (0.04～0.57)	— (—)	1.19 (0.30～4.77)	1.07 (0.27～4.28)	10.61 (1.49～75.3)
PComA	0.41 (0.15～1.10)	1.00 (0.37～2.66)	3.19 (1.66～6.12)	6.12 (1.66～6.13)	126.97 (40.95～393.68)
total	0.36 (0.23～0.54)	0.50 (0.29～0.84)	1.69 (1.13～5.93)	4.37 (3.22～5.93)	33.40 (16.60～66.79)

＊：CI：confidence interval.
＊＊：ICA：internal carotid artery excluding posterior communicating and cavernous portions, including internal carotid artery paraclinoid location, so-called internal carotid artery dorsal curvature location, internal carotid artery bifurcation and internal carotid-anterior choroidal artery, PComA：internal carotid-posterior communicating artery, total include all aneurysms including ICA, IC-PComA, ACOM, MCA, BA, VA and Other aneurysms.

（文献1より転載）

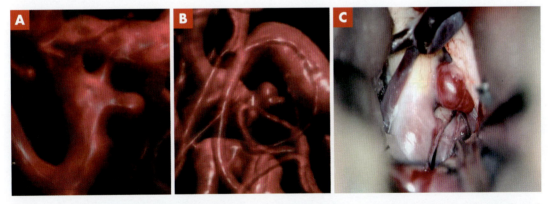

図3 | a small internal carotid posterior communicating artery aneurysm enlarged and changed in shape in 3 months

A original computer tomographic angiography（CTA）.
B showing new bleb formation on the aneurysm by the CTA taken 3 months later.
C thin-walled aneurysm with bleb was observed during surgery.

引用・参考文献
1) Morita A, Kirino T, Hashi K, et al: The natural course of unruptured cerebral aneurysms in a Japanese cohort. N Engl J Med 366: 2474-82, 2012

2章

内頸動脈瘤の手術

1 術前検査と術前シミュレーションによる戦略のポイント

秋田大学脳神経外科　**清水宏明**
秋田大学脳神経外科　**柳澤俊晴**

はじめに

　内頚動脈瘤（internal carotid artery［ICA］aneurysm）のなかで後交通動脈（posterior communicating artery：Pcom）より近位部の硬膜内に発生する動脈瘤は傍前床突起部内頚動脈瘤（IC paraclinoid aneurysm）とも呼ばれ，クリッピングに際しては，前床突起の削除が必要なことが多い，頭蓋内での親動脈確保がしばしば困難，分岐部以外に動脈瘤が発生し得る，視神経障害が問題になりやすい，大型瘤では有窓クリップを複数用いた複雑なクリッピングを要することがある，一方では穿通枝の問題は他部位に比べて少ないなどの共通の傾向がある．

　囊状動脈瘤の場合，前床突起やICA本幹との位置関係などから，内頚動脈―上下垂体動脈分岐部動脈瘤（internal carotid-superior hypophyseal artery［IC-SHA］aneurysm），内頚動脈―眼動脈分岐部動脈瘤（internal carotid-ophthalmic［IC-Oph］aneurysm），carotid cave aneurysm，anterior paraclinoid aneurysm，posterior paraclinoid aneurysm，infraclinoid aneurysm，dorsal ICA aneurysm，IC trunk aneurysmなどの分類が報告されている[5,6]．また特殊なものとして，破裂した血豆状動脈瘤（blister-like aneurysm）や動脈解離がある[9]．

　IC paraclinoid動脈瘤は他部位動脈瘤に比べクリッピングが難しい例が少なくないため，脳血管内塞栓術やバイパスおよび親動脈閉塞術を含めた検討が必要になることが多い．われわれは，10 mm未満で，コイルで完全塞栓が見込める場合は脳血管内塞栓術を選択し，それより大きなものや不完全塞栓が予想される場合は，クリッピング術またはバイパスおよび親動脈閉塞術を選択している．本項では，IC paraclinoid動脈瘤を囊状動脈瘤と血豆状/解離性動脈瘤（破裂）に分け，クリッピング術を目指す場合の術前評価のポイントを手術手順に沿ってたどり，各検査モダリティや術前シミュレーションのポイントを概説する．

傍前床突起部の囊状内頚動脈瘤

1 予想される手術手順からみた術前評価のポイント

①本動脈瘤では，親動脈確保を頚部で行うことが多い．頚部頚動脈分岐部の高さ，動脈硬化病変の有無などを評価しておく．頚動脈エコーでは各種血管撮影で見えないような動脈硬化病変の評価が可能である．高位でなければICAのみの確保でよい場合もあるが，多少とも動脈硬化がみられる場合はできるだけ動脈硬化の少ない総頚動脈（common carotid artery：CCA）と外頚動脈（external carotid artery：ECA）を確保する．

②頭部の皮切の際にはバイパス術がいつでも可能なように，浅側頭動脈（superficial temporal artery：STA）を温存する．術前の病側ECA系

評価が必要である．

③開頭しシルビウス裂を開放し前床突起を削除する．硬膜外から削除する場合は，シルビウス静脈の還流路の評価が必要である[4]．前床突起の pneumatization や後床突起との連続性の有無を薄いスライスの CT で評価しておく（図1）．瘤近位・遠位の ICA の石灰化の有無，硬膜内で親動脈の一時遮断が可能かも把握しておく．1.9％に Oph が ICA から灌流されず，中硬膜動脈から灌流される場合がある[8]．このような症例では，中硬膜動脈から Oph への枝を温存する必要がある．

④瘤周辺の構造物を明らかにする．視神経を圧迫していることが多いので，その程度を MRI や眼科的検査で把握しておく．血管撮影の 3D 画像を術者自身がさまざまな方向から観察し，術野で見える血管構築を把握するとともに，ICA や瘤に隠され術野では見えない部分にどのような血管構造があるかも検討しておく．

⑤クリッピングにあたって，ICA の一時遮断を要する場合が多い．瘤近位側 ICA の遮断を頸部で行うのか，頭蓋内で行うのか，①や術中所見をもとに決定する．瘤遠位の遮断は，出血した場合や suction decompression を行う場合などに必要となる．遠位 ICA の遮断が可能かどうか，ICA を遮断した場合，Pcom や前交通動脈（anterior communication artery：Acom）の cross flow がどの程度あるか確認しておく．必要に応じてバルーン閉塞試験（balloon occlusion test：BOT）を行う[10]．最終的にクリッピングが可能であっても，術中の遮断時間が長くなると思われる場合で側副血行が不十分な場合には一時的な STA―中大脳動脈（middle cerebral artery：MCA）バイパス術も考慮する．

⑥クリッピングに有窓クリップを用いるなど複雑な手技が予想される場合，術前の 3D 血管画像などで瘤頸部の形状や瘤壁の石灰化・動

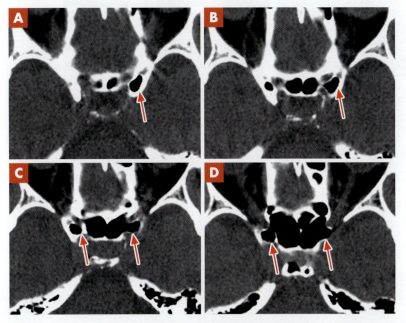

図1｜前床突起の pneumatization

両側前床突起内の含気が ethmoid sinus につながっている（→）．

脈硬化などを可及的に評価する．

2 各検査モダリティによる術前検査，シミュレーションのポイント

A CT

薄いスライス厚で瘤壁の石灰化や前床突起のpneumatizationの状態（ethmoidal sinusとの連続性）を評価する（図1）．文献上6〜23％にみられると報告されており[7]，けっしてまれではなく，術後髄液漏予防のため注意が必要である．また，前床突起が時に中床突起または後床突起と癒合したnormal variation（interclinoid osseous bridge）が4〜8％の頻度で存在する[3]．

B MRI，MRA（図2，3）

薄いスライスのMRIで瘤と視神経の関係や，瘤のproximal neckが硬膜輪より近位側にあるのか，遠位側にあるのか判別する（図2）．動脈瘤内血栓化や瘤壁の情報も明瞭に観察可能である．MRAで頚部頚動脈の評価や3D画像での瘤周囲構造把握を行う．

C 3D-computed tomography angiography（3D-CTA）（図2，3）

造影剤を用いた3D-CTAは，腎機能に問題がなく，治療上必要と認められる場合（骨との立体関係把握，脳血管撮影省略など）に行う．骨

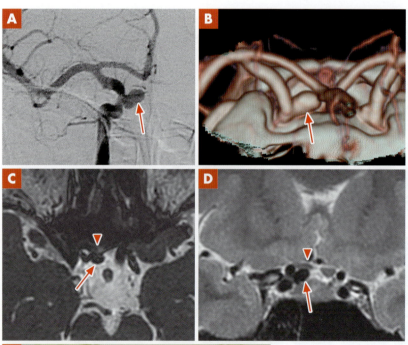

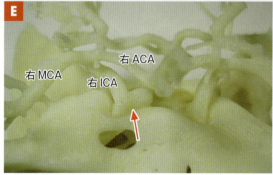

図2｜右IC paraclinoid動脈瘤

A 脳血管撮影．
B 3D-CTAにて右ICAから内側に突出する動脈瘤が描出されている．
C MRI FIESTA画像軸位断．
D 同T2強調画像冠状断．右ICAから内側に突出する動脈瘤を認め，視神経は上内方に圧排されている．
E 3Dプリンターの立体模型．
⟶：動脈瘤，▶：視神経．

の透過性を調整することにより，骨と瘤との関係が把握しやすくなる（図2B）．

D 脳血管撮影（digital subtraction angiography：DSA）

大型や血栓化した瘤がまれでないため，動脈瘤頸部の位置や広がりの評価を3D画像を用いて詳細に行う．PcomやSHAがクリッピングの妨げにならないか検討する．親動脈の一時遮断の安全評価には最低限，頸部頸動脈の圧迫テストによるAcom，Pcomのcross flowの評価を行う（図4）．必要に応じてBOTを行い，虚血耐性を評価する[10]．

病側ECA撮影が必須であり，STAやOphの描出に留意する．シルビウス静脈の還流パターンも留意すべきで，特に前床突起を硬膜外から削除する場合に側頭葉側硬膜内静脈を損傷しないように注意が必要である[4]．

3 術前シミュレーションのポイント

MRA，CTA，脳血管撮影などで3次元的な画像解析を行う場合は，術者自身が，術野をイメージしながらさまざまな方向からの観察を行うことが肝要である．術者から見た角度，瘤の頸部の形状がわかる角度，枝の分岐部が見やすい角度などはそれぞれ異なっているので，目的を

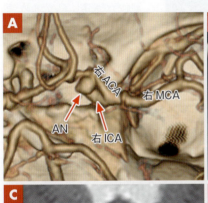
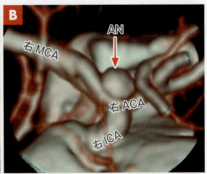
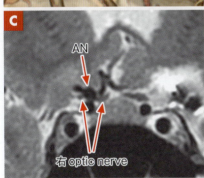
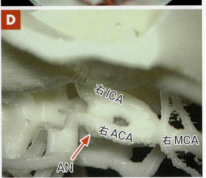
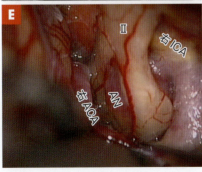

図3 右IC paraclinoid動脈瘤

A 3D-CTA（上方から）．
B 3D-CTA（前方から）．右ICAから上方に突出する動脈瘤を認める（→）．
C MRI T2強調画像冠状断で動脈瘤は右視神経を貫通しているように見える．
D 3Dプリンターの立体像．
E 術中写真．右ICAから上方向に突出した動脈瘤が右視神経を貫通している．

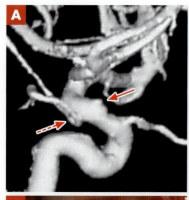
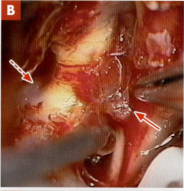
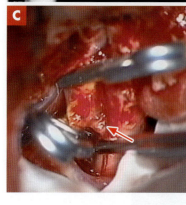
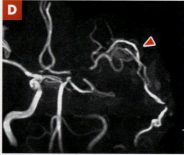

図4｜左ICA血豆状動脈瘤

A 左ICA脳血管撮影の3D画像．右ICA前壁に血豆状動脈瘤（→）を認め，Pcom（--→）との関係がわかる．

B〜D 術中所見．動脈瘤（→）は極めて薄い赤い壁でフィブリンネットを被っており，周囲のICAには動脈硬化がみられた．Pcom（--→）は反対側の壁にあり，これをdistalに残すようにして，動脈瘤を親動脈ごとクリップで閉塞した（**C**）．なお，Acom，Pcomを介する側副血行が発達していたため，親動脈閉塞に先立ってダブルSTA-MCA（▶）バイパスを置いた．術後のMRAでバイパス開存と瘤消失を認めた（**D**）．

もって観察する．脳実質や頭蓋骨とのfusion画像も有用であり，専用3Dソフトも開発されている．

最近，3Dプリンターが普及し，当科でも各種3D血管画像と脳や頭蓋骨を含めた患者ごとの脳模型を作成している（図2E，3D）．今後さらなる発展が期待される分野である．

破裂血豆状／解離性動脈瘤（blister-like aneurysm）（図4）

血豆状動脈瘤は通常数mm未満の極めて壁の薄いICA本幹前壁の動脈瘤であり，動脈解離によるとも考えられている．同部位には血豆状でない解離性動脈瘤の所見を呈するものも発生し，治療方針は同一であるため，本項ではひとくくりにして述べる．

これらに対しさまざまな特殊クリッピングの方法が提唱されてきたが，術中や術後の出血の問題が無視できない．最近はバイパス術（主に高灌流）に引き続き親動脈閉塞を行い良好な成績が報告されている．われわれもこの方法を採用しているのでその手順に沿って術前検査や術前シミュレーションを概説する[9]．

1 予想される手術手順からみた術前評価のポイント

本動脈瘤でも親動脈確保を頸部で行うことが多く，前述した頸部頸動脈の評価が重要である．また，高灌流バイパスのグラフトとして大伏在静脈を用いるときは，過去に輸液ルートになったことがないことを確認しておく．

破裂急性期の手術が多いため，高灌流バイパスを用いることが多いが，状況によってはSTA-MCAバイパス術との選択が必要なことがある．BOTを施行できない場合も多く，視覚的に側副血行を評価したり静脈描出遅延を定量評価するなどして，高灌流かSTA-MCAかを判断する．

シルビウス裂をM2まで開放して，高灌流バイパスのrecipientを確認，その末梢枝にSTA-MCAバイパスを施行（double insurance bypass）[2]した後にシルビウス裂をさらに中枢側に開放し，高灌流バイパスを置く．その後，動脈瘤にアプローチしtrappingする．

動脈瘤が，クリッピング可能な嚢状瘤と判別困難な場合は，STA-MCAバイパスを置いた後，瘤の観察を行う場合もある．

動脈瘤のtrappingでは，瘤とPcomや前脈絡叢動脈（anterior choroidal artery：AChA）との関係を術前の3D画像などで十分に把握しておくことが重要である（図4A）．遠位側クリップをどのように挿入すればPcomやAChが温存できるか，シミュレーションしておく．また，Pcomの温存は困難なこともある．術前脳血管撮影で，Allcock試験を行い，Pcomを犠牲にするリスクを評価しておく[1]．

ただし，術前シミュレーションで困難と思われたクリップが可能であったり，逆に瘤のさらなる形状変化により計画した処置が困難である場合もあるので，術中に柔軟な判断をすることも重要であり，それを可能とすべくあらゆる可能性を挙げておくのも術前シミュレーションの役割である．

おわりに

ICA瘤のなかでPcomより近位部の硬膜内に発生するIC paraclinoid動脈瘤は，前床突起削除，視神経や硬膜輪からの剥離，バイパス術，親動脈閉塞とPcom・AChの温存などが必要があることがあり，これらに関連した術前画像診断とシミュレーションが重要である．

引用・参考文献

1) Endo H, Sato K, Kondo R: Tuberothalamic artery infarctions following coil embolization of ruptured posterior communicating artery aneurysms with posterior communicating artery sacrifice. AJNR 33: 500-6, 2012
2) Hongo K, Horiuchi T, Nitta J, et al: Double-insurance bypass for internal carotid artery aneurysm surgery. Neurosurgery 52: 597-602, 2003
3) Inoue T, Rhoton AL, Theele D, et al: Surgical approaches to the cavernous sinus. a micro-surgical study. Neurosurgery 26: 903-32, 1990
4) 石橋謙一，一ノ瀬　努，永田　崇，他：前床突起部髄膜腫におけるシルビウス静脈の流出路の検討，脳外誌 20：25-30，2011
5) Javalkar V, Banerjee AD, Nanda A: Paraclinoid carotid aneurysms. J Clin Neurosci 18: 13-22, 2011
6) Kyoshima K, Kobayashi S, Nitta J, et al: Clinical analysis of internal carotid artery aneurysms with reference to classification and clipping techniques. Acta Neurochir (Wien) 140: 933-42, 1998
7) Mikami T, Minamida Y, Koyanagi I, et al: Anatomical variations in pneumatization of the anterior clinoid process. J Neurosurg 106: 170-4, 2007
8) 桜木　貢，宮坂和男，伊古田俊夫，他：中硬膜動脈起源眼動脈の検討．Neurol Med Chir (Tokyo) 22：3，1982
9) Shimizu H, Matsumoto Y, Tominaga T: Non-saccular aneurysms of the supraclinoid internal carotid artery trunk causing subarachnoid hemorrhage: acute surgical treatments and review of literatures. Neurosurg Rev 33: 205-16, 2010
10) Shimizu H, Matsumoto Y, Tominaga T: Parent artery occlusion with bypass surgery for the treatment of internal carotid artery aneurysms: clinical and hemodynamic results. Clin Neurol Neurosurg 112: 32-9, 2010

2 手術アプローチと頭蓋底アプローチ

島根県立中央病院脳神経外科　井川房夫

はじめに

　内頚動脈瘤（internal carotid artery〔ICA〕aneurysm）は親血管であるICAが大きく，したがって破裂したときの出血量が他の部位より多く，致命的になり得るため，まず近位側親血管の確保の方法を考慮しておく必要がある[7]．ICA動脈瘤は頻度が多い内頚動脈—後交通動脈分岐部動脈瘤（internal carotid-posterior communicating〔IC-PC〕aneurysm）のみならず，さまざまな部位に生じ，頭蓋底や穿通枝，視神経，下垂体など周辺に重要構造物があるため，これらを温存するアプローチが必要となる．

　一般に，ICA動脈瘤のアプローチはtranssylvian approachが基本で，シルビウス静脈の前頭葉側か側頭葉側のアプローチや前床突起の削除などを組み合わせたアプローチとなる．transsylvian approachの実際は，前シリーズの「中大脳動脈瘤のすべて」などで詳細に記載されており基本的なことは割愛する．本項では，ICA動脈瘤のアプローチに特化したシルビウス裂を剥離する際の注意点や前床突起の削除を中心とした頭蓋底アプローチの実際について述べる．

内頚動脈瘤の手術アプローチ

　ICA動脈瘤の手術アプローチにはtranssylvian approach, subfrontal approachなどが行われる．破裂か未破裂か，年齢，脳の萎縮程度，静脈の発達程度などにより，subfrontal approachでchiasmatic cisternに到達し，この部のくも膜を切開すると髄液が排除されるため脳はスラックとなり，ほとんどシルビウス裂を剥離することなくICA動脈瘤の手術が可能な場合もある．しかし，術中破裂など予期せぬ事態に対応するためには，シルビウス裂を剥離するtranssylvian approachを行ったほうがよいと考えられる．

　シルビウス静脈に架橋する静脈は術前CTAで把握できるが，くも膜下出血例では血腫や頭蓋内圧亢進，体動などの影響で評価困難なこともある．強いくも膜下出血例では，まずシルビウス裂内に入ることが重要で，最も容易に入れる部位を探す．通常は大きな静脈の間が剥離しやすく，側頭葉側でシルビウス裂に入りやすい．自分がここと思った部位を十分血腫を洗浄しながら剥離する．小さな動脈が見つかれば，その近位側を追跡すれば必ずシルビウス裂に到達することを念頭に置く．

　自分が剥離しやすいと思った部位に予想以上に静脈が錯綜し，剥離が困難な場合はすぐに別の部位に変更することが重要である．手術の基本はいかにやさしい部位を見つけるか，いかにやさしい術野をつくるかで，困難な部位に拘泥する必要はない．いったんシルビウス裂に入れば，その血腫を十分に洗浄することにより次の操作が容易となる．

　ICA動脈瘤のアプローチでは中大脳動脈瘤（middle cerebral artery〔MCA〕aneurysm）と異なり，それほどシルビウス裂の遠位部から剥離する必要はなく，近くに動脈瘤もないため，剥

離しやすいところから剥離し，いったん深部の血管周囲脳槽へ入り，そこから浅部の癒着の強い部位をしっかり確認しながら剥離していく．

アプローチの際に特にICA破裂動脈瘤外側向きでは，安易な側頭葉の牽引により破裂することもあるため，動脈瘤近傍ではシルビウス静脈の前頭葉側から近位側ICAの確保をしておくことが安全である．その際に，前頭葉からシルビウス静脈に架橋する静脈が妨害となることが多い．対策としてあらかじめ大きなシルビウス静脈の間や側頭葉側からシルビウス裂をICA近傍まで剥離しておくこと，数本のシルビウス静脈をsphenoparietal sinus付近まで剥離し，静脈周囲のくも膜を切断（denude）しておくこと（図1），前頭葉側静脈周囲のくも膜を剥離することなどがある．ただし，自分の手術技量を客観的に把握し，小さな架橋静脈温存操作にこだわりすぎると，脳圧排時間が長くなり，かえって脳損傷をきたすこともある．手術が進行しない場合は静脈の側副血行路を温存し最小限に切断する判断に迫られる．常に手術技術の向上を目指すが，完璧を目指しすぎると必ずしも結果がよくない場合がある，ということも認識しておくべきである．

ICA動脈瘤では頭蓋底骨，硬膜，天幕，ICAの走行と瘤の位置，方向，破裂点の位置関係の把握が非常に重要で，術前シミュレーションが必須である．アプローチ中は常に破裂時の対応を念頭に置きながら剥離の手順を考える．そのため，シルビウス裂の十分な剥離，視神経と前頭葉の十分な剥離後，ICAの走行を確認し，動脈瘤の向き，破裂点を意識して，そこに負荷がかからないように剥離の順序を考慮する[5]．通常はICAの内側は安全なことが多く，ここを剥離し，動脈瘤の近位側ICAに一時血行遮断できるスペースを確保する．この時点で前床突起削除の必要性を判断する．

近位側ICAを確保した後は，動脈瘤ネックの露出，動脈瘤と穿通枝の位置関係が重要となり，特に後方向き動脈瘤では破裂点と側頭葉が癒着していることは少なく，側頭葉を圧排した外側からの術野が有用で，anterior temporal approach[8]によりシルビウス静脈の側頭葉側より，前側頭動脈と側頭葉との十分な剥離によりその

> **ココがポイント！**
> ICA動脈瘤では頭蓋底骨，硬膜，天幕，ICAの走行と瘤の位置，方向，破裂点の位置関係の把握が非常に重要で，術前シミュレーションが必須である．

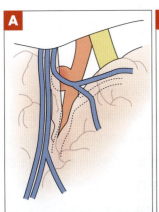
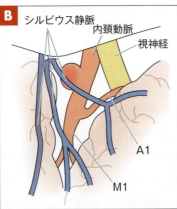

図1 | 左pterional approach

Ⓐ 左前頭葉から左シルビウス静脈に架橋静脈が存在し，シルビウス裂が十分に開放されない．

Ⓑ 左シルビウス静脈を剥離し，sphenoparietal sinus付近まで静脈上のくも膜を切開すると，静脈を切断することなく，術野が得られる．

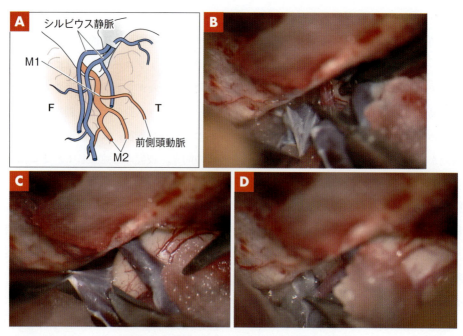

図2｜右 anterior temporal approach

Ⓐ 右側頭葉からシルビウス静脈，MCA を剥離し，シルビウス静脈の側頭葉側からアプローチする．
　F：前頭葉，T：側頭葉．
ⒷⒸ 右側頭葉上の静脈を側頭葉から剥離した．
Ⓓ 側頭葉とシルビウス静脈が剥離され，アプローチするスペースが確保された．

術野が得られる（図2, ）．

IC-PC 動脈瘤といっても同じものは一例もなく，一例一例異なるため，その特徴を術前に十分に把握し，術前シミュレーションを行うことが非常に重要となる．

症例 1

- 79歳，女性
- 右真の後交通動脈（true Pcom）破裂血栓化動脈瘤（図3, WEB）

症例 1：手術の実際

発症時CTでFisher group 3のくも膜下出血を認め，当日の血管撮影で動脈瘤は認めなかったが，発症9日目（day 9）の脳血管撮影で右後交通動脈（posterior communicating artery：Pcom）に動脈瘤を認め，破裂血栓化 true Pcom 動脈瘤と診断した．

術中，右シルビウス静脈の前頭葉側からはPcom は確認できるが動脈瘤は確認できず，右シルビウス静脈の側頭葉側から側頭葉を圧排し，側方から確認すると右Pcom に動脈瘤を認め，クリッピングを行った．その後，内視鏡で確認した．

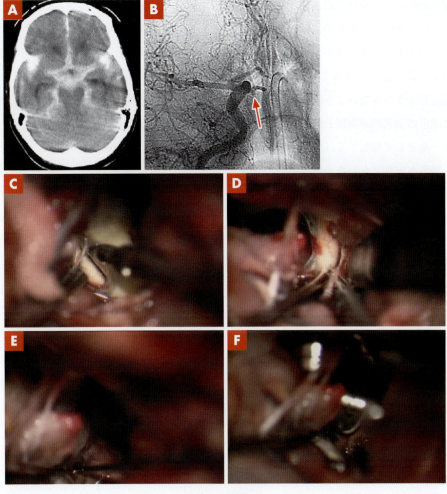

図3｜症例1

A 発症時CTでFisher group 3のくも膜下出血を認めた．血管影で動脈瘤は認めなかった．
B day 9の脳血管撮影で右true Pcom（→）に動脈瘤を認め，破裂血栓化true Pcom動脈瘤と診断した．
C 右側頭葉表面の動脈を，側頭葉と剥離している．
D 右側頭葉を圧排するため，右動眼神経を側頭葉と剥離している．
E 右側頭葉からのアプローチで，右true Pcom破裂血栓化動脈瘤が認められた．
F クリッピングを行った．

ICA動脈瘤に対する頭蓋底アプローチ

ICA動脈瘤に対する頭蓋底アプローチとして，Dolenc approach[1-4]を行うことが多く，このアプローチについて解説する．一般に，Dolenc approachは3つのステップからなり，①硬膜外に前床突起を削除，②中頭蓋窩の露出，③三叉神経と後頭蓋窩の露出，に分けられる．ただし，ICA動脈瘤の手術で必要なアプローチは，前床突起の削除，C3部ICAの確保とワーキングスペースの確保に限られる．したがって，Dolenc approachの最初のステップで十分で，他のステップは不要である．

ここでは，われわれの安全で簡便なDolenc

approach の最初のステップである前床突起の削除方法について述べる．この手術は海綿静脈洞より静脈性の出血をきたすため，背板を 20°程度に通常より高く上げ，頸部を十分伸展して，静脈還流障害をきたさないように固定する．皮膚切開は通常の前頭側頭開頭と同じで，皮膚弁と筋肉を一塊として翻転する．開頭は前頭葉側は眼窩上縁骨が邪魔にならないように，できるだけ眼窩上縁骨まで，側頭葉側は眼窩外側部を通常より大きく開頭する．次に，硬膜外から側頭葉先端部を確認できる程度まで sphenoidal ridge と側頭骨を削除しておく．側頭葉先端部硬膜は顕微鏡を水平方向へ倒し込み，確認できる程度でよいため，大きく骨を削除する必要はない（図 4）．次に，上眼窩裂と側頭葉硬膜をつなげる meningo-orbital band は凝固切断する（図 5）．ただし，眼動脈（ophthalmic artery：Oph）が ICA から分岐せず，外頚動脈（external carotid artery：ECA）から栄養される場合は recurrent meningeal artery が meningo-orbital band 内を走行し，Oph に分布するので，切断すると視力障害をきたすため，注意が必要である．ここからは顕微鏡操作となるが，まず視野の邪魔になる眼窩外側骨の凹凸を平坦になる程度まで削除するが，眼窩骨膜を露出する必要はない．前頭蓋底と中頭蓋底を硬膜から十分に剥離し，両側から脳べらを用いて骨を露出する．

meningo-orbital band を切開後，深部では側頭葉固有硬膜を海綿静脈洞外側壁と剥離（peel off）し，この層で剥離すると前方で正円孔と三叉神経第二枝が確認される．海綿静脈洞外側壁と剥離する際は静脈性の出血をきたすため，必要なら背板を挙上して調整し，サージセル®や綿花を敷いておく．われわれは持続吸引チューブを硬膜外スペースに留置している．meningo-orbital band の大きさや広がり，剥離のしやすさなど，個人差はあるが，側頭葉固有硬膜と海綿静脈洞外側壁を意識して，さまざまな部位から剥離しやすい層を見つけることがコツである．

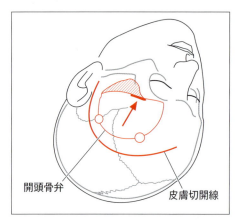

図 4｜左皮膚切開と開頭範囲

左前頭側頭開頭で，われわれは 2 個のバーホールで pterion 部（━▶）は骨ノミを用いて開頭している．眼窩外側骨（赤斜線部）は硬膜外から中頭蓋底が確認できるまで削除する．

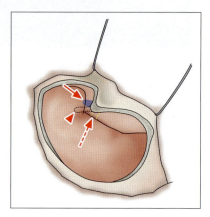

図 5｜左骨弁除去後

前頭葉硬膜と側頭葉硬膜を骨から剥離すると眼窩外側 pterion 部で meningo-orbital band（━▶）に当たる．術前に Oph が ICA から分岐していない場合を除き，切断可能である．側頭葉固有硬膜を海綿静脈洞外側から peel off し，前床突起（▶）を露出していくが，前床突起先端手前までの剥離で動眼神経を損傷することはない．ドリリングでは視神経管（--▶）の骨皮質を早期に確認する．

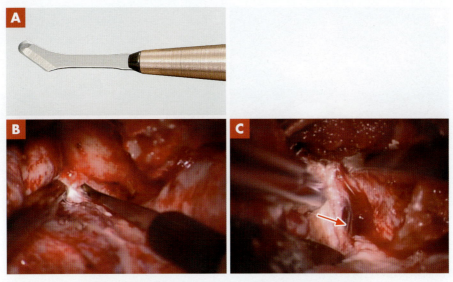

図6│左 Dolenc approach（側頭葉固有硬膜の剥離）
A ゴルフ刀（写真提供：フェザー安全剃刀株式会社）．
B 側頭葉固有硬膜を海綿静脈洞外側壁から peel off している．
C sphenoparietal sinus の静脈（──▶）を認める．

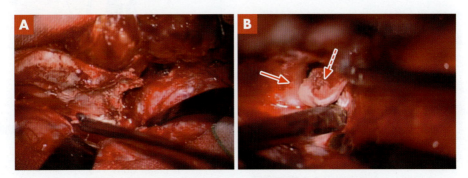

図7│右 Dolenc approach（眼窩骨膜を露出する方法）
A 右眼窩上縁骨を削除し眼窩骨膜を露出した．その後眼窩先端部の視神経へ眼窩上縁骨を除去していった．
B 視神経（──▶）外側の前床突起（--▶）を削除している．

この部の側頭葉固有硬膜には sphenoparietal sinus が存在し，薄い膜を被った静脈が認められる[6]．初心者は側頭葉固有硬膜を破り，硬膜内に入ることがあるが，sphenoparietal sinus の損傷には注意し，少しずつ剥離すれば，たとえ静脈性の出血があってもサージセル®やフィブリン糊で止血可能である．われわれはこの peel off 操作に眼科で使用されているゴルフ刀を用いているが，小型の円刃刀より小さく，どの方向でも切開できるため，使い勝手がよい（図6, WEB）．前床突起の深部まで固有硬膜を露出する必要はなく，動眼神経は通常前床突起の外側深部に存在するため，われわれはあえて動眼神経を露出する必要はないと考えている．

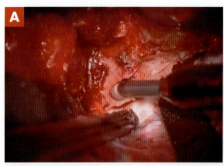 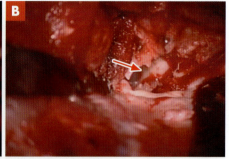

図8｜左 Dolenc approach（眼窩骨膜を露出しない方法）
- A 前床突起基部の cancellous bone を削除している．
- B cancellous bone を削除していくとその内側に視神経管（→）の compact bone が認められる．

　その後，前床突起の近傍から骨のドリリングを開始するが，篩骨洞粘膜の開放に注意する．術前 CT で前床突起周辺，篩骨洞の含気を確認しておき，篩骨洞粘膜の開放を避けるよう注意する．最も注意すべきは視神経損傷で，このアプローチでは初心者は予想外に視神経管が浅い部位を走行していることに注意すべきである．古典的に安全な方法としては，眼窩骨膜を露出し，眼窩先端部に追跡していくと視神経に到達する（図7, WEB）．しかし，これでは時間がかかること，眼窩上部の骨をすべて削除する必要性はなく，われわれはまず前床突起基部の cancellous bone を確認し，その正中寄りの視神経管を形成する compact bone を確認することを最も重要視している（図8, WEB）．視神経管を確認できれば今後の操作は安心でき，熱損傷を避けるため compact bone は視神経硬膜を露出させないよう薄く削り（egg shell technique），骨鉗子で削除している．視神経を確実に確認する方法として，硬膜内から確認する方法もあり，硬膜外と硬膜内から視神経の位置を確認すれば確実である．われわれは，visual evoked potential（VEP）でモニタリングしているが，これまでの経験では熱損傷を思わせる波形の変化は認められな

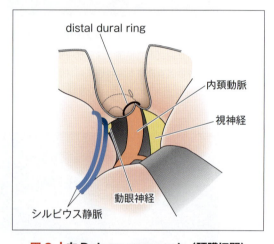

図9｜左 Dolenc approach（硬膜切開）
硬膜切開は疾患により目指すところが異なるが，動脈瘤の手術では distal dural ring の切開が目的となるため視神経と ICA の間を目指し，distal dural ring を切開する．

かった．

　前床突起は周囲の硬膜と強く癒着しており，また海綿静脈洞に接しており，強い力で牽引削除すると海綿静脈洞が開放され，強い静脈性出血をきたす．この操作で動脈性出血をきたしたという話も聞いたことがある．われわれは前床突起周囲に全周性にサージセル®コットンを薄く挿入しながら，少しずつ前床突起を全体的に海綿静脈洞から剥離した後に摘出するようにし

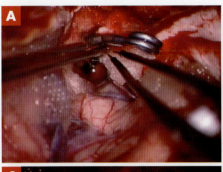
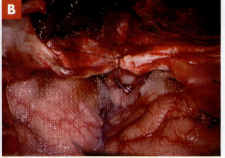
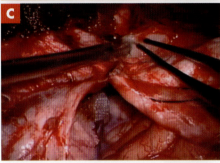

図10｜右 Dolenc approach（硬膜縫合）

Ⓐ distal dural ring 付近にフィブリン糊付きゼルフォーム®を置く．
Ⓑ 6-0 プロリン糸で硬膜を縫合する．
Ⓒ 頭蓋底部の前床突起があった部位にフィブリン糊付きゼルフォーム®を置く．

> **ココがポイント！**
> 硬膜外から前床突起を削除する本アプローチは C2-C3 部の ICA 動脈瘤のみならず，脳底動脈瘤やさまざまな脳腫瘍へアプローチする際に応用でき，非常に有用である．

ている．その後の操作で硬膜切開を前床突起近傍まで延ばすため，先に硬膜を前床突起近傍まで切開しておくと前床突起の削除が容易になり，前床突起削除に難渋する場合はこの方法を考慮すべきである．

硬膜切開はまず，前頭部から側頭部開頭縁に沿う弧状切開を行い，その後その切開に対し垂直に前床突起方向に切開を加えていく．その際，シルビウス静脈の基部を損傷しないように確認しながら，硬膜縫合できる縫い代を残す．頭蓋底近傍の硬膜に静脈洞を形成していることがあるので注意が必要である．硬膜切開は視神経とICA の間に向けて行い，distal dural ring の切開を行う（図9）．distal dural ring の切開は症例によるが，外側を切開すると海綿静脈洞より出血するが，ICA の可動性が必要な場合は全周性の切開が必要となる．中頭蓋窩まで peel off を延ばせば，海綿静脈洞の外側壁が露出され，海綿静脈洞へのアプローチが可能となる．

このアプローチでは硬膜は 6-0 プロリン糸を用い顕微鏡下に密に縫合するが，完全に water tight に縫合することは困難であり，フィブリン糊やゼルフォーム®を用いて髄液漏に対処する（図10, WEB）．

硬膜外から前床突起を削除する本アプローチは C2-C3 部の ICA 動脈瘤のみならず，脳底動脈瘤やさまざまな脳腫瘍へアプローチする際に応用でき，非常に有用である．ぜひ，繰り返し動画を見て習得すべきアプローチである．

> **症例 2**
> ●70 歳，女性　●左 C3 部上方向き未破裂動脈瘤（図 11，）

症例 2：手術の実際

　動脈瘤は C3 部上方向きにあり，術前の CTA ではちょうど distal dural ring 付近と考えられた．左 Dolenc approach を用い，硬膜外から前床突起を部分削除し，その後，硬膜を前床突起に向けて切開，硬膜内外から動脈瘤を確認しながら前床突起を全削除した．動脈瘤ドームはちょうど distal dural ring に存在し，distal dural ring の内外に存在する transitional type で，硬膜断端を処理後ネッククリッピングを行った．

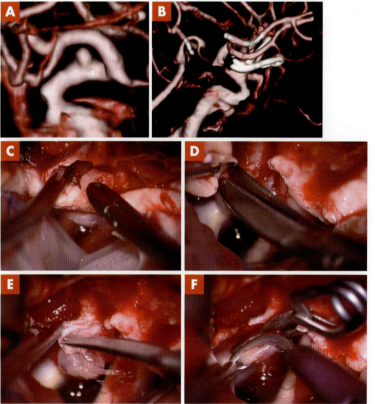

図 11｜症例 2，左 Dolenc approach

A 術前 CTA で左 C3 部 ICA に 5 mm の上方向き未破裂動脈瘤を認める．
B 術後 CTA でクリッピングにより動脈瘤は描出されていない．
C 動脈瘤は distal dural ring 近傍にあり，硬膜を動脈瘤付近まで切開し，硬膜内外から確認しながら前床突起を削除した．
D 動脈瘤ドームはちょうど distal dural ring に存在し，distal dural ring の内外に存在する transitional type であった．
E 動脈瘤ドームから硬膜の断端を切離している．
F クリップ2個でネッククリッピングを行った．

> **症例 3**
> ●59 歳，女性　●右 C3 部内側下方向き未破裂動脈瘤（図 12，）

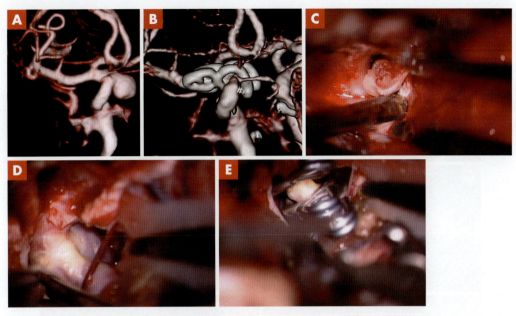

図12｜症例3，右Dolenc approach

A 術前CTAで右C3部ICAに6mmの内側下方向き未破裂動脈瘤を認める．
B 術後CTAでクリッピングにより動脈瘤は描出されていない．
C 動脈瘤はdistal dural ring近傍にあり，硬膜外から前床突起を削除した．
D distal dural ringを切開し，近位側ICAに一時血行遮断できるスペースを確保し，ネックを露出した．
E リングクリップ3個でネッククリッピングを行った．

症例3：手術の実際

動脈瘤はC3部内側下方向きにあり，右Dolenc approachを用い，硬膜外から前床突起を削除した後，distal dural ringを切開して近位側ICAを確保できた．ここで一時血行遮断し，リングクリップでクリッピングを行った．その後，内視鏡で確認した．

症例4

● 58歳，女性　●右C2部前壁上方向き未破裂動脈瘤（図13, ）

症例4：手術の実際

動脈瘤はC2-C3部上方向きの大型で，右Dolenc approachを用い，硬膜外から前床突起を部分削除し，その後，硬膜を前床突起に向けて切開，硬膜内外から動脈瘤を確認しながら前床突起を全削除した．動脈瘤のproximal neckはdistal dural ringの近位側ICAまであり，distal dural ringを切開，近位側ICAの一時血行遮断後，ネック深部を観察し，穿通枝や下垂体柄との癒着を剥離した．大型のためクリップ3個でネッククリッピングを行い，ICGで動脈瘤ドームが描出されないことを確認した．

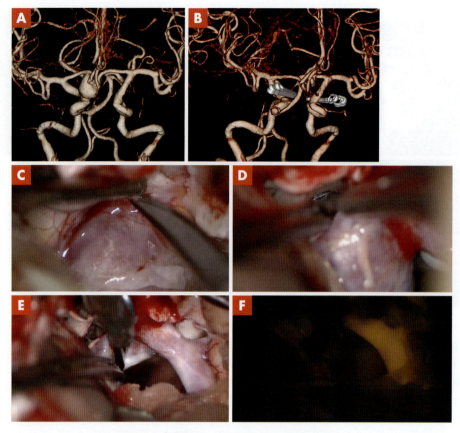

図13 | 症例4，右 Dolenc approach

A 術前 CTA で右 C2 部 ICA 前壁上方向きに 12 mm の未破裂動脈瘤を認める．
B 術後 CTA で動脈瘤は描出されない．
C 動脈瘤の proximal neck は distal dural ring の近位側 ICA まであり，distal dural ring を切開した．
D 近位側 ICA の一時血行遮断後，ネック深部を観察し，穿通枝や下垂体柄との癒着を剥離した．
E クリップ3個でネッククリッピングを行った．
F ICG で動脈瘤ドームが描出されないことを確認した．

引用・参考文献

1) Dolenc VV: A combined epi- and subdural direct approach co carotid-ophthalmic artery aeurysms. J Neurosurg 62: 667-72, 1985
2) Dolenc VV: A natomy and surgery of the cavernous sinus. Springer-Verlag, Wien, New York, 1989
3) Dolenc VV: Transcranial epidural approach to pituitary tumors extending beyond the sellae. Neurosurgery 41: 542-50, 1997
4) Dolenc VV: Microsurgical anatomy and surgery of the central skull base. Springer-Verlag, Wien, 2003
5) 井川房夫：脳動脈瘤と周囲構造物との剥離．脳外速報 19：884-93，2009
6) 井川房夫：上眼窩裂外側硬膜の切開剥離を利用した手術：Sphenoparietal sinus 移動のコツと注意点．脳外速報 20：902-10，2010
7) 井川房夫：脳動脈瘤術中破裂の対応（前編）．脳外速報 22：1264-8，2012
8) 数又 研，上山博康，石川達哉，他：内頸動脈後向き動脈瘤に対する transsylvian approach の変法としての anterior temporal approach．脳卒中の外科 31：431-5，2003

3 内頸動脈瘤の特徴と手術
A IC paraclinoid (IC-Oph, IC-SHA)

獨協医科大学脳神経外科　河本俊介

はじめに

近年のIVR技術およびデバイスの進歩に伴い，paraclinoid aneurysmに対する直達術の頻度は減少しているが，それでもなお，比較的大きな動脈瘤や，broad neckのもの，あるいは視神経へのmass effectが懸念される病変などに対しては直達術が有利である．本項では，paraclinoid aneurysmを，distal ringと後交通動脈（posterior communicating artery：Pcom）分岐部の間の部分に発生する動脈瘤と定義し，これらに対する手術手技について述べることとする．

術前シミュレーション

この部位の動脈瘤の直達術を行うにあたり，留意すべきポイントとして，

① 母血管である内頸動脈（internal carotid artery：ICA）の可動性が乏しいため，これを少しでも改善するためにdistal ringの切開が有用である

② 動脈瘤壁やネックが視神経やdistal ring周辺の硬膜，あるいは海綿静脈洞上壁の硬膜に癒着していることが多く，可能な限りこれらからの剥離が必要[4]

③ 上記①，②を行っても動脈瘤を意のままに動かすことは不可能な場合があり，クリップを進める方向および使用可能なクリップの形状が制約を受ける

などが挙げられ，術前画像で骨，周囲硬膜，視神経などとの位置関係を十分に評価しておかなければならない．クリップの選択については，後述のように，動脈瘤の発育方向によって用いるクリップのパターンが大体決まるので，術前画像から予想を立てて，最も適したクリップ（単独，または複数の組み合わせ）を検討しておく．

前床突起，鞍結節，視神経管などの骨との位

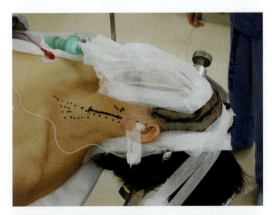

図1｜体位と頭部・頸部の角度，および皮切のデザイン

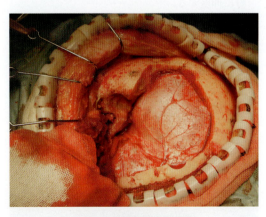

図2｜左前頭側頭開頭例

前頭蓋底側を広めに開頭することにより，subfrontalの視軸での操作を容易にする．

置関係は 3D-CTA にてよく描出され，視覚的にわかりやすい評価が可能であるが，CT では硬膜が描出されないので，3D-CTA 上で動脈瘤と頭蓋底との間に隙間があるように見えても，実際には動脈瘤が硬膜と癒着していることがある点に注意が必要である．動脈瘤周囲の隙間，および視神経との位置関係についての評価には MR の CISS，FIESTA などの画像が有用である[7]．

当然のことながら，一時遮断を行う際の遮断部位と遮断中の collateral flow の評価目的に脳血管撮影は必須であり，また術後髄液漏の予防の観点から，前床突起を削る際に ethmoidal sinus と交通する可能性について thin slice の bone window の CT で評価し，sinus の修復について検討しておく．

開 頭

1 体 位

以下の点に留意して最適の体位を決める．
①上体挙上で静脈圧を下げる（海綿静脈洞からの出血を最小限に抑える）．
②頚部頚動脈の露出を妨げないよう，頚部を十分に伸展する．
③前床突起削除と動脈瘤本体の操作での視軸が前頭蓋底を上から見下ろす角度になるので，あまり vertex-down/chin-up にしすぎない．

患者の体型などで最適の体位は異なるものの，概ね上体を 20°挙上，頭部を対側に 40°回旋して頚部を伸展し，眼窩縁外側端が最も高い位置にくるようにすることで，上記の条件を満たす体位がとれる（図1）．

2 開頭から前床突起削除まで

開頭は，通常の pterional approach に準じた前頭側頭開頭を行う．subfrontal の視軸を working space として利用できるように，前頭蓋底側を広めに開頭する（図2）．前頭蓋底と側頭極を結ぶ面が平らになるように蝶形骨縁を削除する．硬膜は蝶形骨縁側を base とする半円型に切開する．

以下，顕微鏡下に操作を行う．なお，われわれはこの部位の動脈瘤に対しては前床突起の削除は硬膜内操作で骨用超音波破砕装置（ソノペット）を用いて行っており，本項では硬膜外操作での前床突起削除の方法は割愛する．

シルビウス裂を末梢から中枢に向かって丁寧に分離し，M1，IC 先端部および A1 までを露出する（図3，WEB①）．視軸を変えて前頭蓋底を

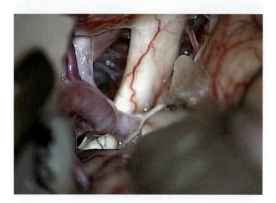

図3 シルビウス裂を近位まで分離し，M1，IC 分岐部，A1 を露出する

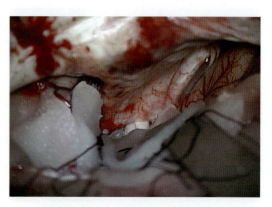

図4 視軸を変えて前頭蓋底を頭頂側から見下ろす角度にする

頭頂側から見下ろす角度にする（図4）．前床突起先端から外側縁に沿って前方に約 10 mm 強，そこから正中に向かい，視神経管内側縁に達したらそこから後方に向かう半円形の硬膜片を作成する（図5）．前床突起は周囲の骨と，前方外側では上眼窩裂上壁，内側では視神経管上壁から側壁，内側前方の腹側では optic strut の3つの骨性結合で固定されていると考えると理解しやすい．これらを順序よく削っていくことで，安全に前床突起の削除ができる．最初に海綿骨のスペースに入り，静脈性出血は適宜 Bone Wax で止血する（図6）．視神経管上壁側壁（図7A），optic strut（図7B），上眼窩裂上壁（図7C）を削り，すべての骨性結合が離断されると前床突起は自由に動くようになる（図7C）．この段階で硬膜から剥離してアリゲーター鉗子などで除去

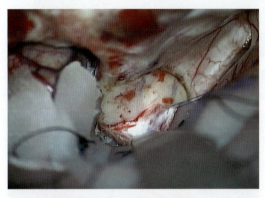

図5 前床突起先端から蝶形骨縁外側を経て視神経管内側に至る硬膜弁の形成

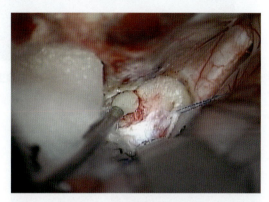

図6 前床突起海綿骨部削除と静脈性出血の止血

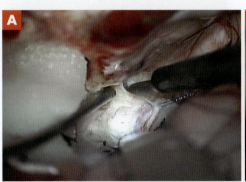

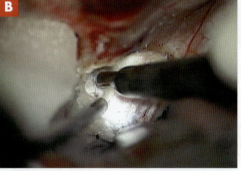

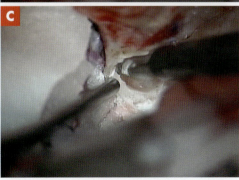

図7 骨性結合の離断

前床突起の内側から正中側（A 視神経管上壁と外側壁），腹側（B optic strut），外側前方（C 上眼窩裂上壁）を削り，骨性結合が離断されると前床突起が自由に動くようになる．WEB ①参照のこと．

する（図8A）．海綿静脈洞前縁部からの静脈性出血は止血用のコラーゲン（インテグラン®など）やサージセル®の小片などで止血する（図8B）．視神経鞘を視神経外側縁に沿って前方に可及的に切開する（図9）．視神経鞘の切開により視神経の可動性が十分に得られるようにな

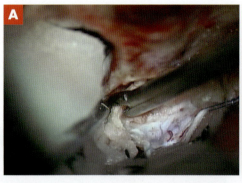
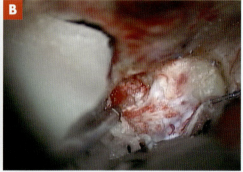

図8｜前床突起の除去後，静脈性出血を止血

アリゲーター鉗子にて前床突起を除去し（A），静脈性出血はインテグラン®にて止血する（B）．

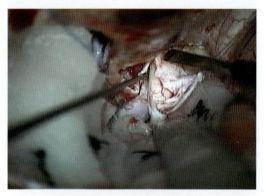

図9｜L型のhookで持ち上げ，マイクロ用のメスで視神経鞘を前方へと切開する

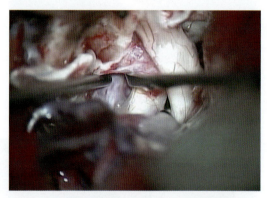

図11｜左SHA動脈瘤（小型）と頭蓋底硬膜の間のスペースが少ないため，ICA壁の可動性を増す必要がある

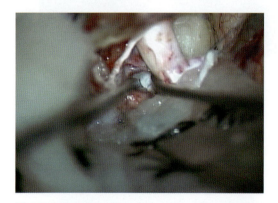

図10｜視神経を丁寧に挙上するとOph起始部が確認される

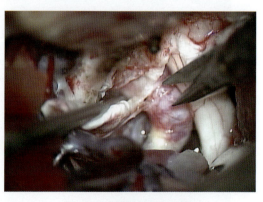

図12｜硬膜輪外側の切開

る．視神経を挙上してICAとの間を剥離すると，眼動脈（ophthalmic artery：Oph）の分岐部が観察される（図10）．硬膜輪よりも末梢で上方に突出した比較的小さな動脈瘤（典型的なIC-Oph動脈瘤）ではここまでの操作でクリッピングが可能である．

3 硬膜輪の切開

内側向き（上下垂体動脈〔superior hypophyseal artery：SHA〕分岐部）および下壁の動脈瘤では，瘤頸部から本体にかけて頭蓋底の硬膜に癒着していることが多く（図11，WEB②），安全な剥離操作を行うためにはICAの可動性を確保する目的で硬膜輪，特に線維性結合の強固な外側部の切開が有用である．

硬膜断端を把持し，ICAの壁を確認しながら硬膜輪の外側半分を切開する（図12）．海綿静脈洞からの出血はサージセル®などのパッキングで止血する．必要に応じて，Oph起始部より近位のICA壁に沿って内側半分を切開する．

クリッピングの方法

クリップを進める操作に際して重要なのは，動脈瘤の開口部（orifice）の位置である．上方，内側，下方の3つについて，実際の症例に即してクリッピングの具体的なコツを述べる．なお外側型も存在するが，頻度的に極めてまれであり，臨床的にも問題になることが極めて少ない[4]（自験例では未破裂の無症候性の小さな動脈瘤3例のみ）ため，本項では割愛する．

1 上方型：症例1（WEB③）

狭義のIC-Oph動脈瘤がこれに相当するが，症

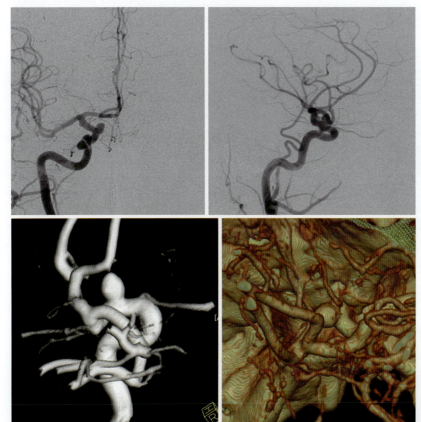

図13 | 症例1，60歳男性，術前所見

スクリーニングにて発見された右ICA動脈瘤で，Oph分岐部の末梢に上方に突出する長径6 mmの不整形の動脈瘤を認める．

例1（図13）のようにOph分岐部より数mm末梢に発生するものも少なくない．このタイプでは動脈瘤は視神経を上内方に挙上している．本症例では前床突起の削除を行わずとも動脈瘤のproximal neckのスペースの確保が可能であった．クリップの片方のブレードを動脈瘤頸部の内側に進め（図14A），ICAに平行に（＝orificeの長軸と同じ方向に）角度を変えながらクリッ

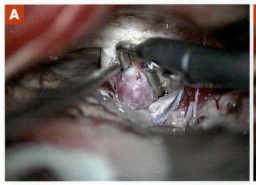 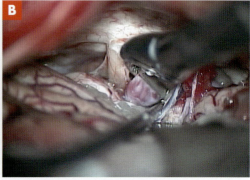

図14｜症例1，上方型動脈瘤に対する典型的なクリップの進め方
この症例では45°の側方角度つきのクリップを用い，まず動脈瘤頸部内側に沿ってclip bladeを入れ（A），ICA（動脈瘤のorifice長軸）に平行になるよう角度を変えながらクリップを進める（B）．

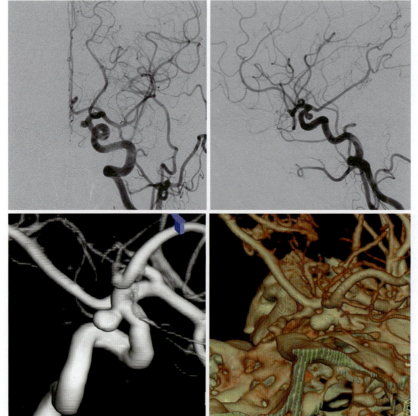

図15｜症例2，59歳女性，術前所見

SAHの家族歴があるためスクリーニング目的のMRを希望し診断された左IC-C2部のSHA動脈瘤．

プを閉じる（図14B, WEB③）．ネックが非常に狭い場合はICAに直角にクリップをかけてもよい．必要に応じ，頸部頸動脈を一時遮断して動脈瘤圧を減じて操作を行う．

2 内側型：症例2（WEB②），症例3（WEB④）

直達術の対象となるのは主にSHA分岐部の動脈瘤である．症例2（図15）は硬膜輪切開のところで提示した症例（WEB②）であるが，このように小さな瘤でも頭蓋底硬膜からの剝離操作が必要なことが多い（図16）．動脈瘤のorificeは進入方向から見てICAの裏側に位置するため，C2部の曲率に合った有窓クリップでICA越しにネックの閉塞を行うことになる（図17）．なお閉頭時は，側頭筋より採取した小筋肉片を前床突起削除部（篩骨洞が開放された場合にはその開口部にも）に充填してフィブリン糊で固定し，さらに筋肉片が脱落しないよう硬膜片を軽く縫合固定している（図18）．

症例3（図19）のようにやや大きめの動脈瘤の操作は，動脈瘤圧を減じた状態で行うのが安全である．本症例ではまず頸部頸動脈の一時遮断にて動脈瘤の減圧下に剝離操作を行い，proximal neckからドームにかけて，頭蓋底硬膜との間のスペースを確保し（図20），さらにdistal neckとPcomや前脈絡叢動脈（anterior choroidal artery：AChA）との間のスペースを確保した．やや broad neck であったため，suction-decompression法[2]にて動脈瘤をcollapseさせた状態で短いクリップをtandemに使用し，クリッピングを完了した（図21）．

3 下方型：症例4（WEB⑤）

症例4（図22）はSAH発症で，術前診断ではIC-PC動脈瘤と判断され，術中にPcomよりも近位の動脈瘤であることが判明した例である．このようなdiscrepancyは，特に破裂例でしばしば起こり得るため注意が必要である．このタイ

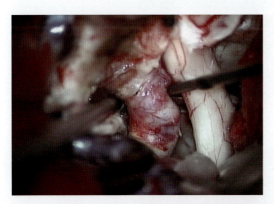

図16 症例2，動脈瘤近位側と頭蓋底硬膜の間が内側まで完全に剝離されていることを確認する

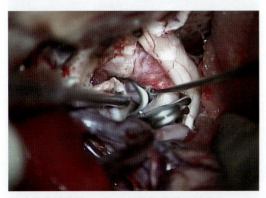

図17 症例2，C2部の曲率に合った有窓クリップでICA越しにネックの閉塞を行う

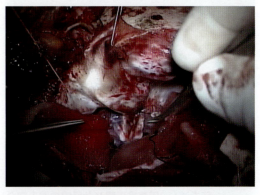

図18 症例2，側頭筋より採取した小筋肉片を前床突起削除部に充填してフィブリン糊で固定し，硬膜片を軽く縫合固定する

プの動脈瘤では必ず proximal neck からドームの腹側面が頭蓋底硬膜と癒着しているため，まず硬膜輪の外半分を切開して ICA を移動できるようにして working space を確保したうえで，頭蓋底硬膜から近位側のネックおよび動脈瘤本体を剝離する（図23）．この部分が内側まで完全に free になれば，クリップを真横から進めることが可能となり，クリッピングは容易である（図

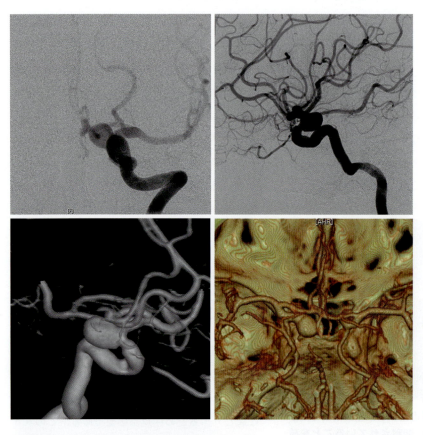

図 19 ｜ 症例 3，66 歳女性，術前所見

頭痛の精査にて診断された左 IC-C2 部の長径 13 mm の SHA 動脈瘤．

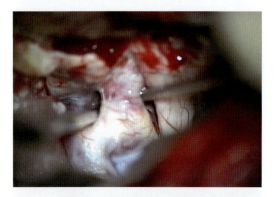

図 20 ｜ 症例 3，頸部 ICA の一時遮断下に動脈瘤圧を減じ，頭蓋底硬膜と動脈瘤の間を完全に剝離する

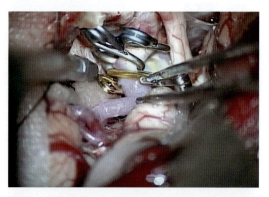

図 21 ｜ 症例 3，suction-decompression 法にて動脈瘤を collapse させた状態で有窓クリップを 2 本 tandem にかけることにより動脈瘤頸部を閉塞する

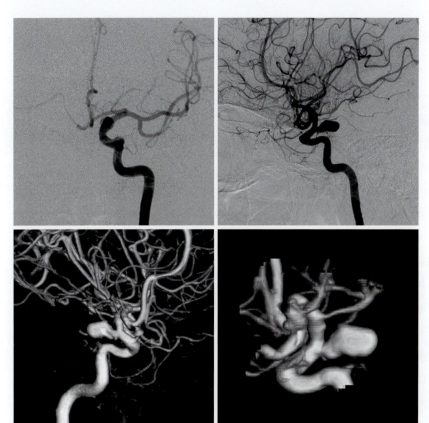

図22 症例4, 48歳女性, 術前所見

WFNS grade ⅠのSAHにて入院. DSAにて一見通常のIC-PC動脈瘤のように見えるが, Pcom分岐部よりも近位部のIC-C2部下壁に発生した動脈瘤である.

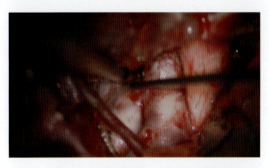

図23 症例4, 近位側のネックおよび動脈瘤本体がこのように頭蓋底硬膜に癒着しているため, 硬膜輪の外半分を切開することによりICA壁を移動してworking spaceを確保し, 剥離操作を行う

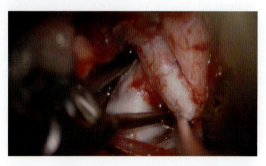

図24 症例4, proximal neckの癒着がICA内側まで完全に剥離できたことを確認した後, クリップを真横からICAに直角に進めてクリッピングを完了した

24). このタイプは上方型, 内側型に比べ頻度が少ないが, 自験例ではネックが狭いことが特徴で, ICAに対して直角にクリップを閉じることで問題になったことはない. なお最終段階で真横からクリップを進められるように, 側頭極が十分に露出するよう開頭を行い, かつ側頭葉を後方に圧排できるようにシルビウス静脈を側頭葉から可及的に分離するなどの準備が必要である.

合併症とその予防

paraclinoid aneurysm の直達術固有の合併症としては，視神経障害3～8％，髄液漏7％などが挙げられる[3,6]．視機能温存のためにはVEPによるモニタリングは必須であるが，操作上の注意としては，ドリルや骨用ソノペットにより発生する熱に対して十分な洗浄による冷却を行うことが重要である．大きな動脈瘤では視神経の可動性を増すことにより，視神経に加わる外力を分散することが視神経障害の予防につながる[1]．SHA閉塞により視力障害をきたす例が報告されており[5]，血管の温存に努める必要がある．前床突起削除の際に視神経管の内側，あるいは optic strut の奥で篩骨洞または蝶形骨洞が開放された場合には，閉頭時に筋肉片とフィブリン糊で十分な修復を行い，髄液漏を予防する．

引用・参考文献

1) Batjer HH, Kopitnik TA, Giller CA, et al: Surgery for paraclinoidal carotid artery aneurysms. J Neurosurg 80: 650-8, 1994
2) Batjer HH, Samson DS: Retrograde suction decompression of giant paraclinoidal aneurysms. Technical note. J Neurosurg 73: 305-6, 1990
3) Day AL: Aneurysms of the ophthalmic segment. A clinical and anatomical analysis. J Neurosurg 72: 677-91, 1990
4) De Jesus O, Sekhar LN, Riedel CJ: Clinoid and paraclinoid aneurysms: surgical anatomy, operative techniques, and outcome. Surg Neurol 51: 477-87, 1999
5) Goto T, Tanaka Y, Kodama K, et al: Loss of visual evoked potential following temporary occlusion of the superior hypophyseal artery during aneurysm clip placement surgery. Case report. J Neurosurg 107: 865-7, 2007
6) Hoh BL, Carter BS, Budzik RF, et al: Results after surgical and endovascular treatment of paraclinoid aneurysms by a combined neurovascular team. Neurosurgery 48: 78-89, 2001
7) Watanabe Y, Nakazawa T, Yamada N, et al: Identification of the distal dural ring with use of fusion images with 3D-MR cisternography and MR angiography: application to paraclinoid aneurysms. AJNR Am J Neuroradiol 30: 845-50, 2009

3 内頚動脈瘤の特徴と手術
B IC anterior wall（クリッピング）

済生会熊本病院脳卒中センター脳神経外科　西　徹

はじめに

「内頚動脈前壁（IC anterior wall）動脈瘤」という用語は，「内頚動脈血豆状動脈瘤」とほぼ同義語で使用される場合も多いと考えられるが，内頚動脈（internal carotid arery：ICA）の前壁という部位には，「血豆状」以外の動脈瘤も存在する．本項では，その名称について解説し，それぞれの動脈瘤の特徴とそれぞれに対するクリッピングによる治療方法について述べる．

名称について

ICA の前壁に発生する動脈瘤は「内頚動脈-眼動脈分岐部（internal carotid-ophthalmic：IC-Oph）囊状動脈瘤」を除くと，多くは「非分岐部」「血豆状」で，「解離」によるものであると考えられるが，Oph のやや末梢の「前壁」「非分岐部」に，「囊状」であって通常のクリッピングが可能な動脈瘤の一群も発生する[6, 9, 13]．また，「非分岐部」「血豆状」「解離性」ICA 動脈瘤は，必ずしも「前壁」に発生するとは限らず，内側もしくは外側，さらには後壁寄りに発生することもある[7, 11]（図1）．

診断について

同じクリッピングを治療方法として選択するとしても，上記の動脈瘤の鑑別は厳密に行う必要があるが，時として困難な場合もある．「前壁」「非分岐部」「囊状」動脈瘤と「前壁」「非分岐部」「仮性を含む囊状」「解離性」動脈瘤の二者については，「血豆状」が破裂，あるいは再破裂後に，増大もしくは仮性化する過程で，「囊状」に描出されることにより[1-5, 8]，似通った画像となり得るからである．

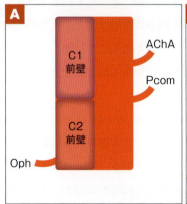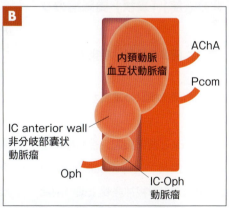

図1 | IC anterior wall 動脈瘤と内頚動脈血豆状動脈瘤
A 左ICA を外側から見た模式図．B IC anterior wall 関連の動脈瘤分布の模式図．
（文献10より転載）

「前壁」「非分岐部」「嚢状」動脈瘤は，未破裂動脈瘤として無症候性あるいは視機能異常で発見されることが多く，IC-Oph とはやや距離があるが，ophthalmic segment の中枢寄りに発生する．IC-Oph 動脈瘤のドームが内側へ向かうことが多いのに対して，この動脈瘤のドームは正面あるいは外側を向くことも特徴である．

「前壁」「非分岐部」「解離性」動脈瘤は，破裂にて発症し，初期の画像では診断が困難である場合もある[12]．部位としては，ophthalmic segment の末梢寄りから，communicate segment，さらには choroidal segment に発生することが多い．2次元の脳血管造影であれば，斜位での撮影を行うなど，血豆状動脈瘤を意識した検査を行うことが必要である．3次元での検査では，背丈の低いわずかな円錐状の突出として描出され，他に明らかな出血源が検出されなければ血豆状動脈瘤を強く疑う．この病変は急速に変化して再出血につながる可能性も高いため，確信がもてずに経過観察とする場合においては，少なくとも24〜48時間以内には2回目の検査を行うことにしている[10]．

「前壁」「非分岐部」「嚢状」動脈瘤のクリッピング

1 ステップ1：画像の検討，手術のプランニング

この動脈瘤の術前画像検討の重要なポイントは2つある．

まず，proximal neck と前床突起，視神経管上壁との関係である（図2, 3）．proximal neck の確認のために，前床突起や視神経管上壁の削除が必要であるか否か検討しておく必要がある．その際，前床突起の内側と視神経管の上壁のみの削除で足りるのか，前床突起全体を削除する

> **ココがポイント！**
> ①proximal neck の確認のため，前床突起や視神経管上壁の削除の必要性を検討しておく．
> ②完全に視神経下方に潜り込んでいる動脈瘤では，剥離やクリッピング操作時の視神経への圧迫を避けるような顕微鏡の視軸を得る．

必要があるのかも重要な点である．

次に，視神経との関係も重要である．完全に視神経の下方に潜り込んでいる動脈瘤であれば，剥離やクリッピング操作時にできる限り視神経への物理的圧迫を避けることができるような顕微鏡の視軸を得る必要がある．

2 ステップ2：体位，開頭，アプローチ

画像上，頭蓋内での proximal control が不可能と考えられる場合は，頚部での ICA 確保の準備を行う．

開頭は通常の前頭側頭開頭でよいが，視神経下の動脈瘤へのアプローチの場合は，できる限り側頭葉側からの視野が必要であり，頭位は大きく反対側へ捻ったものとすべきである．しかし，頚部血管確保のために頚部を伸展する場合は，大きく捻ることは難しい．その場合は，反対側に側板を入れ，体全体で回転できるようにしておく．

distal transsylvian approach にて動脈瘤に接近するが，できる限り広い視野を確保する．静脈を温存しながら，M1, IC top まで露出し，前方は対側の視神経が露出するまで剥離を行う．動脈瘤を観察し，必要であれば，falciform ligament の切開，視神経管上壁の削除，前床突起（内側もしくは全体）の削除を行う．われわれは，硬

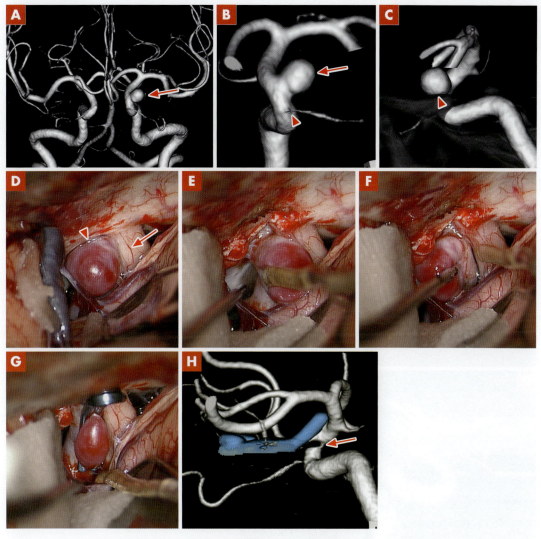

図2｜症例1，41歳女性

頭痛に対する精査で脳動脈瘤を発見された．

A 3D-CTAにて左IC anterior wallのIC-Ophより遠位部に上外側向きの動脈瘤を認める（→）．
B 脳動脈瘤は上外側向きで（→），Oph分岐部（▶）とは離れた部位に発生している．
C 動脈瘤のproximal neckは前床突起（▶）よりも下方に存在する．
D 非常に薄い壁を有する動脈瘤が前床突起内側（▶）と左視神経（→）の間に観察される．
E F 前床突起の内側と視神経管上壁を削除して，ネックを確認している．
G ICAに平行にクリッピングを行った．
H 術後3D-CTA所見．クリップのアーチファクトでICAが狭窄しているように見える（→）が，末梢側の描出は良好である．

膜内から必要な部分のみの削除を行う方法をとっている（図2，3参照）．

3 ステップ3：ネックの剥離・見極め

慎重に視神経との間を剥離しながら，ネック周囲を確認する．ネック周囲の動脈壁の脆弱性

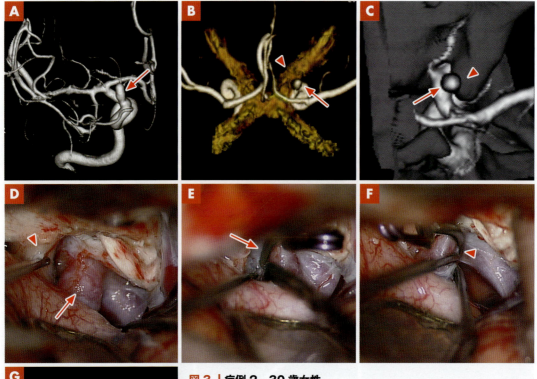

図3 症例2,30歳女性

偶然発見された未破裂動脈瘤.

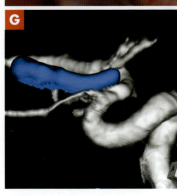

A 3D-CTAにて右IC anterior wallのOph分岐部より遠位部に上向きの動脈瘤を認める（→）.

B MRIと3D-MRAのfusion画像．脳動脈瘤（→）は右視神経（▶）に接している.

C 3D-CTAにて動脈瘤（→）は右前床突起（▶）内側に接している.

D 前床突起内側を削除後の所見．壁が薄い脳動脈瘤（→）は右視神経（▶）と接して存在している.

E F クリッピング後，proximal neck（**E**，→）とdistal neck（**F**，▶）を確認している．いずれも健常なICA壁と考えられた.

G 術後3D-CTA所見．動脈瘤は閉塞しOphは温存されている.

が疑われる場合は，clipping on wrappingを考慮する．視神経の損傷を最小限にするためにも，剥離に際しては頚部でのproximal controlを行いながらの操作とするほうがよいと思われる．クリッピングによって癒着している視神経の引きつりをきたすことが予想される場合は，できる限り剥離を行っておく（図4）.

4 ステップ4：クリッピング

剥離の際と同様に，できる限り視神経を動か すことなくネックを確認できるように，側方からの顕微鏡の視軸を確保することが肝要である.

「前壁」「非分岐部」「解離性」（血豆状）動脈瘤のクリッピング

この動脈瘤に対しては，いろいろな治療のオプションが存在する（表1）．われわれは，本来の血流を温存することを重視し，low flow bypass

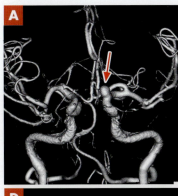
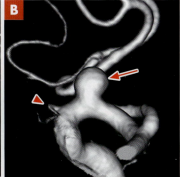
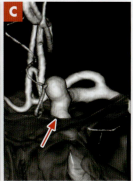
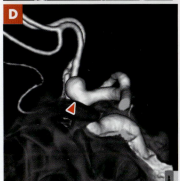
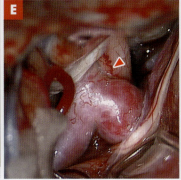
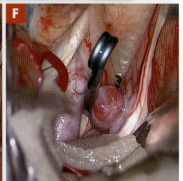
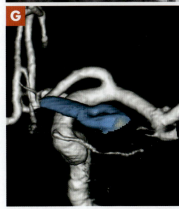

図4｜症例3，マルファン症候群の38歳女性

頭痛，めまいに対する精査にて脳動脈瘤を発見された．

A 3D-CTAにて左IC anterior wallのOph分岐部より遠位部に上向きの動脈瘤を認める（→）．

B 脳動脈瘤は上方向きで（→），Oph分岐部（▶）とは離れた部位に発生している．

C D 動脈瘤のproximal neckは視神経管上壁（→）や前床突起（▶）よりも上方に存在する．

E 動脈瘤のネックは観察可能であるが，内側に左視神経（▶）が接している．

F クリップで視神経を損傷しないために，視神経に平行にstraight clipをapplyした．

G 術後3D-CTA所見．動脈瘤は閉塞している．

表1｜「前壁」「非分岐部」「解離性」（血豆状）動脈瘤に対する治療方法

1	direct clipping
2	clipping on wrapping ＋/− low flow bypass
3	trapping ＋ high flow bypass
4	コイリング＋/−ステント

（文献10より転載）

を加えたclipping on wrappingを主たる治療法としている．

1　ステップ1：画像の検討，手術のプランニング

3D画像を用いた詳細な検討が必要である．やむを得ずトラッピングを行うことも考え，動脈瘤が存在するsegment，後交通動脈（posterior communicating artery：Pcom）の大きさなども重要な情報である（図5）．アプローチおよび動脈瘤の剥離を考えると，前壁で視神経の外側であれば，前頭葉の挙上が極めて困難になることが

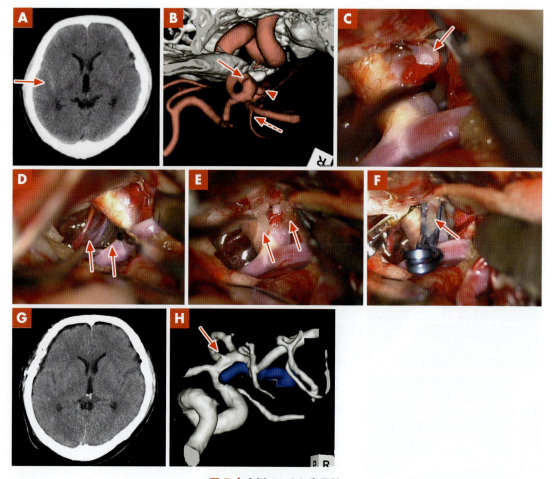

図5｜症例4，36歳男性

頭痛，気分不良．day 2，day 3にそれぞれ異なる医療施設を受診しているが頭部CTにて異常なしと診断された．day 5に最初に受診した施設のCTが放射線科医により読影され，SAHを指摘され，当院への受診を勧められた．項部硬直を認めるもその他の神経症状を認めず．

A 前医day 2の頭部CT．右シルビウス裂内にSAHを認める（→）．
B day 7の3D-DSA．動脈瘤を疑う膨隆（→）は，Pcom分岐部（▶）とAChA分岐部（--▶）の間のICA外側壁に存在する．
C 右ICAの外側壁は赤く菲薄化して膨隆し，破裂部の先端はくも膜と癒着している（→）．
D 前床突起を削除後，ICAの内側からPcomの走行が確認される（→）．
E Pcomの中枢側と末梢側に薄くしたベンシーツ®をタスキがけにしている（→）．
F 2枚のベンシーツ®と動脈瘤を周囲の血管壁とともに挟むようにクリッピングを行った（→）．
G 術後頭部CT．梗塞巣を認めない．神経脱落症状を残さず退院．
H 4年後の3D-CT．病変の再発は認められない．ACh分岐部（→）．

（文献10より改変）

予想されるし，内側壁であれば，剝離は容易であっても，fenestrated clipの使用が必要となることが予想される．また，bypassのための浅側頭動脈（superficial temporal artery：STA）の評価に関しては，3D-CTでも十分であるが，側副血行の評価のためには，脳血管造影が必須である．

2 ステップ2：体位，開頭，アプローチ

必ず頚部ICAの確保を行う準備を行う．体位，開頭は，前記の動脈瘤と同様である．

distal transsylvian approach を行う．この手術の場合は覗き上げる必要はなく，逆に上方からの視野が必要となるため，できる限り広くシルビウス裂を剥離する．動脈瘤周辺へのアプローチは部位によってそのストラテジーが異なる．内側面寄りや外側面寄りの発生であれば，ICAの露出は通常どおりでよいが，前面に存在する場合は前頭葉底面との癒着が予想されるため，前頭葉の挙上時にも最大限の注意を払う必要がある．危険が予想される部位では積極的に頚部ICAの一時的遮断を行う．A1が十分に剥離されて前頭葉および側頭葉の可動性が最大となるようにする．動脈瘤の部位によっては前床突起の削除が必要となる（図5参照）．

3 ステップ3：ネックの剥離，見極め

clipping on wrapping のための wrapping を適切に行うためには，内側向き動脈瘤に対して fenestrated clip を使用する場合以外は，血豆状動脈瘤を全周性に剥離する必要がある．proximal control を行いながら，時に破裂点上のクロットを押さえ付けるようにしながら周囲を剥離する．破裂部位がくも膜と癒着している場合は，そのくも膜を残して剥離を行う場合もある（図5参照）．動脈瘤と対側にある Pcom や前脈絡叢動脈（anterior choroidal artery：AChA）やその分岐部も剥離し露出しておく（図5参照）．

4 ステップ4：clipping on wrapping（図6）

この方法の要点は wrapping material の補助により，clip blade による脆弱な壁の断裂やスリップアウトを避けつつ，健常な壁を引き寄せて固

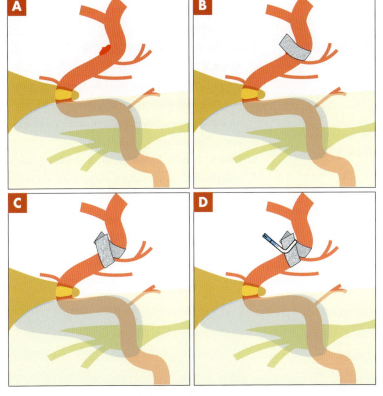

図6 | clipping on wrapping の方法

A choroidal segment の血豆状動脈瘤．

B C AChA の中枢側と末梢側に wrapping material をタスキがけにする．

D wrapping material と動脈壁を一緒に挟み込むようにクリッピングを行う．

（文献10より転載）

定することである．したがって，wrapping は脆弱な部分をすべて覆い，クリッピングによってずれることがないようにしなければならない．そのためには，適切な厚さと強度をもった material で，適切な範囲を覆い，母血管の著しい狭窄をきたさない範囲で適切な深さのクリッピングを達成する必要がある．ICA の直線的な部分においてこのクリッピングを完遂することは比較的容易であるが，屈曲部位に動脈瘤が存在する場合は，困難となる．communication segment や choroidal segment に発生した血豆状動脈瘤であれば，wrapping material がずれないように，Pcom，もしくは AChA の中枢側と末梢側からタスキがけ状態に wrapping を行った後にクリッピングを行うことが必要である（図6）．クリップ自体も ICA の屈曲に応じたカーブをもったものを使用することも必要となる．われわれは，wrapping material としては，滅菌ベンシーツ®を用いている．病変部に応じた幅，長さ，厚さを容易にコントロールできることと，狭い術野内で血管の裏を通すなどの操作性に優れるからである．

引用・参考文献

1) Abe M, Tabuchi K, Yokoyama H, et al: Blood blisterlike aneurysms of the internal carotid artery. J Neurosurg 89: 419-24, 1998
2) Ahn JY, Cho JH, Jung JY, et al: Blister-like aneurysms of the supraclinoid internal carotid artery: challenging endovascular treatment with stent-assisted coiling. J Clin Neurosci 15: 1058-61, 2008
3) Kim JH, Kwon TH, Park YK, et al: Internal carotid artery dorsal wall aneurysm with configurational change: are they all false aneurysms? Surg Neurol 66: 441-3, 2006
4) 古賀さとみ，原　真弥，宮城尚久，他：Blister-like から Saccular type へと変化した内頚動脈前壁動脈瘤の1手術例．No Shinkei Geka 32：383-7，2004
5) Lee CC, Hsieh TC, Wang YC, et al: Ruptured symptomatic internal carotid artery dorsal wall aneurysm with rapid configurational change. Clinical experience and management outcome: an original article. Eur J Neurol 17: 1277-84, 2010
6) 松原功明，宮地　茂：破裂内頚動脈前壁動脈瘤に対する脳血管内治療：Saccular-shaped blood blister-like aneurysm に対する瘤内コイル塞栓術．脳外速報 21：503-9，2011
7) McLaughlin N, Laroche M, Bojanowski MW: Surgical management of blood blister-like aneurysms of the internal carotid artery. World Neurosurg 74: 483-93, 2010
8) McNeely PD, Clarke DB, Baxter B, et al: Endovascular treatment of a "blister-like" aneurysm of the internal carotid artery. Can J Neurol Sci 27:247-50, 2000
9) Mitha AP, Spetzler RF: Blister-like aneurysms: an enigma of cerebrovascular surgery. World Neurosurg 74: 444-5, 2010
10) 西　徹：新・内頚動脈血豆状動脈瘤のクリッピング．脳外速報 23：382-91，2013
11) Ogawa A, Suzuki M, Ogasawara K: Aneurysms at non-branching sites in the surpaclinoid portion of the internal carotid artery: internal carotid artery trunk aneurysms. Neurosurgery 47: 578-83, 2000
12) Otani N, Takasato Y, Masaoka H, et al: Clinical and radiological findings and surgical management of ruptured aneurysms at the non-branching sites of the internal carotid artery. J Clin Neurosci 16:1018-23, 2009
13) 佐藤　章：内頚動脈前壁（背側）動脈瘤の病態と治療．脳外誌 19：112-9，2010

3 内頚動脈瘤の特徴と手術
C IC anterior wall（bypass 併用）

手稲渓仁会病院脳神経外科　杉山　拓
北海道大学大学院医学研究科脳神経外科　中山若樹

IC anterior wall 動脈瘤の特徴と手術の流れ

　内頚動脈前壁（IC anterior wall）動脈瘤は，通常の分岐部動脈瘤とは異なる特徴を有する．クリッピング可能なものも混在するものの，動脈解離の機序が疑われる"血豆状"の動脈瘤は，瘤壁が脆弱であり，クリッピングは通常危険である．wrap on clipping 法と各種バイパス下でのtrapping 法の2種が主に推奨されている．本項では，主に橈骨動脈（radial artery：RA）用いたhigh flow bypass（HFB）下の trapping 法について詳述する．

　未破裂動脈瘤の場合，まずはアプローチして動脈瘤を見てから，クリッピング可能かどうかを判断してよいと思われる．しかし，破裂動脈瘤の場合，脆弱な動脈瘤が含まれる可能性を常に想定しなければならず，対応はまったく異なる．最終的にはクリッピング可能でバイパスが不要なものがあるのは事実であるが，安易にその可能性を期待してアプローチし，万が一瘤壁ごと破綻するような事態が生じると，trappingしてから急遽バイパスを行っても，虚血合併症は免れない．

　手術手順は多くなるが，われわれは動脈瘤へアプローチする前に内頚動脈（internal carotid artery：ICA）近位部の確保と，バイパスが完成していることが最も安全かつ確実な手法と考えている[1, 2]．すなわち，大まかには以下のような手術の流れになる．バイパスに関しては，low flow bypass で十分な場合もあるが，閉塞試験などの所見は必ずしも完全でなく，ICA 血流の完全な再建には HFB が最も確実であろう．

①外頚動脈（external carotid artery：ECA）―RA-M2 bypass 作成
②頚部 ICA 遮断，HFB の開放
③動脈瘤へのアプローチ（必要に応じて前床突起削除と硬膜輪の開放）
④動脈瘤処置

ECA-RA-M2 bypass の作成

　手順やキーポイントを押さえて確実に各工程を遂行することが肝心になる．

1 体位，頚部の術野，頭部の術野，前腕の術野（図1）

　頭位を水平のまま十分に挙上し，45〜60°程度対側に回旋する（図1A，B）．RA は，同側から採取するほうが行いやすいが，非利手の反対側でも問題はない（図1C）．

　頚部の術野は，十分に高位まで展開する必要がある．ICA は起始部で遮断ができる分だけ剥離されていれば十分であるが，RA の通過ルート作成のために，顎二腹筋（digastric muscle：DM）後腹までは十分に露出しておく．通常，ここの部分まで展開された場合，高位の ICA および ECA に到達しているのみならず，舌下神経（XII）が下行部から水平部に移行していく部分と，同部位を巻いて走行していく後頭動脈（occipital

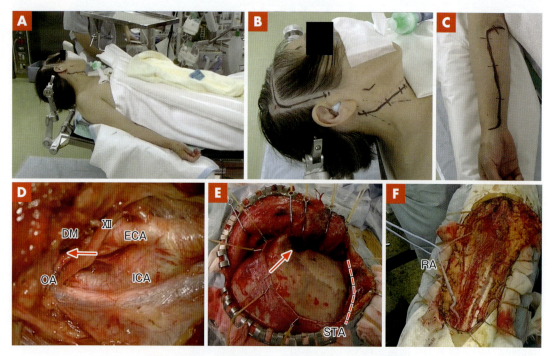

図1 体位，頸部の術野，頭部の術野，前腕の術野

RAの通過ルートは→部分で示している．

artery：OA）も展開される術野となる（図1D）．

頭部では，まず浅側頭動脈（superficial temporal atery：STA）の剥離を行う．STAの頭頂枝に沿って，耳介の前方で頬骨弓から側頭線を少し越えるあたりまで皮切し，頭頂枝を確保する．そこから前頭部正中に向かい，滑らかなカーブを描くように切り下ろし，皮弁を翻転し，STA前頭枝の剥離は皮弁の裏側から行う．前頭側頭開頭の際にSTAを損傷しないように，前頭枝は切断して，側頭筋の断端でくるむようにして保護しておくとよい（図1E）．

RAの採取は，第二術者が並行して行う．皮切は，RAの直上を直線的に切開する方法もあるが，術後の瘢痕により拘縮することがあるため，S状にして，関節周囲は横切開になるようにする．RAは，腕橈骨筋と橈側手根屈筋の間を走行し，中枢側では，腕橈骨筋はRAに覆い被さっているが，これを橈側へ翻転しながら剥離を進め，尺骨動脈との分岐部まで剥離する．RAから分枝する血管は，後の出血の原因となるため，きちんと凝固・切断を行う（図1F）．

2 RA通過ルートの作成（図2）

RAは，頭側では側頭筋，頬骨弓の下（内側）を通す（図1E，→）．側頭筋の下から，片方の指を，指の腹が骨側になるように挿入すると，側頭下窩に達し，外側翼突筋を触れる形となる．頸部側からは，術者のもう一方の指を，通常は，舌下神経の上（外側），DMの下（内側）のスペースから挿入する（図1D，→）．ただし，DMの上（外側）から通したほうが，RAの走行が滑らかでおさまりがよくなることになることもある．まず，挿入した指で，茎状突起に触れる．その指を，茎状舌骨筋の内側から，今度は頭腹側に向かうように方向を変えて進めると，頭側から挿入した指を触れることが可能である．頭側から挿入した指を，Kelly鉗子などに変更し，

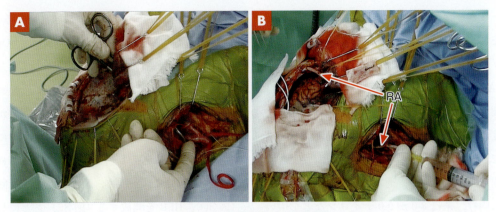

図2｜RA 通過ルートの作成

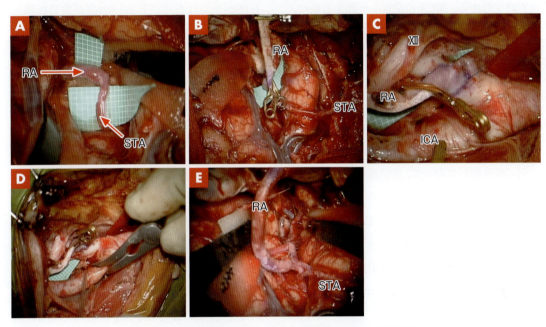

図3｜STA-MCA 吻合，RA-M2 吻合，ECA-RA 吻合

頸部から挿入した指でその先端を確認しながら，頸部まで誘導すると，安全にルートの作成が可能である（図2A）．鉗子で 24 Fr のトラッカーチューブを把持して頭側に引き抜くことで，皮下トンネルは完成する．

3 STA-MCA 吻合，RA-M2 吻合，ECA-RA 吻合（図3）

シルビウス裂を開放するが，この時点で ICA に近づくのは危険があるため，バイパスに必要な M2 の露出にとどめておく．M2 の分枝のうち，通常は太いほうに RA を吻合するため，RA の吻合部を確保した後，そのやや遠位の部分に，アシストバイパスとして STA を吻合する（図3A）．STA―中大脳動脈（middle cerebral artery：MCA）吻合終了後に，RA を前腕から切断・採取して，これを皮下トンネルから誘導する．RA は，切断後はヘパリン加アルブミン溶液で内部を緊満させておくことが大切である．リークが

ないことを確認するとともに，捻れをとることになる．皮下トンネルを通した後もこの操作を繰り返す（図2B）．

RAとM2の吻合は，片面10針程度の縫合が必要になる．STAとRAの裁断は，まず60°の角度で切断し，これと同じ長さを切り下ろすことで，最も開口面積の広いフィッシュマウス状の開口面を作成する．通常，RAをMCAの心臓側に向け，糸は8-0か9-0ナイロンなどを用いる．径が太いため，連続縫合も可能である．吻合が終了したら，MCAの遮断を解除する前に，必ずRAの吻合直前の部分にもクリップを置き，血液がRA内に混入しないような配慮が重要である（図3B）．

トラッカーチューブを頚部から慎重に引き抜いた後，再度RAを緊満させて捻れをとり，ECA-RA吻合のための裁断を行う．RAをやや頚部側に引っ張り出しておいて，吻合操作を行う．RAは，頚部側では60°に切断した後，その2倍くらいの長さを切り上げるように裁断する．ECA側のarteriostomyは，血管パンチなどを使用して，RAの開口面に合わせて，楕円状にくり抜くようにする．糸は6-0か7-0プロリンで，連続縫合で行う．吻合が終了したら，頭側と同様に吻合直後の部分で，RAを遮断してから，ECAの遮断を解除し（図3C），頭側から引き出しておいた分を，頭部側に引き戻し，RAの走行が滑らかになるように再度確認する．

頚動脈の遮断，ECA-RA-M2 bypassの開放，動脈瘤へのアプローチ

IC anterior wall動脈瘤は，容易に出血を生じるため，アプローチも注意が必要である．動脈瘤は，前頭葉側に展開していることが多く，前頭葉の挙上に注意が必要なことが多い．近位側の閉鎖を頚部のICAで行うのは容易であるが，それだけでは眼動脈（ophthalmic artery：Oph）からの血流が残るため，通常はOphのすぐ遠位で近位側の閉鎖をする必要がある．これを確保するために，前床突起削除と硬膜輪の開放が必要になることもしばしばあり，この操作中にも動脈瘤は容易に破裂し得る．そのため，われわれは，動脈瘤に臨む前に，頚部でICAを遮断し（図3D），HFBを開放する（図3E）ことにしている．こうすることで，動脈瘤の減圧が得られるばかりではなく，万が一出血が生じた際にICAの遠位部，あるいはRAにtemporary clipを置くだけでも，出血が最小限に押さえられる状態を作り出すことが可能である．

動脈瘤処置

実際の動脈瘤処置は，後交通動脈（posterior communicating artery：Pcom）と動脈瘤との位置関係により，バリエーションがある．この動脈瘤のtrappingは，特に前脈絡叢動脈（anterior choroidal artery：AChA）の血流の温存が焦点になる．すでに同領域に梗塞巣が出現している場合などは，AChAをtrappingに含めてでも，確実な止血を優先することが重要であるが，可能な限り温存を心がけたい．通常，AChAの直前でICAを閉塞した場合，AChAが盲端となってしまう形となり，閉塞の原因となる．

1 動脈瘤がPcom起始部より近位の場合（図4, WEB）

このタイプが最も多いが，この場合はPcomの直前で遮断することで問題なくtrappingを行うことが可能である．この場合，HFBのback flowはPcomにflow outする形となるため，AChAの血流障害のリスクは低くなる．

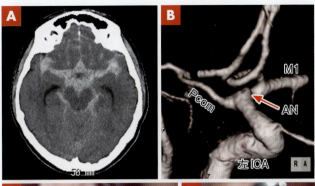
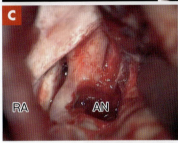
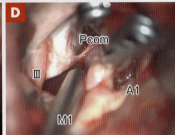
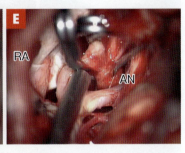

図4｜症例1

45歳，女性．くも膜下出血，WFNS grade Ⅰ．CT でびまん性くも膜下出血を認め（A），3D-CTA で左 ICA, Pcom のやや近位部に紡錘状の脳動脈瘤を認めた（B）．ECA-RA-M2 bypass 作成後，動脈瘤にアプローチした（C）．動脈瘤の直前と Pcom の直前で遮断し，trapping とした（C D）．

2 動脈瘤が Pcom の起始部に及ぶ場合（図5, WEB）

この場合，動脈瘤の遠位側の遮断は，大きめのクリップを ICA に対して斜めに挿入するなどして，やはり Pcom に血流を flow out する方法を模索することになる．ただし，動脈瘤の止血を不完全に終了するのは危険であり，困難な場合には Pcom をも遮断して，完全な trapping にする必要がある．

3 動脈瘤が Pcom よりも遠位に及ぶ場合

この場合，AChA の温存は極めて困難になる．trapping ではなく，flow reversal の状態で，クリッピングあるいは wrap on clipping 法を考慮するのも一法である．すなわち，HFB 下に頚部 ICA の結紮を行ったうえで，クリッピングをチャレンジし，HFB の flow out を Oph にするという考えである[3]．しかし，この条件下でもクリッピングのリスクは高い．それ以外に母血管の温存にこだわる場合は，血管の直接縫合や patch graft などによる直接修復以外に方法はない．この動脈瘤は出血率・死亡率の高い危険な瘤であることを考慮すると，AChA を犠牲にしてでも完全な trapping を行い，確実な止血を優先すべきである場合が多いことは明記しておく必要がある．

AChA の盲端化が避けられなかった場合や flow out する Pcom が hypoplastic type である場合などは，術後に抗血小板薬の使用を考慮する．

引用・参考文献

1) 上山博康：橈骨動脈を用いたバイパス術．No Shinkei Geka 22：911-24，1994
2) 上山博康，宝金清博編：脳動脈瘤手術：基本技術とその応用，南江堂，東京，2010

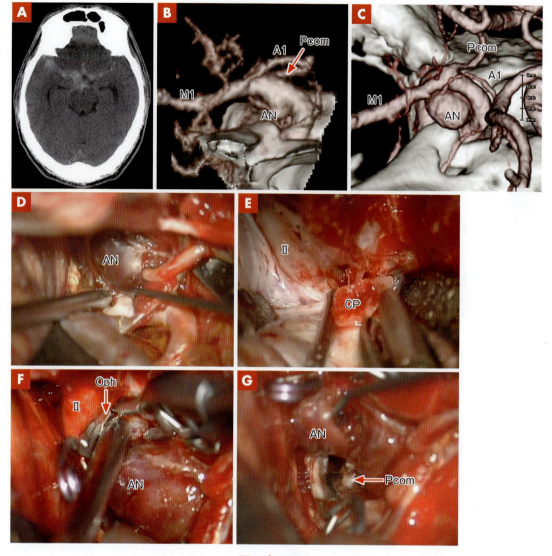

図5 | 症例2

29歳，男性．くも膜下出血，WFNS grade I．CTでびまん性くも膜下出血を認め（**A**），3D-CTAで右ICA，Pcomのやや近位部に紡錘状の脳動脈瘤を認めていたが（**B**），発症1カ月後の紹介時には，大きな瘤塊を形成していた（**C**）．ECA-RA-M2 bypass作成後，動脈瘤にアプローチしたが（**D**），近位部のICAの確保は瘤塊があり困難であった．前床突起（CP）削除および硬膜輪の開放を行い（**E**），Ophと近位部ICAを確保し，遮断した（**F**）．遠位側は，大きめの弱弯クリップを使用して，Pcomの血流を確保するように，遮断した（**G**）．

3) Kazumata K, Nakayama N, Nakamura T, et al: Changing treatment strategy from clipping to radial artery graft bypass and parent artery sacrifice in patients with ruptured blister-like internal carotid artery aneurysms. Neurosurgery 10: 66-72, 2014

4 内頚動脈瘤の術中モニタリング
A VEP モニタリング

青森県立中央病院脳神経外科 **佐々木達也**

はじめに

内頚動脈瘤（internal carotid artery〔ICA〕aneurysm）で視覚誘発電位（visual evoked potential：VEP）モニタリングが有用なものとしては，内頚動脈—眼動脈分岐部動脈瘤（internal carotid-ophthalmic〔IC-Oph〕aneurysm），内頚動脈—上下垂体動脈分岐部動脈瘤（internal carotid-superior hypophyseal artery〔IC-SHA〕aneurysm）などが挙げられるが，大型の ICA 動脈瘤では遠位部のものでも有用なことがある．

視神経の機能を術中に把握するために，従来から VEP モニタリングが試みられてきた[6]が，安定性に乏しく臨床的に有用とはいえなかった．そこで，新しい光刺激装置を作製し，網膜電図の同時記録を追加し，プロポフォールを用いた全静脈麻酔を用いたところ，VEP の再現性は良好で安定したモニタリングが可能となった[2-5]．高度の視機能障害を認める症例を除けば，ほぼ確実に VEP のモニタリングが可能である．これまでの経験では，VEP の振幅に変化がない場合や，VEP の振幅が低下しても手術操作の変更により振幅が回復した場合には，術後に高度の視機能障害は出現しなかった．また，VEP

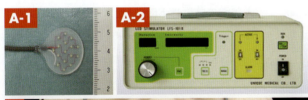
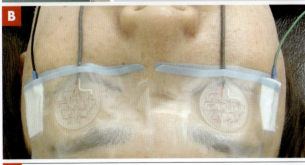
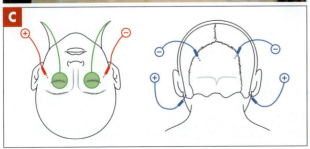

図1｜光刺激装置と電極設置

A 光刺激装置の LED 部分と本体．100 mCd の赤色 LED 16 個を直径 2 cm の透明なやわらかいシリコン disk に装着している．照度は 500〜2 万 Lx まで可変式である．

B 刺激装置と ERG 用針電極の設置．光刺激装置および ERG 記録電極のセッティング．閉瞼した上にアイパッチを貼り，その上に光刺激装置を置き，さらにアイパッチを貼る．外眼角皮下には ERG 記録用の針電極を設置する．

C 電極設置の模式図．ERG と VEP の同時モニタリングのシェーマ．ERG の記録電極は外眼角皮下の針電極．VEP の記録電極は外後頭隆起の上方 4 cm，外側 4 cm の皮下の針電極．

の振幅が低下し回復しなかった場合には，全例術後に種々の程度の視機能の悪化を認めた．本項ではICA動脈瘤の症例を提示し，VEPモニタリングの実際について述べる．

方法

光刺激装置は赤色の高輝度LED（100 mCd）を16個並べ，前頭部の頭皮を翻転した際に刺激装置の光軸がずれにくいように，LEDを固定する基板にはやわらかい直径2 cmの円形のシリコン材を用いた（図1A）（ユニークメディカル，薬事承認）．刺激装置の出力は可変式で，光刺激装置の表面の照度を500〜2万Lxまで変化させることができる．麻酔はプロポフォール（1.5〜2mg/kg）およびフェンタニル（2 μg/kg）の静注で導入し，プロポフォール（6〜10 mg/kg/hr）で維持し，フェンタニル（2 μg/kg）を1時間ごとに追加し，吸入麻酔薬は使用しない．最近では即効性のレミフェンタニルも用いている．麻酔導入後に，両側の眼瞼を閉じ透明なアイパッチを貼り，その上にLEDの光刺激装置を装着し，さらに透明なアイパッチで密閉した（図1B）．網膜電図（electroretinogram：ERG）の記録は外眼角皮下の針電極から導出し，対側の外眼角の電極を基準電極とした（図1B, C）．VEPの記録電極は外後頭隆起より4 cm上方，4 cm外側の両側後頭部の皮下に針電極を刺入し，基準電極は両側乳様突起部の皮下に刺入した針電極とした（図1C）．加算はシグナルプロセッサー（Synax1100〔NECメディカルシステムズ〕，またはNeuropackおよびNeuromaster〔日本光電〕）を用い，刺激の持続時間は20 msecで，刺激頻度は1 Hz，加算回数は100回で，1回の記録に1分40秒を要する．分析時間は200 msecで，フィルターは20〜500 Hzとした．

手術開始前に左右の眼を別々に刺激し，コントロール波形を記録してから手術を開始した．光刺激の強度はERGが最大振幅となる刺激強度とし，通常2,000〜5,000 Lxの照度を用いた

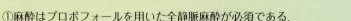
ココがポイント！

①麻酔はプロポフォールを用いた全静脈麻酔が必須である．
②光刺激装置はユニークメディカル社製の光刺激装置を用いる．
③光刺激が網膜に到達していることを確認するためにERGを同時に記録する．
④ERGの記録電極は両側外眼角皮下に針電極を刺入する．
⑤VEPの記録電極は外後頭隆起より4 cm上方，4 cm外側の両側後頭部の皮下の針電極．基準電極は両側乳様突起部の皮下の針電極．
⑥刺激の持続時間は20 msec．刺激頻度は1 Hz．加算回数は100回．分析時間は200 msec．フィルターは20〜500 Hz．
⑦VEPの評価は，100 msec前後の多相波のうち最大振幅を有する陰性頂点とその前の陽性頂点との電位差を振幅と定義．必ず再現性を確認し，コントロール波形の最大陰性波の振幅を100%として評価．
⑧振幅の50%以上の低下を認めた場合に術者に警告を発する．
⑨振幅低下時には手術操作を中断しよく考える．

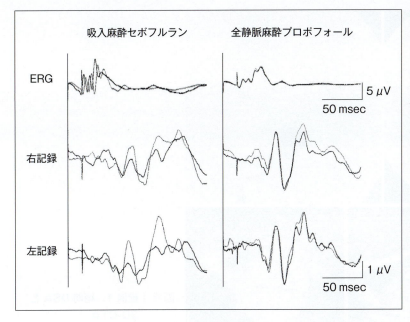

図2 | セボフルラン麻酔とプロポフォール麻酔のERG，VEP

同一症例の同一眼において，手術操作をまったく加えない条件下で，吸入麻酔薬であるセボフルラン使用時とプロポフォール使用時に2回連続してERGおよびVEPを記録し，再現性を確認した．セボフルランではERG，VEPともに再現性が不良であった．プロポフォール麻酔ではERG，VEPともに再現性が良好であった．これにより軽微な変動を捉えることが可能となった．

が，皮弁翻転後にERGが消失したり，振幅が低下する場合には，ERGを観察しながらまず照度を2万Lxまで上昇させ，かつやわらかい基板の方向を変化させて，コントロール波形と同様の波形が得られるまで皮弁を少しずつ移動し，状態のよいところで固定した．再度記録を行い，波形の再現性を確認した．

以上の条件下に同一症例の同一眼において，手術操作をまったく加えない条件下で，吸入麻酔薬であるセボフルラン使用時とプロポフォール使用時に2回連続でERGおよびVEPを記録した結果を提示する（図2）．吸入麻酔薬ではERG，VEPともに再現性が不良であった．一方，プロポフォール麻酔ではERG，VEPともに再現性が良好であった．これにより振幅の軽微な変動を捉えることが可能となった．

VEPの評価は，100 msec前後の多相波のうち最大振幅を有する陰性頂点に注目し，その前の陽性頂点との電位差を振幅と定義した．振幅変化の判断基準は50％以上の増大または低下と定義し，振幅の50％以上の低下を認めた場合に術者に警告を発した．

症例1

● 45歳，女性　　● 左IC-Oph未破裂動脈瘤（最大径16 mm）（図3〜7）

症例1：手術の実際

主訴は左視力障害で，左矯正視力は0.4であり左眼の左上耳側視野の狭窄を認めた．バルーン閉塞試験（balloon occlusion test：BOT）では20分間の遮断にtolerableであった．suction decompressionの準備をしてVEP，MEPモニタリング下に手術を施行した．

まず，頸部ICAを確保した．視神経は腫瘍により強く圧排挙上されていた．proximal neckを

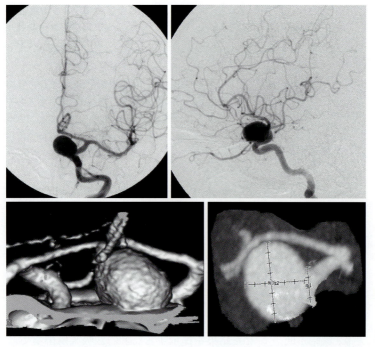

図3 | 症例1，術前 DSA と 3D-CTA

最大径は 16 mm．

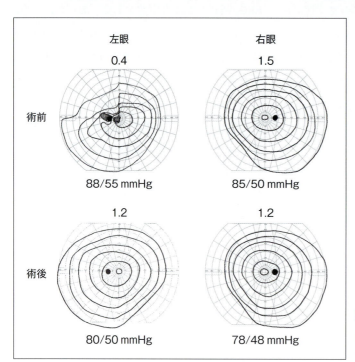

図4 | 症例1，術前術後の視機能

術後に左視力視野障害は改善し，眼底動脈圧も保たれていた．

露出するために，前床突起と視神経管の一部を drill にて削除した．ICA を trapping して suction decompression 下に動脈瘤のクリッピングを施行した．遮断時間は 11 分に及び，運動誘発電位（motor evoked potential：MEP）が消失したが，遮断解除により速やかに回復した．クリッピング後に動脈瘤を穿刺し，視神経の減圧を確認した．フレオレサイトを用いた血管造影にて Oph

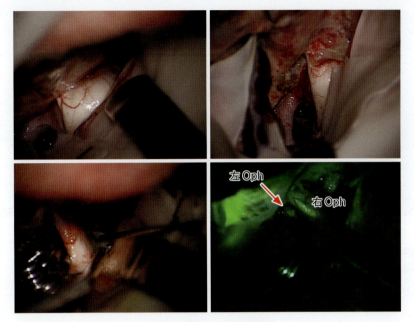

図5｜症例1，術中所見

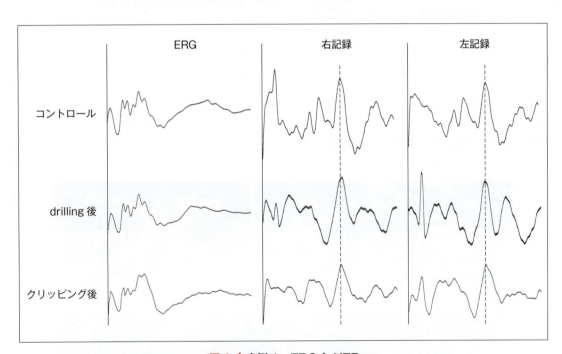

図6｜症例1，ERGとVEP
前床突起および視神経管の削除後およびクリッピング後に変化を認めなかった．

の血流を確認し，手術を終了した．VEPはdrilling後もクリッピング後も変化しなかった．

術後に運動麻痺は認めず，左視力視野障害は回復し，眼底動脈圧も保たれていた．

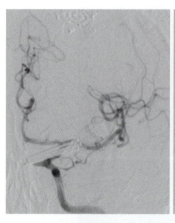
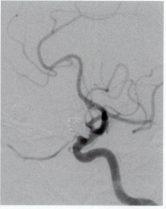

図7 | 症例1，術後DSA

症例2

- 48歳，女性
- 右IC-SHA未破裂動脈瘤（図8, 9）

症例2：手術の実際

まず，前床突起および視神経管の一部を削除したが，その際にVEPは変化しなかった．encircle clipにて動脈瘤のクリッピングを施行したところ，直後の記録でVEP振幅が90％以上低下した．すぐにクリップを外して経過をみると，10分後に再現性のあるVEPが記録できるようになった．内側からmicromirrorにて観察し，SHAを確認，温存し，弱弯のクリップにてクリッピングし，VEPに変化なく手術を終了した．

術後に視機能障害は認めなかった．

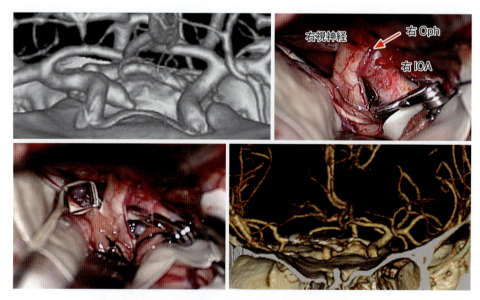

図8 | 症例2，術前3D-CTAと術中所見と術後3D-CTA

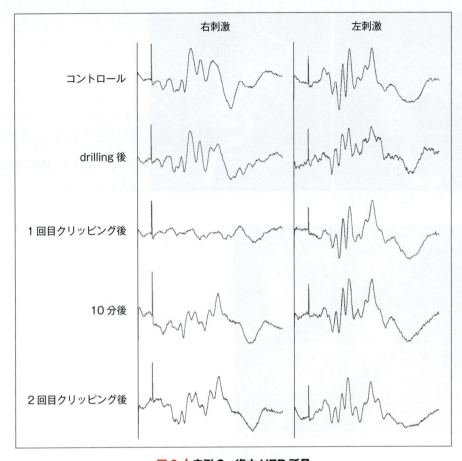

図9 症例2，術中VEP所見

> **症例3**
>
> - 62歳，女性
> - 右内頚動脈—後交通動脈分岐部（internal carotid-posterior communicating：IC-PC）未破裂動脈瘤（最大径15 mm）（図10〜12）

症例3：手術の実際

　BOTではICAの7分の遮断で左片麻痺が出現し，SPECTでも右大脳半球の広範な脳血流低下が確認された．ICAの安全な遮断時間を延ばす目的で浅側頭動脈（superficial temporal artery：STA）—中大脳動脈（middle cerebral artery：MCA）吻合術を併用することとした．

　MEPおよびVEPモニタリング下にまず頚部ICAを確保した．その後STAを前側頭動脈に吻合し，それから動脈瘤の操作を行った．動脈瘤は右視神経を圧排挙上していた．頚部ICAの遮断後には1〜10分でMEPが消失したため，遮断しない状態で動脈瘤と視神経の剥離を行ったところ，VEPの振幅低下を認めた．その後の剥離操作は間欠的なICA遮断下に行い，手術終了

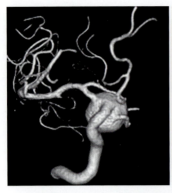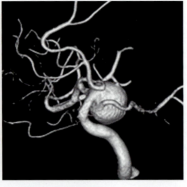

図10 | 症例3，術前3D-DSA

最大径15mm.

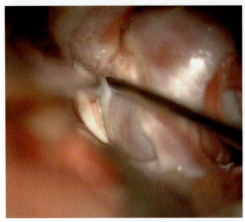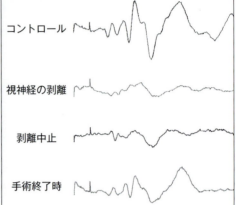

図11 | 症例3，術中所見とVEPの変化

時にはほぼ回復していた．動脈瘤のクリッピング後にMEPが低下しないことを確認し，蛍光血管造影にて前脈絡叢動脈（anterior choroidal artery：AChA）の温存とネックの一部残存を確認した．

術後，神経脱落症状なく退院した．

考 察

ICA動脈瘤の手術においてVEPを悪化させた操作は，SHAやAChAのの血流不全と，大型ICA動脈瘤と視神経の剥離操作であった．特に，血流を遮断せずに視神経と剥離した際にVEPが低下した．また，従来から骨削除時の熱の問題や機械的損傷が問題になっているが，これまで10例以上の症例で前床突起の削除や視神経管の開放を施行しており，その際にVEPが悪化した症例は経験していない．VEPモニタリング下に削除や剥離を施行することにより，安全性を確保することができると考えている．

これまで，術中VEPの振幅が低下したものの手術操作の中止・変更により振幅が回復したものが4眼あり，術後の視機能は改善が2眼で不変が4眼であった．これら4眼では，VEPをモニタリングしていなければ術後に視機能障害をきたしていた可能性があり，モニタリングが有用であった症例と思われた．振幅低下をきたした理由は，視神経の剥離操作や牽引などの物理的な障害が2眼，SHAの血流不全と思われたのが2眼であった．これらの4眼ではVEP振幅低

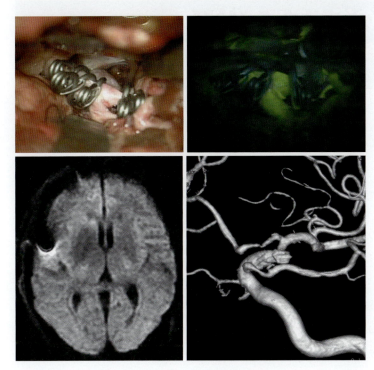

図 12 | 症例 3，術中所見と術後のMRIおよびDSA

下をきたしたことを術者に伝え，手術操作を中止または変更することにより振幅が改善していた．特にIC-SHA動脈瘤の症例では，Gotoらの報告[1]と同様にSHAの血流不全をVEPにて捉えた症例と考えられ，VEPをモニタリングしていなければ最悪失明の可能性もあったものと考えている．このように，術中VEPの変化により手術操作にfeedbackできることがモニタリングとして有用な点と考えられる．しかしながら，高度の視機能障害を有する症例ではモニタリングできない，軽微な視力視野障害は捉えられない，など解決すべき課題も残っている．

おわりに

ICA動脈瘤クリッピング術におけるVEPの有用性について，症例を提示して報告した．実際にVEPの振幅低下をきたした場合には，それが回復するのか否かを判断することはできない．したがって，振幅が低下し始めた段階で速やかにその原因検索を行い，解除するように努めることが肝要と考えている．

引用・参考文献

1) Goto T, Tanaka Y, Kodama K, et al: Loss of visual evoked potential following temporary occlusion of the superior hypophyseal artery during aneurysm clip placement surgery. J Neurosurg 107: 865-7, 2007
2) 佐々木達也，西嶌美知春，板倉 毅，他：視機能の術中評価．臨床脳波 51：737-46，2009
3) Sasaki T, Itakura T, Suzuki K, et al: Intraoperative monitoring of visual evoked potential: introduction of a clinically useful method. J Neurosurg 112: 273-84, 2010
4) 佐々木達也，鈴木恭一：はじめてのVEPモニタリング．脳外速報 20：1036-43，2010
5) 佐々木達也，西嶌美知春：術中VEPモニタリングによる視機能の温存：VEPに変化をきたした手術手技の検討から．No Shinkei Geka 41：961-76，2013
6) Wright JE, Arden G, Jenes BR, et al: Continuous monitoring of the visually evoked response during intraorbital surgery. Trans Ophthalmol Soc UK 93: 311-4, 1973

4 内頚動脈瘤の術中モニタリング
B 術中蛍光脳血管撮影

福島赤十字病院脳神経外科　鈴木恭一
福島赤十字病院脳神経外科　市川　剛
福島赤十字病院脳神経外科　渡部洋一

はじめに

　術中に手術用顕微鏡下に血管の外観を観察しても，血流の状況を評価することは困難である．内頚動脈（internal carotid artery：ICA）など径の大きな動脈であれば，視覚的確認や Doppler 血流計を用いることである程度の評価が可能であるが，穿通動脈など径の細い動脈の血流を評価するためには種々の工夫が必要となる．

　ICA 動脈瘤手術においては，前脈絡叢動脈（anterior choroidal artery：AChA）や後交通動脈（posterior communicating artery：Pcom），ICA から直接分岐する穿通動脈の血流を温存し得ているかの確認が重要であり，この血流評価の一法として術中脳血管撮影が有用である．術中脳血管撮影には，X 線を用いたものと蛍光色素を用いたものとがあり，それぞれに有用性と問題点とがある．前者は，術野外の（手術顕微鏡では見ることができない）血管も評価し得る点で有用であるが，カテーテル留置に伴う合併症のリスクや準備に要する労力の問題がある．また，クリッピング後に AChA など径の細い動脈が描出されているかの判断が困難な場合も少なくない．後者は，顕微鏡で観察し得る血管のみの血流評価に限られるが，穿通動脈など径の細い血管でも血流を確認することが可能である．施行するための準備も簡便であり，手技に伴う合併症が少ないことも利点として挙げられる．X 線を用いた脳血管撮影に関してはこれまで数多くの報告がなされているので参照していただきたい．本項では，最近普及してきた蛍光脳血管撮影（fluorescence cerebral angiography：FCAG）に関して，原理や方法を概説し，ICA 動脈瘤手術における術中 FCAG の有用性と問題点を報告する．

FCAG の原理

　蛍光色素とは，特定の波長の光（励起光）が照射されると異なる波長の光（蛍光）を発する物質である．対象の血管に励起光を当てた状態で蛍光色素を血管内に投与すると，血流がある血管内には蛍光物質が流入して蛍光を発する．蛍光のみを通過させるフィルターを手術顕微鏡の観察光軸上に設置すると，蛍光の流れが明瞭に観察可能となる．この蛍光物質の流れを手術顕微鏡で直接観察するとともに，各種の記憶媒体に記録することにより血流を評価する手法が FCAG である．

　現在は，フルオレセインナトリウム（フルオレセイン）を標識色素としたフルオレセイン-FCAG[1,2,4]とインドシアニングリーン（ICG）を標識色素とした ICG-FCAG[3,6]とが臨床使用されている．フルオレセインと ICG の励起光/蛍光の波長は，それぞれ 450〜510 nm/490〜570 nm と 700〜850 nm/780〜950 nm である（図1）．

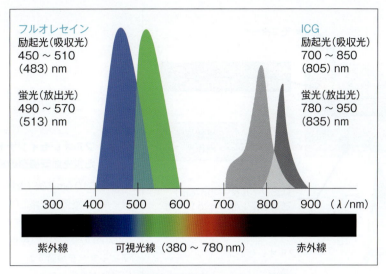

図1｜励起光と蛍光のスペクトル曲線

フルオレセインとICGの励起光/蛍光の波長は，それぞれ450〜510 nm/490〜570 nmと700〜850 nm/780〜950 nm．可視光線の波長（380〜780 nm）外の光を観察するICG-FCAGにおいては赤外線カメラなどの器材が必要となる．

可視光線の波長が380〜780 nmであり，780〜950 nmの蛍光を発するICG-FCAGにおいては赤外線カメラなどの器材が必要となる．

FCAGの手技

現在市販されている主たるメーカーの手術用顕微鏡には蛍光血管撮影機能がオプションとして内蔵されている．カールツァイスメディテック社製のOPMI® PenteroではICG-FCAGとフルオレセイン―FCAGともに施行可能である．ライカ社とオリンパス社の手術顕微鏡ではICG-FCAGのみが可能である．両社の顕微鏡は，ともに450〜510 nmの光（青色光）を通過させるフィルターを照射光路上に設置して術野に励起光を照射し，青色光を遮断して490〜570 nmの波長の光（緑色光）を通過させるフィルターを観察光路上に設置すれば，フルオレセイン―FCAGも可能となる（図2）．

FCAGには蛍光色素を動脈内に投与する動注FCAGと，静脈内に投与する静注FCAGとがある．点滴ルートから蛍光色素を投与する静注FCAGは，簡便に血流の有無を確認し得ることが利点である．1回の検査で投与する蛍光色素量が多いため5〜6分後も血管内に色素が残存し繰り返しの検査に制約が生じることが難点である．静注FAGにおける蛍光色素の投与量は，フルオレサイト®静注500 mgは1回量250〜500 mg，ジアグノグリーン® 25 mg注は8.3〜12.5 mgで，蛍光色素をbolus injectionした後に10 mLの生理食塩水で後押しする．

動注FCAGは，カテーテルを頸動脈あるいは大血管内に留置して蛍光色素を投与する方法[2]と，浅側頭動脈（superficial temporal artery：STA）に挿入したカテーテルから蛍光色素を注入する方法[1]が用いられている．前者は極めて少量の蛍光色素により明瞭な蛍光画像が得られるが，カテーテル留置による合併症発生のリスクが問

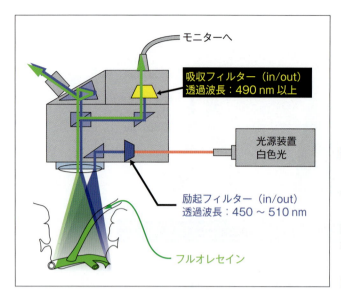

図2 | フルオレセインナトリウムを用いた蛍光血管撮影の略図

450〜510 nm の光（青色光）を通過させるフィルターを照射光路上に設置して術野に励起光を照射し，青色光を遮断して 490〜570 nm の波長の光（緑色光）を通過させるフィルターを設置すればフルオレセイン—FCAG が可能となる．

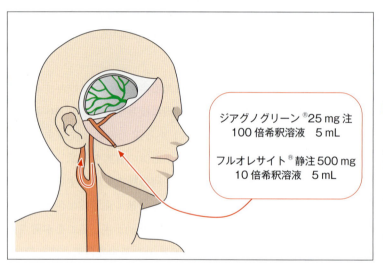

図3 | STA経由での動注蛍光脳血管撮影の略図

皮弁の切開縁で確保した STA の断端から 3 Fr のカテーテルを 5〜10 cm 挿入する．STA に注入される蛍光色素は，ECA と ICA との anastomosis を介した経路や，ECA 内を逆流し頸動脈分岐部を介する経路で ICA に流入する．

題である．後者は，頭皮の切開縁で確保した STA の断端から 3 Fr の peripherally inserted central catheter(PICC, Argyle™〔コヴィディエン〕) を 5〜10 cm 挿入し，内腔をヘパリン加生理食塩水で満たしておく．5〜10 cm 挿入したカテーテル先端は，浅側頭動脈の頬骨弓付近に位置している．ジアグノグリーン®は 100 倍に希釈し 5 mL を，フルオレサイト®は 10 倍に希釈し 5 mL を，PICC を介して外頸動脈 (external carotid artery：ECA) 内に bolus injection する．蛍光色素は，ECA と ICA との anastomosis を介した経路や，ECA 内を逆流し頸動脈分岐部を介する経路で ICA に流入すると考えられ（図3），投与後数秒で頭蓋内の動脈，毛細血管，静脈を順次観察し得る．静注 FCAG に比較して蛍光色素の 1 回投与量が少ないため血管内からの洗い出しが早く，静脈からの蛍光も 1 分程度で消失する．したがって FCAG を繰り返し施行する症例には有用である．

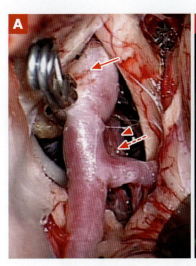 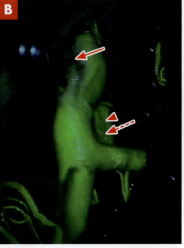

図4｜左IC-PC動脈瘤症例
白色光が照射された通常の顕微鏡画面（A）とICG-FCAG（B）. ICAからの蛍光が観察されるものの，石灰化などにより壁の肥厚した部分（→）の蛍光は減弱し不明瞭である．AChA（--→）やPcom（▸）など壁の薄い血管は明瞭に描出される．

蛍光色素の使い分け

　フルオレセインとICGは，ともに化学的に安定で毒性が低く，正常な血液脳関門を透過しないので脳血管撮影には理想的な色素であるが，それぞれにいくつかの特徴がある．

　励起光および蛍光の光量は，石灰化や動脈硬化で肥厚した血管壁を通過する際に減弱する．フルオレセインの励起光と蛍光はICGのそれよりも波長が短いために減弱する割合が大きく，壁の厚い動脈内の血流を観察し得ない可能性がある．一方でフルオレセインはICGよりも約20倍強い蛍光を発するため壁の薄い血管の描出に優れている．したがって血管壁の厚いICAは，フルオレセイン―FCAGよりもICG-FCAGのほうが血管内の血流を明瞭に描出する．一方，AChAなど壁の薄い血管はフルオレセイン―FCAGのほうが明瞭に描出し得る（図4）．

症　例

- 70歳，女性
- 右内頚動脈―後交通動脈分岐部動脈瘤（internal carotid-posterior communicating〔IC-PC〕aneurysm）破裂によるくも膜下出血（図5）．発症当日に右前頭側頭開頭で手術を施行した．

症　例

　術中に動脈瘤破裂をきたしたためAChAを含む形で動脈瘤をtrappingし，動脈瘤をクリッピングした．この間にMEPが消失した（図6）．遮断クリップをすべて抜去したがMEPの回復がみられないため，何らかの異常が生じていると考えたが，通常の白色光を照射した顕微鏡下の観察では問題点を確認し得なかった．蛍光脳血管撮影を施行したところ，AChAからの蛍光が著明に低下しており，高度の血流低下をきたしていることが予想された．trapping操作により

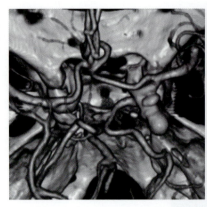
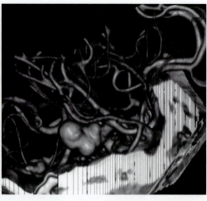

図5｜術前 3D-CTA
右 IC-PC 動脈瘤を認めた．

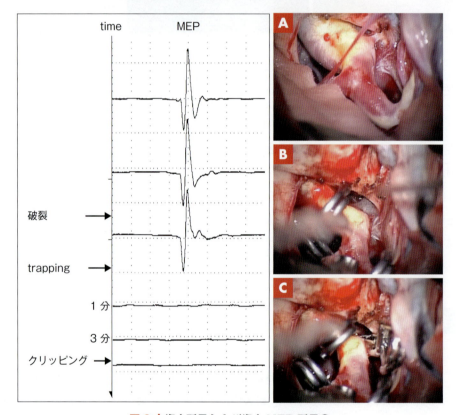

図6｜術中所見および術中 MEP 所見①
右前頭側頭開頭で手術を施行（**A**）．術中に動脈瘤破裂をきたしたため AChA を含む形で動脈瘤を trapping し（**B**），動脈瘤をクリッピングした（**C**）．この間に MEP が消失した．

AChA が虚脱したことが原因と考え，パパベリン塩酸塩を染み込ませた綿片で AChA を覆い経過をみたところ，MEP が回復し，蛍光撮影で良好な血流再開が確認できた（図7）．術翌日の CT で明らかな異常を認めず（図8），運動麻痺もみられなかった．

おわりに

ICA 動脈瘤手術における術後合併症の一つと

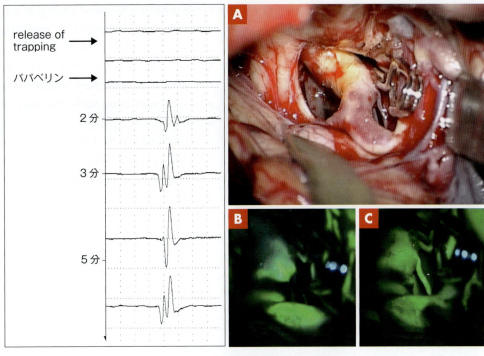

図7｜術中所見および術中MEP所見②

遮断クリップをすべて抜去したがMEPは消失したままであった．通常の顕微鏡下の観察では異常を認めなかった（A）．蛍光脳血管撮影を施行したところ，AChAの血流が著明に低下していた（B）．trapping操作によりAChAが虚脱したことが原因と考え，パパベリン塩酸塩を塗布した綿片でAChAを覆い経過をみたところ，MEPが回復し，蛍光撮影でAChAの良好な血流再開が確認できた（C）．

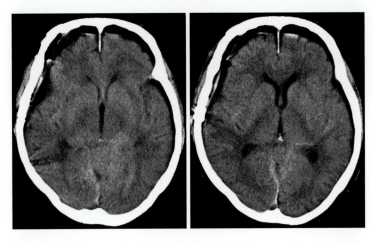

図8｜術後CT

明らかな異常を認めていない．

して，AChAの血流不全による運動麻痺がある．術中MEPモニタリングにより，この予期せぬ術後合併症の頻度は著明に低下したが[5]，さらにFCAGによりAChAの血流を直接観察することが可能となったことで，手術成績の向上が得られている．FCAGは定量的な血流評価法ではないが，ICA動脈瘤手術における有用な手術支援の一つであると思われる．

追 記

　2003年のRaabeらによる報告[6]が蛍光血管撮影の臨床応用への幕開けと思われている方も少なくないが，それに先立つ2001年に，Kuroiwaらは手術顕微鏡下のICG蛍光脳血管撮影の有用性を報告している[3]．この日本で臨床使用が始まり発展してきた蛍光脳血管撮影が，今後さらに進歩を遂げ手術成績の向上に寄与することを願うばかりである．

引用・参考文献

1) Ichikawa T, Suzuki K, Watanabe Y: Intra-arterial fluorescence angiography with injection of fluorescein sodium from the superficial temporal artery during aneurysm surgery: Technical notes. Neurol Med Chir(Tokyo) 54: 490-6, 2004
2) Kuroda K, Kinouchi H, Kanemaru K, et al: Intra-arterial injection fluorescein videoangiography in aneurysm surgery. Neurosurgery 72: 141-50, 2013
3) Kuroiwa T, Kajimoto Y, Ohta T: Development and clinical application of near-infrared surgical microscope: preliminary report. Minim Invasive Neurosurg 44: 240-2, 2001
4) Suzuki K, Kodama N, Sasaki T, et al: Confirmation of blood flow in perforating arteries using fluorescein cerebral angiography during aneurysm surgery. J Neurosurg 107: 68-73, 2007
5) Suzuki K, Kodama N, Sasaki T, et al: Intraoperative monitoring of blood flow insufficiency in the anterior choroidal artery during aneurysm surgery. J Neurosurg 98: 507-14, 2003
6) Raabe A, Nakaji P, Beck J, et al: Prospective evaluation of surgical microscope-integrated intraoperative near-infrared indocyanine green videoangiography during aneurysm surgery. J Neurosurg 103: 982-9, 2005

3章

内頚動脈瘤のIVR

1 術前検査と術前シミュレーションのポイント

東京慈恵会医科大学脳神経外科　**石橋敏寛**

はじめに

内頚動脈（internal carotid artery：ICA）近位部（cavernous-paraclinoid portion）の動脈瘤のコイル塞栓術は，手術をする機会も多く，脳血管内手術を始めて間もなく経験する機会が多い動脈瘤の部位である．ICA分岐部から近位にあるため，一見アプローチも容易に思えるが，実際に塞栓術を施行すると，カテーテルが思ったように誘導できず苦慮することが多い動脈瘤でもある．本項では，実際の塞栓術の際に必要な情報を，手術前に的確に取得できることを目的とし，動脈瘤塞栓術に際して準備すべき術前検査のポイントを概説する．

術前検査のポイント

脳動脈瘤塞栓術全般的な事項として以下の2点は必須である．

①access routeの動脈硬化の状況の確認：大腿動脈，大動脈の動脈硬化の程度．頚動脈の屈曲蛇行．

②best working angleの確認：動脈瘤ネックと瘤を分離し得る角度の描出．C-armの角度をどれだけ振る必要があるか？

このほかに，ICA近位部に特有の術前検査におけるポイントは以下である．

③ICAサイフォン部の角度と動脈瘤ネック近位部までの距離

④動脈瘤の突出方向との関係

1　ICAサイフォン部の角度と動脈瘤ネック近位部までの距離

術前の脳血管撮影所見で，最も読み取っておく必要があるポイントである．サイフォンが開いている場合は，カテーテルの誘導がしやすいと判断されるが，サイフォンの角度が急峻であ

> **ココがポイント！**
> ICA近位部に特有の術前検査におけるポイントは，ICAサイフォン部の角度と動脈瘤ネック近位部までの距離と，動脈瘤の突出方向との関係である．

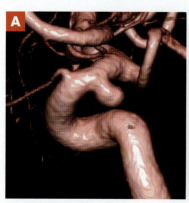 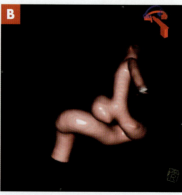

図1 サイフォンが開いている例 A，サイフォンが閉じている例 B

るほど，カテーテルの誘導に際に困難さを増すことになる．具体的な数値化は難しいが，このような観点から血管撮影所見を読みとり，カテーテルの選択や，カテーテルを押し進める際の強さの参考にするとよい（図1）．

2 動脈瘤の突出の方向（図2）

サイフォンを越えた後に，動脈瘤がどの方向に突出しているかで難易度が変わる．

カテーテルの誘導，コイル塞栓術の施行しやすさを想定すると以下のような順番に分類される．

① 「内側下向き」
② 「外側向き」
③ 「内側上向き」
④ 「上方向き」
⑤ 「外側上向き」

> **ココがポイント！**
> 最もカテーテルの誘導が困難になる動脈瘤の方向は<u>外側上向き</u>である．

このなかで最もカテーテルの誘導が困難になるタイプは外側上向きの動脈瘤である．ICA近位部，傍鞍上部の動脈瘤塞栓術のポイントは「動脈瘤の突出の方向」であり，これを術前に見極めると戦略が立てやすい．これらをポイントとして術前シミュレーションを概説する．

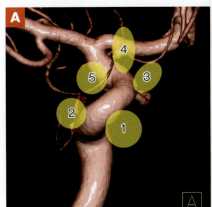
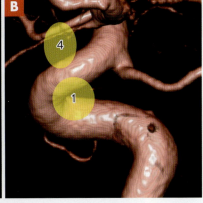

図2｜動脈瘤の突出の方向別に見た塞栓術の難易度

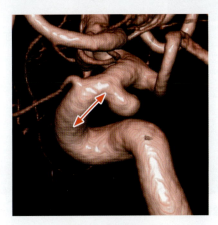

図3｜内側下向き

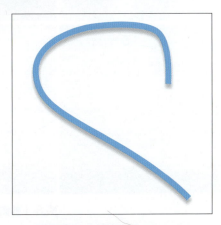

図4｜内側下向きの場合のカテーテルシェイプ

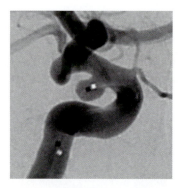

図5 ｜ 内側下向き①：塞栓前

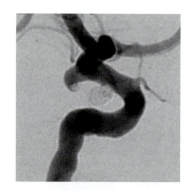

図6 ｜ 内側下向き①：塞栓後

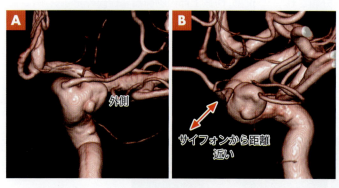

図7 ｜ 外側向き②：正面像 A，側面像 B

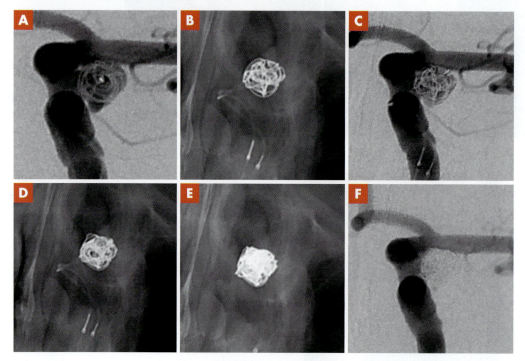

図8 ｜ 外側向き②：塞栓術の一例

ダブルカテーテルテクニックにて塞栓術を施行．

ICA 近位部，傍鞍上部：術前シミュレーションのポイント

1 内側下向き（図3～6）

脳動脈瘤塞栓術の初心者が施行しやすいタイプの動脈瘤である．

基本的にマイクロカテーテルのシェイプはダブルアングルとなる．先端を曲げる長さは，動脈瘤の大きさによるが，イメージとしては，サイフォンの部分で一度曲がり，さらに動脈瘤に入る直前で曲がる形に整えるイメージでシェイプする（図4）．microguidewire のシェイプはゆるい J shape とする．一見カテーテル誘導が容易に思えるタイプであるが，やはり注意点がいくつかある．それはサイフォンから近い分，より強い屈曲が必要であるという点である．また動脈瘤の distal neck に対して強いストレスがかか

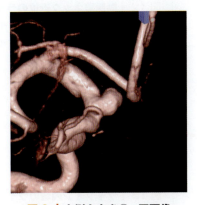

図9 | 内側上向き③：正面像

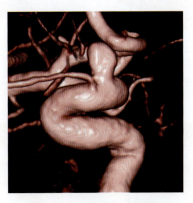

図11 | 上向き④：側面像

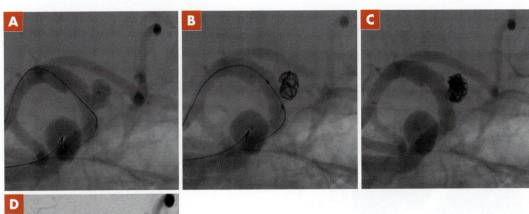

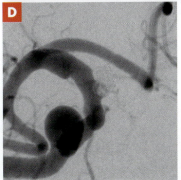

図10 | 内側上向き③：塞栓術の一例

バルーンアシストテクニックを用いて塞栓術を施行．

りながらカテーテルが動脈瘤内に誘導されていくという認識が必要である．カテーテルのシェイプは，ダブルアングルに加え，より強い屈曲をつける必要がある．

2　外側向き

図7, 8参照．

3　内側上向き

図9, 10参照．

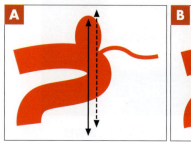
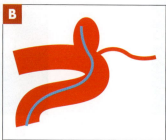

図12 ｜ 動脈瘤ネック近位のラインがサイフォン内弯のラインより，より内側にあるタイプ

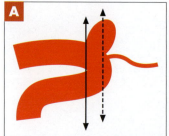
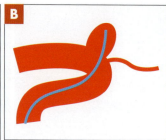

図13 ｜ サイフォン内弯のラインが動脈瘤と一致するタイプ

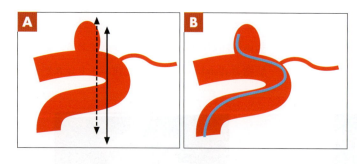

図14 ｜ 動脈瘤ネック近位のラインがサイフォン内弯のラインより，より外側にあるタイプ

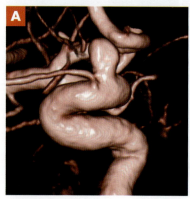
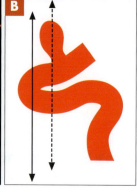

図15 ｜ 上方向き

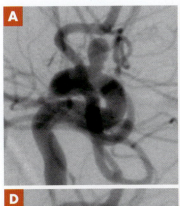
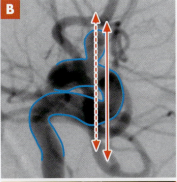
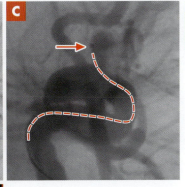
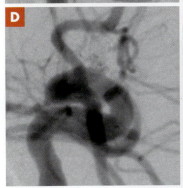
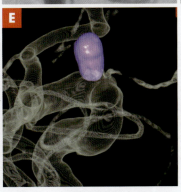

図16｜上方向のICA動脈瘤の塞栓術

動脈瘤ネック近位のラインがサイフォン内弯のラインより，より内側にあるタイプ．マイクロカテーテルは動脈瘤の distal neck より入ることが多い（**c**）．

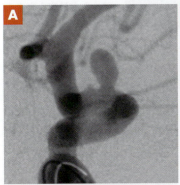
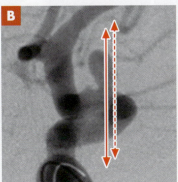
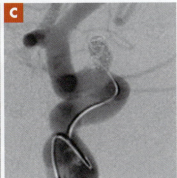
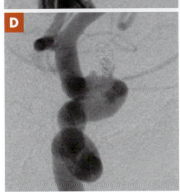

図17｜サイフォン内弯のラインが動脈瘤と一致するタイプの塞栓術

マイクロカテーテルは直線的に誘導されることが多い．

4 上方向き（図11～17）

この上方向きの動脈瘤の場合，サイフォンから動脈瘤ネックの距離による難易度がかわる．その見極めは，サイフォンの内弯と動脈瘤ネックの位置関係である（図12A，13A，14A）．例えばサイフォンから近い場合には，特別なカテーテルシェイプが必要ないことが多く，あえてシェイプをつくらず，直線のままでアプローチする場合もある（図13）．動脈瘤ネック近位のラインが，サイフォン内弯のラインより，より内側にある場合は，カテーテルの誘導が難しいタイプである（図12A）．このタイプは，大きなS字状のシェイピングをつけると誘導しやすい場合が多い（図12B）．

一方，動脈瘤ネック近位のラインが，サイフォン内弯のラインより，より外側（眼動脈〔oph-

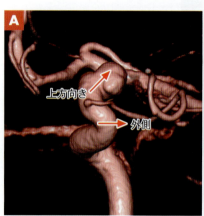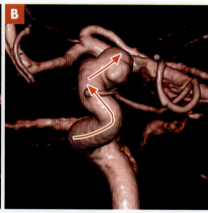

図18 ｜ 外側上向きのICA動脈瘤

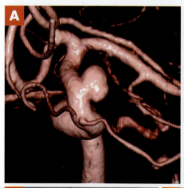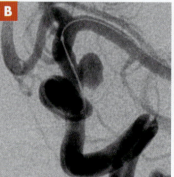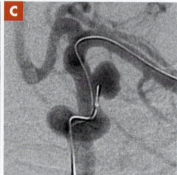

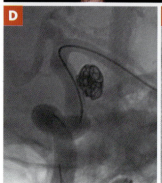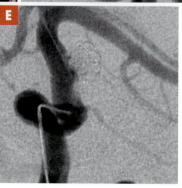

図19 ｜ 外側上向きのICA動脈瘤の塞栓術

ICA動脈瘤のなかで，最も難しいタイプである．

thalmic artery：Oph〕側）にある場合は，カテーテルのシェイプは直線で比較的誘導がしやすいタイプである（図14）．こういった認識のもとに術前の塞栓術のプランニングとマイクロカテーテルのシェイプを検討する．いずれのタイプにおいても，上方向きの動脈瘤の塞栓術は難易度が高い症例であるという認識が必要である．

5 外側上向き（図18，19）

最もカテーテルの誘導が難しい動脈瘤である．

サイフォンの屈曲を越えた後のカーブの軸と動脈瘤の位置が反対方向になるため，動脈瘤内の中心から奥にかけてカテーテルを誘導することが非常に難しい（図18B）．framing coil もネック近傍を誘導した後も，カテーテルが瘤外に出てきてしまう．このコイルを離脱後に再度瘤内にカテーテルを誘導できるかは不確定である．したがってこのようなタイプの動脈瘤塞栓術の際には，バルーン，もしくはステントなどのアシストテクニックは必須である．

2 脳血管内治療の実際

虎の門病院脳神経血管内治療科　**佐藤允之**
虎の門病院脳神経血管内治療科　**松丸祐司**

はじめに

内頸動脈（internal carotid artery：ICA）近位部（海綿静脈洞部〜傍床上突起部）脳動脈瘤は，開頭クリッピング術では，前床突起の切除や硬膜修復，緊急時に備えた頸部頸動脈確保など煩雑な手技を伴うが，コイル塞栓術ではアプローチが容易であるために，近年では脳血管内治療を選択される機会が増加している．

治療適応について

UCAS Japan のデータでは破裂リスクが低い部位であるため，動脈瘤の大きさ，形状，家族歴，経時的変化などをよく考慮して治療適応を決定する必要がある[5]．同部位の動脈瘤は頭蓋底部に位置し，その解剖学的特徴から動脈瘤が硬膜外（海綿静脈洞部）に存在する場合は，破裂してもくも膜下出血にはならないため，無症候の場合には，治療適応をより慎重に行う必要がある．動脈瘤の位置は，血管造影のみでは判別できないため，MRI と合わせて鑑別することが重要であるが，実際は動脈瘤の遠位頸部が硬膜内にあるのか，硬膜外にあるのかは既存の画像診断では判断が難しい場合も多い[2,4]．当院では，総頸動脈（common carotid artery：CCA）か

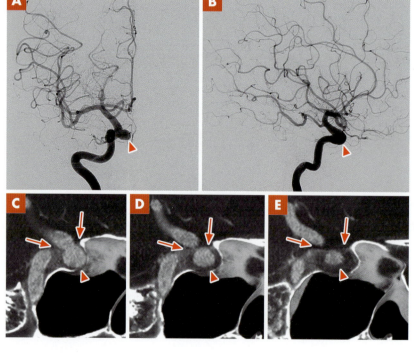

図1｜右 IC paraclinoid 動脈瘤（頭蓋内硬膜外）
A 正面像，B 側面像，C〜E 硬膜外に動脈瘤あり．→：硬膜，▶：動脈瘤．

ら撮影した cone beam-CT（動脈瘤と硬膜，骨との位置関係が明瞭に描出可能）を判断の一助としている（図1, 2）．

内頸動脈－眼動脈分岐部（internal carotid-ophthalmic：IC-Oph）に動脈瘤がある場合は，Oph の分枝である網膜中心動脈の閉塞による視機能障害の危険性を考慮する必要がある．実際には，Oph 閉塞が起こっても無症状のことが多く，その理由は豊富な側副血行によるものである．最近の報告では flow diverter stent 留置による Oph 分枝閉塞は 10～20％で発生するが，ステントを留置した症例うち，1例（2.7％）のみで視機能障害が発生している[1,3]．その他の報告でも，危険性は 2％程度と高率ではないが，コイル塞栓術による Oph 閉塞の可否を検討するのであれば，術前に ICA のバルーン閉塞試験（bal-

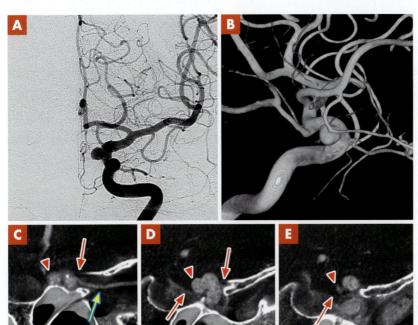

図2 | 左 IC paraclinoid 動脈瘤（頭蓋内硬膜内）

A 正面像，B 3D 回転画像，C〜E 硬膜外に動脈瘤あり，⇒：硬膜，⇨：Oph，▶：動脈瘤．

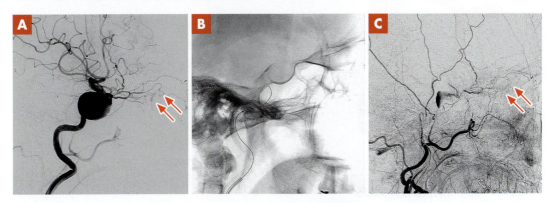

図3 | 右 IC cavernous 動脈瘤

A Oph からの choroidal brush（⇨），B 錐体部で BOT 施行，C ECA からの choroidal brush（⇨）．

loon occlusion test：BOT）を行い，外頸動脈（external carotid artery：ECA）からの choroidal brush を確認する必要がある（図 3A ～ C）[3]．

一方，症候性動脈瘤や大型・巨大動脈瘤は，通常の瘤内塞栓術では治療が完遂できないことが多い．特に，視神経麻痺を呈する症例では，瘤内塞栓術では機能回復は望めないと考えている．現状では，BOT の結果に基づいて，適切なバイパス手術を組み合わせた母血管閉塞が有効である．今後本邦でも flow diverter stent が承認されれば，それにより治療方法や結果が大きく変わることも期待される[1,4]．

術前検討項目

1 計　測

動脈瘤の計測（長径，短径，最大径，動脈瘤ネック）以外に，動脈瘤塞栓支援ステント留置の可能性も考え，ICA の血管径（動脈瘤ネック両端，ステント留置部位の両端の血管径），必要なステント長も合わせて検討する（図 4）．

2 WA（working angle）の決定

安全で有効なにコイル塞栓術を行うには，下記の条件がすべて加味される撮影 WA が，実際の撮影装置で設定できるかをシミュレーションする．1つのアングルでカバーできない場合には，複数の WA でカバーすること考慮する．
①動脈瘤と親血管が分離できる
②動脈瘤と分枝が分離できる
③動脈瘤の脆弱な構造が観察できる（belb, daughter sac）
④すべてのシステム（ガイディングカテーテル〔guiding catheter：GC〕，マイクロカテーテル〔micro catheter：MC〕，マイクロガイドワイヤー〔micro guide wire：MGW〕先端，assist balloon）が視野に入っている

上向きの動脈瘤（IC-Oph, IC anterior wall）の場合は，WA は比較的とりやすい．Oph は分岐直後に屈曲しているので，分枝を分離する角度を設定するときには十分注意する．下向きの動脈内頸動脈―上下垂体動脈分岐部動脈瘤（internal carotid-superior hypophyseal artery：IC-SHA）の場合にはサイフォン部に動脈瘤が抱え込まれる形になるために，ネックの分離が難しいときが多い．この場合は，近位部と遠位部のネックを別々の角度で捉え，術中もアームを動かすようにして親血管への動脈瘤の逸脱を注意し，最終段階の塞栓状態もしっかり観察する．また，ステント留置する場合には，①ICA 終末部の血管（後交通動脈〔posterior communicating artery：Pcom〕，前脈絡叢動脈〔anterior choroidal artery：AChA〕）と ICA が分離できる角度，②ステント近位部のランディングが観察できる角度を検討しておくことも重要である．

3 compression test

balloon assist が長時間に及ぶ場合や術中破裂時の balloon 閉塞を考慮し，対側の ICA 造影での Matas 試験による側副血行路の確認は術前準

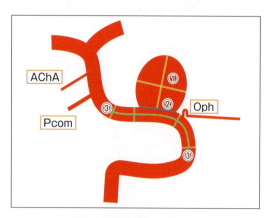

図 4｜計測部位の模式図

①ドーム，aspect，②ネック，③ステント留置予定部位の血管径，ステント長．

備として必須である．同側で行わずに対側造影で行う理由は，術中と同じの状況で撮影することと，病側を撮影した後に対側撮影することで，圧迫する部位の頚動脈狭窄がないかを確認できるためである．また，前交通動脈（anterior communicating artery：Acom）が発達していない場合には，必要に応じて，椎骨動脈撮影での Allcock 試験による Pcom 経由での側血行路の検討も追加して行う．

4 assist balloon

lateral type の動脈瘤が多いことから，基本的には balloon の安定性を重視して，セプター C（テルモ）や HyperGlide™（コヴィディエン）を用いることが多い．サイズは原則 10 mm を用いるが，ネック径に合わせて適宜選択する．

セッティング

1 GC（guiding catheter）の選択

動脈瘤が ICA 近位に位置するのでアクセスは容易なことが多いが，安定した塞栓術を行うために，GC のサポートが強いほうがよい．また，wide neck 動脈瘤であることも多く，術中破裂対策と動脈瘤内に留置する MC の安定性を得るために，基本的には動脈瘤頸部に assist balloon を留置して塞栓をしている．症例により double

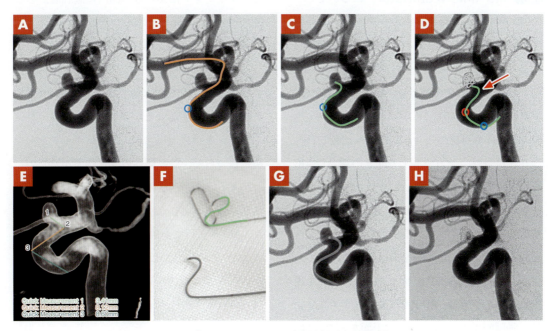

図5 | IC paraclinoid 動脈瘤（上方向き）

A WA．
B balloon 通過位置から支点を推定．
C 理想的カテーテル位置．
D 終盤，支点がずれてくることも考慮する．
E 3D 回転画撮影からの計測．
F Steam Shape に用いるマンドリンと完成した先端部．
G 実際のカテーテルの形状（模式）．
H コイル塞栓術後（最終撮影）　◯：血管壁に接する支点，◯：序盤で接していた支点．

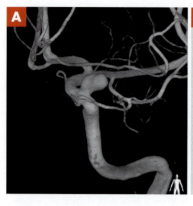 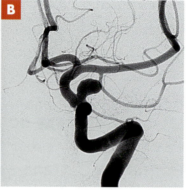

図6｜左 IC paraclinoid 動脈瘤

A 3D 回転画像.
B WA．ICA サイフォンから動脈瘤ネックが近い場合には，straight の MC のほうが有効なことがある．

catheter と balloon assist の併用，ステント挿入，また逸脱したコイルの回収（gooseneck snare の使用）を行う可能性もあり，すべてを考慮すると 7 Fr 相当の GC を留置することが望ましい．

2　MC（micro catheter）について

ICA サイフォン部の強いカーブからすぐの場所に動脈瘤が存在するため，動脈瘤の進展方向により，MC の動脈瘤内への挿入と挿入後の瘤内での安定性に違いがあり，難易度も異なる．下方向きの場合には，MC 挿入は容易であり，術中 MC 操作も可能であり，塞栓術も比較的容易なことが多い．一方で，上方向きの場合は MC 誘導と術中 MC 操作は難しいことが多く，さらに MC が不安定なことがあり，塞栓術も難しい．基本的には，サイフォン部に合わせたカーブの形成と動脈瘤に MC 先端を向けるためにＳ字の shape を作成する．MC がサイフォンのどこを通過するかを予想し，3D-RA 画像からサイフォン部と動脈瘤がよく観察できる平面を選び，MC 先端の角度とその長さを決定する（図 5A ～ H）．内側に動脈瘤が突出している場合には，3 次元的に先端部分を形成する必要があり，動脈瘤の ICA からの左右方向の軸の偏位も加味する．また，サイフォン部から近い場所に動脈瘤がある場合は，MC に強い形状をつけるより，ストレートの MC のほうが安定するときもある（図 6A, B）．シェイピングのつけやすさと保持能力から，われわれは Headway® 17 STR 150 cm（テルモ）を使用することが多い．MC に強いシェイピングをつけた場合は，MC がサイフォンを通過しづらく，動脈瘤への MC 誘導が難しいことがある．上方向きの動脈瘤の場合は MC を遠位部から引き戻しながら誘導するのは困難であり，MGW 先行で動脈瘤に誘導することが多い（WEB）．この場合，MC の追従性と先端部位でのサポート性の両方を兼ね備える ASAHI CHIKAI 14 - 200 cm（朝日インテック）をわれわれは好んで使用している．

症例 1

- 43 歳，女性
- スクリーニングで発見された，右 IC-Oph 動脈瘤（4.5 mm × 3.6 mm，ネック 3.0 mm，最大径 5.6 mm），先端部 bleb あり（図 7A, WEB）

症例1：術前検討

動脈瘤頸部からOphが分岐していた．塞栓術直前にIC-Oph分岐部でBOTを行いchoroidal brushがECAから描出されることを見て，Oph閉塞が可能なことを確認することとした．

症例1：治療の実際

右大腿動脈を穿刺し，Fubuki 5 Fr 90 cm ST Guiding Sheath（朝日インテック）挿入した．穿刺位置確認後に全身ヘパリン化を施行した．

GCを5-4 Fr JB2 125 cm，ラジフォーカス®ガイドワイヤーGT WIRE angle 150 cm（テルモ）を用いて左CCAに留置した．左Oph起始部でのBOTを行うため，セプターC 4 mm × 10 mmを誘導した．balloonをinflationしてCCA造影を行うと，ECAから左Ophの描出を認めず，Ophの温存が必要と判明した．左ICAにGSを進めた．撮影角度は，正面がGCと遠位部中大脳動脈（middle cerebral artery：MCA）確認，側面をWAとした．Headway® 17 STR（先端を大きくS字型にシェイピング）とASAHI CHIKAIを用いてMCを動脈瘤内に誘導した（図7B）．ED coil 10 Extra Soft 3.5 mm × 8 mm（カネカメディックス）をballoon assist下にframeを作成した（図7C，D）．さらに，ED coil 10 Extra Soft 3 mm × 4 cm，ED coil 10 Extra Soft 2.5 mm × 4 cm，ED coil 10 Extra Soft 2 mm × 4 cm，ED coil 10 Extra Soft 1.5 mm × 3 cmを順次挿入し，左Ophは温存された形でblebは描出されず，軽度body fillingで終了した（図7E，F）．

症例1：1年後フォロー

動脈瘤はcomplete obliterationとなり，Ophも温存されていた（図7G，H）

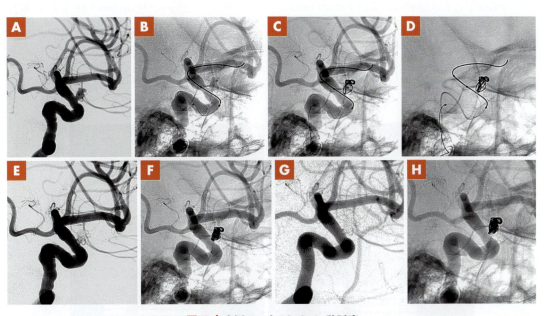

図7｜症例1，左IC-Oph動脈瘤

A WA，B balloon留置とシェイピングしたMCを動脈瘤内に誘導，C 1st coil，D 2nd Coil，E F Final AG（NR），G H 1年後フォロー（CO）．

> **症例 2**
>
> - 62 歳，女性
> - スクリーニングで発見された，右傍前床突起部内頚動脈瘤（IC paraclinoid 動脈瘤）（9.1 mm × 8.7 mm，ネック 7.9 mm，最大径 10 mm），broad neck

症例 2：術前検討

広頚動脈瘤であり，ステントを留置し，jailing technique を用いて塞栓術を行う予定とした．ICA の血管径は遠位部 4.1 mm，近位部 5.0 mm であった（図 8）．動脈瘤は ICA の屈曲部に位置し，骨に囲まれ血管の可動性が少ない場所である．この部位では，ステントと血管壁への密着が良好な open cell type のニューロフォーム EZ 3（ストライカー）を選択した．

症例 2：治療の実際

全身麻酔下に右大腿動脈に 5 Fr Fubuki Guiding sheath を挿入した．穿刺部位を確認した後に全身ヘパリン化を行った．

右 ICA に roadmap 下に，CX カテーテル 5-4 Fr 125 cm JB2/ ラジフォーカス® ガイドワイヤー GT WIER 0.035 inch 150 cm を用いて GC を留置した．撮影角度は AP 管が WA, lateral 管球が GC + tunnel view を確認できるように設定した（図 9A）．まず，Excelsior™ XT-27 Pre-Shape（ストライカー），ASAHI CHIKAI black 18 - 200 cm で右 MCA M1 遠位まで MC を誘導した．その後 Excelsior™ SL-10 Pre 90°，ASAHI CHIKAI 14 を動脈瘤内に深く留置して jailing とした（図 9B）．ニューロフォーム EZ 3 4.5 mm × 30 mm を ICA 遠位部から Pcom にかかる形で，動脈瘤を十分にカバーする距離で留置した．その後 conebeam-CT でステントの血管壁への圧着を確認した（図 9C，WEB）．HydroSoft® 18（テルモ），HydroFrame® 9 mm × 31 cm（テルモ）で framing を作成し（図 9D），HydroSoft® 18，HydroFrame® 7 mm × 23 cm，HydroSoft® 18，HydroFrame®

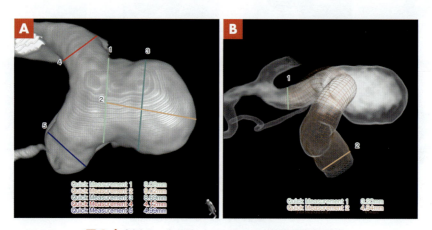

図 8 │ 症例 2，右 IC paraclinoid 動脈瘤術前所見
A 3D 回転画像，各部位の計測，B ステント留置シミュレーション．

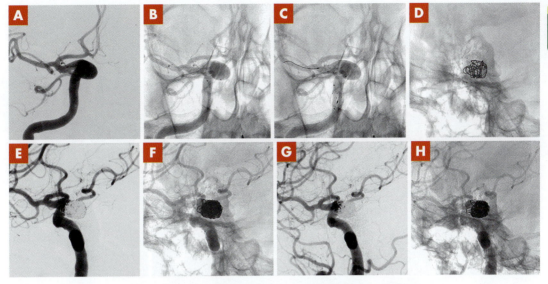

図9｜症例2，右IC paraclinoid 動脈瘤術中・術後所見

A WA，B ステント誘導用 MC の留置と MC を動脈瘤内に誘導（jailing technique），C ステント展開後，D 1st coil，E F final AG（BF），G H 1年後フォロー（CO）.

6 mm × 19 cm を2本，HydroSoft® 10 HELICAL 6 mm × 19 cm，HydroSoft® 10 5 mm × 15cm，HyperSoft® 3 mm × 8 cm（テルモ）を挿入した．カテーテル先が親血管に出てきたので neck remnant で終了とした（図9E，F）.

症例2：術後経過

1年後の血管造影ではわずかに動脈瘤頚部が描出された．ステント内狭窄は認めなかった（図9G，H）.

> ### 症例3
> - 68歳，女性　●半年前からの右眼鼻側の視野障害あり
> - 右 ICA 傍鞍部に大型動脈瘤（13.8 mm × 10.8 mm，ネック 3.0 mm），内頚動脈―海綿静脈洞部（IC cavernous）に小型動脈瘤（4.0 mm × 2.8 mm，ネック 2.4 mm）あり（図10A〜D， WEB ）

症例3：術中検討

右 IC cavernous での20分間の BOT では神経症状の出現はなく，また早期静脈相での左右差もなく，虚血耐性ありと判断し，同部位での母血管閉塞を予定した（図11A〜C）．BOT のときに，右 ECA から Oph を介して逆行性に動脈瘤の描出があった．逆行性の flow が動脈瘤に入る場合には，動脈瘤が根治しない場合があるため，右 ICA の閉塞に先立ち，右 Oph の閉塞も必要と考えた．また，母血管閉塞に伴い，対側の血流負荷増加による左 ICA の増大も危惧される

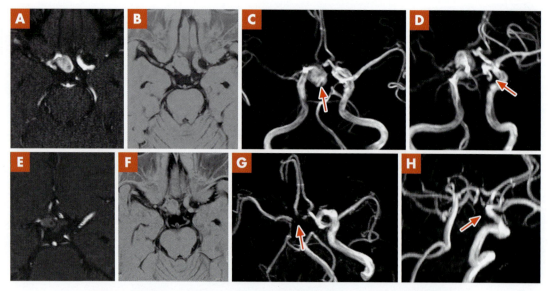

図10｜症例3，右IC cavernous 症候性動脈瘤，左IC-PC 動脈瘤①

A〜**D** 術前画像（**A** MRA-TOF 元画像，**B** CISS 画像，**C D** MRA-TOF），**E**〜**H** 術後画像（**E** MRA-TOF 元画像，**F** CISS 画像，**G H** MRA-TOF）．➡：動脈瘤

ので，同時に IC cavernous のコイル塞栓も行った．

症例3：手術の実際

　全身麻酔下に右大腿動脈に 7 Fr long sheath，左大腿動脈に 4 Fr long sheath を挿入した．穿刺部位確認し後に全身ヘパリン化を行った．

　まず，IC cavernous の動脈瘤の塞栓術を行った．左 ICA に 7 Fr Fubuki 90 cm AN，CX カテーテル 5-4 Fr 125 cm JB2，ラジフォーカス®ガイドワイヤー GT WIER 0.035 inch のシステムで roadmap 下に GC を留置した．撮影角度は，AP 管で WA，MCA の観察（balloon の MGW 誘導），lateral 管球で tunnel views と GC を観察とした（図11D）．IC cavernous の動脈瘤ネックにセプター XC 4 mm × 11 mm を留置した．その後に，Headway® 17 STR を ICA サイフォンに合わせて steam shape して動脈瘤内に誘導した．Orbit™ GALAXY Complex 3 mm × 6 cm（ジョンソン・エンド・ジョンソン）で Pcom にかからないように framing ができた．その後は Deltplush™ 2 mm × 3 cm（ジョンソン・エンド・ジョンソン）を追加し，body filling で終了とした（図11E, F）．

　次に，右 ICA に 7 Fr GC を留置した．撮影角度は AP 管球を WA（Oph を分離，長く），lateral 管球は guiding 観察と Oph 分離とした（図11G, H）．先端のみ 90°に re-shape した Headway® 17 を右 Oph に誘導した．Deltplush™ 1.5 mm × 3 cm を 2 本挿入し，Oph の順行性血流は遮断された．その後，動脈瘤近位までセプター XC を誘導し，balloon と Headway® 17 から母血管閉塞を行った．セプター XC から，MicloPlex® 10 COSMOS 5 mm × 15 cm で framing を行い，MicloPlex® 10 VFC で filling を行い，順行性の血流遮断を確認した．ECA からは網膜中心動脈への血流も認めた（図11I）．

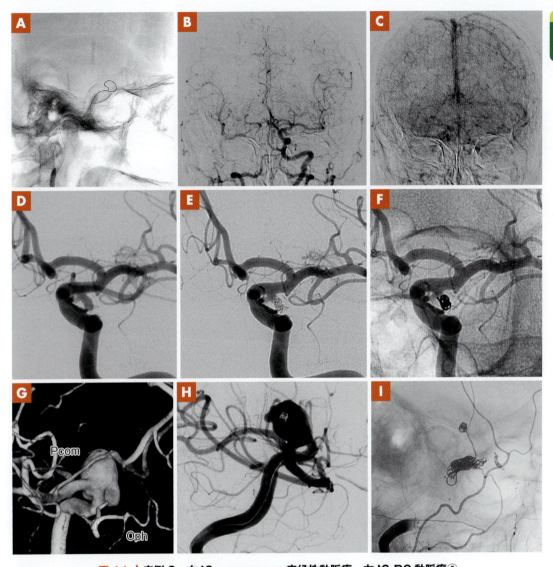

図11 症例3，右IC cavernous 症候性動脈瘤，左IC-PC 動脈瘤②

A 右IC cavernous でのBOT，B 動脈相，C 早期静脈相で左右差なく，虚血耐性ありと判断，D 左IC-PC 動脈瘤 WA，E F Final AG（左ICA撮影），G 右ICAの3D回転撮影，H 右ICA動脈瘤 WA，I final AG（右CCA撮影）．

では動脈瘤は消失した．MRIでも動脈瘤の縮小を確認した（図11E～H）．

術後左ICA撮影では，欠損血管は認めず，cone beam-CTでも明らかな異常所見もなく終了とした．術後は床上安静，輸液管理，高めの血圧維持することとした．

症例3：術後経過

半年後には右視野は改善傾向あり．血管造影

おわりに

脳血管内治療は開頭手術と比較して，より侵襲が少なく，安全に治療ができる動脈瘤部位である．術前準備と，MCの形状作成の工夫によ

り効果的な塞栓術が行える．

引用・参考文献

1) Kocer N, Islak C, Kizilkilic O, et al: Flow Re-direction Endoluminal Device in treatment of cerebral aneurysms: initial experience with short-term follow-up results. J Neurosurg 120: 1158-71, 2014
2) Murayama Y, Sakurama K, Satoh K, et al: Identification of the carotid artery dural ring by using three-dimensional computerized tomography angiography. Technical note. J Neurosurg 95: 533-6, 2001
3) Szikora I, Berentei Z, Kulcsar Z, et al: Treatment of intracranial aneurysms by functional reconstruction of the parent artery: the Budapest experience with the pipeline embolization device. AJNR Am J Neuroradiol 31: 1139-47, 2010
4) Thines L, Lee SK, Dehdashti AR, et al: Direct imaging of the distal dural ring and paraclinoid internal carotid artery aneurysms with high-resolution T2 turbo-spin echo technique at 3-T magnetic resonance imaging. Neurosurgery 64: 1059-64, 2009
5) UCAS Japan Investigators, Morita A, Kirino T, et al: The natural course of unruptured cerebral aneurysms in a Japanese cohort. N Engl J Med 366: 2474-82, 2012

4章

シミュレーションと手術・IVRの実際

1 シミュレーションと手術の実際
A IC cavernous 大型，巨大①

地域医療支援病院旭川赤十字病院脳神経外科　**瀧澤克己**

症例

- 70 歳，女性
- 両側 IC cavernous 大型未破裂動脈瘤（図 1, 2）
- 病歴：60 歳ころに複視を自覚．近医で上記診断されるが，治療を拒否していた．その後，右眼は開眼不能，視力障害進行．当科受診の 2 カ月前より左眼瞼下垂が出現，右顔面の痛みも出現したため，治療を希望し当科受診．
- 現症：右；光覚弁，対光反射なし，眼瞼下垂，眼球正中固定，顔面の感覚障害．左；眼瞼下垂，眼球はわずかに外転．

CTA 術前シミュレーションのポイント

　本部位の動脈瘤の手術適応を考える場合，基本的には破裂しても SAH を生じないこと，動脈瘤が大きくなった場合も他部位の動脈瘤とは異なり基本的に治療リスクが変わらないことなどから，無症候例での適応はよく考える必要がある．逆に外眼筋麻痺などが出現し症候性となった場合には，治療までの期間が長くなると，動脈瘤の治療を行っても症状の改善を得られないため，症候性のものに対しては早期に治療を行う必要がある．

　基本的には動脈瘤が眼動脈（ophthalmic artery：Oph）の分岐より中枢に存在していれば，動脈瘤中枢の内頚動脈（internal carotid artery：ICA）の遮断（通常は頚部 ICA）のみで動脈瘤は消失する．ほとんどの症例で trapping は不要である．この場合，術前にバルーン閉塞試験（bal-

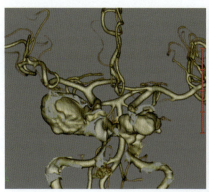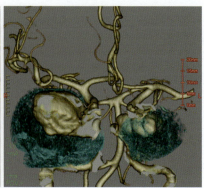

図 1　術前 3D-CTA

両側の IC cavernous 動脈瘤を認める．両側とも血栓化を伴い，右は 40 mm，左は 25 mm の大きさである．

loon occlusion test：BOT）を行ってICA遮断に対するtoleranceを評価し，血行再建併用の必要性を判断する（selective approach）のが一般的である．しかし，BOTでtoleranceありと判断された場合にも遅発性に虚血合併症を生じる可能性があり，血行再建の併用なしにICAを閉塞させた場合にはhemodynamic stressによって新生動脈瘤が生じる可能性もあるため，全例にhigh flow bypassを行う（universal approach）のが望ましいと考えている．high flow bypassを行う場合，グラフトの選択として橈骨動脈（radial artery：RA）と大伏在静脈（saphenous vein：SV）があるが，長期開存率が高く，取り扱いが容易であるRAの使用を基本としている（表1）．

術前のシミュレーションでは，まず動脈瘤の存在部位を確認する．動脈瘤がOph分岐部より中枢にあれば，動脈瘤の大きさ，形状などには関係なく，high flow bypass＋頚部ICA遮断での治療が行える．RAは基本的に動脈瘤が存在する側のRAを使用するが，RAと尺骨動脈との間のcollateralが悪い場合にはRAの採取は危険であるため，Allen試験とともに3D-CTAなどによる画像による確認も行う．本症例では採取可能であるが，採取不可能な場合は反対側のRA，SVの採取を考慮する．RAグラフトは外頚動脈（external carotid artery：ECA）と中大脳動脈（middle cerebral artery：MCA）（M2）に吻合するが，グラフトは長さが短いものの長期開存率がよいことと，RAは採取できる長さに限界があることから，ECAへの吻合はできるだけ高位に行うことが望ましい．あらかじめ頚動脈の分岐の高さ，ECAの分枝形態などを確認しておく．

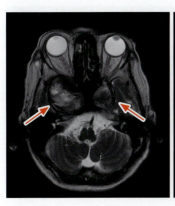
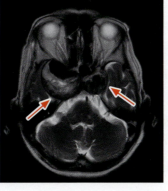

図2｜術前MRI（T2WI）
両側のIC cavernousに，血栓化動脈瘤（→）を認める．

表1｜RAとSVのグラフト選択の利点，欠点

	利　点	欠　点
RA	・SVより長期開存率が高い ・血管構造が動脈 ・血管径はM2に近似 ・取り扱いやすい	・spasmを生じる ・採取する長さに制限がある ・前腕に術創ができる
SV	・RAよりhigh flowが得られる ・RAより長くグラフトが採取できる ・RAより創部が目立たない	・取り扱いにくい ・血管構造が静脈

また，本手術を安全に行うために，浅側頭動脈（superficial temporal artery：STA）を用いてのassist bypass や術中脳表 MCA 圧モニターが有用であるため，STA の走行も確認しておく．

本症例は両側性であり，治療を行う場合には RA グラフトが必須であると考えられる．右側のほうが巨大であるが，病歴を考えると左側の眼症状が改善する可能性が高いため，左側の手術を先行させることとした．

手術の実際と CTA 術前シミュレーションとの相違点

本症例における手術は，内膜剥離術などと同様で，手順は多いものの決められた手順を確実にこなすことで完結できる手術であり，基本的に術前のシミュレーションと異なるということはない．大がかりな手術に思えるが，実際には脳への侵襲は RA-M2 吻合時の一時遮断による虚血のみであり，この吻合を許容時間内に確実に行うことができ，かつグラフトの長期開存が得られれば，手術合併症は少ない．手術の手順が多いため，頭頸部と前腕部を 2 人の術者により同時進行で進めると手術時間が短縮されるが，以下に 1 人の術者で行う場合の流れに沿って実際の手術の注意点を述べる．なお，図 WEB はすべて右側の手術を示した．

基本的に患側の RA を剥離する（図 3）．RA は，遠位側では皮下の浅い層を走行していて同定しやすいため，遠位側から剥離する．バイポーラを使用して剥離するが，よいグラフトを採取するために熱損傷や枝の引き抜き損傷に注意する．ECA-RA-M2 bypass では 18 cm 程度の長さが必要で，吻合時の断端のトリミングなどを考慮すると 20 cm 程度を目安に可能な限り長く採取しておく．近位側は尺骨動脈との分岐部が採取できる限界となるため，遠位側をぎりぎりまで剥離する．剥離した後は遠位側にピオクタニンでマーキングを入れ，採取は吻合操作の直前までは行わない（図 4）．

開頭は通常の前頭側頭開頭を行うが，グラフトの通り道となる中頭蓋窩の骨を十分に削除する必要がある（図 5）．開頭の際には STA の頭頂枝，前頭枝を剥離する．CEA と同様の手技で

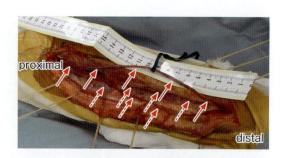

図 4 | RA の剥離

RA グラフトには最低 18 cm は必要である．RA（→）はできるだけ遠位側まで剥離する．2 本の comitant vein（--→）も温存すると，この静脈を用いて RA の再建を行うことができる．

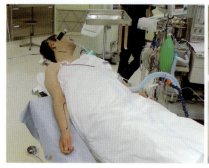
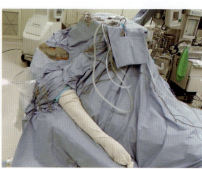

図 3 | 体位とセッティング

draping の容易さから，通常は患側の RA を採取する．

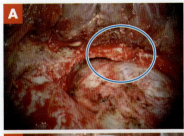
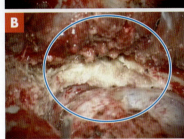
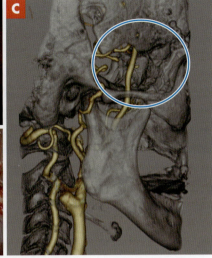

図5｜開頭

開頭は通常の前頭側頭開頭を行うが，グラフトルートとなる中頭蓋窩の骨（○）を十分に削除する．**A**は削除前，**B**は削除後，**C**は術後3D-CTAでのグラフトの走行を示している．

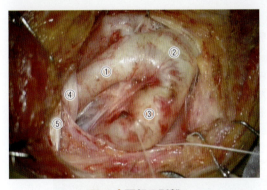

図6｜頸部の剥離

RAはECA（①）に吻合するため，CCA（②）は長く露出する必要はない．ICA（③）には結紮のための1.0絹糸を2本かけておく．顎二腹筋（④）と舌下神経（⑤）の間がグラフトの通るルートとなる．

ECA，ICA，CCAを露出する．CCAを長く露出する必要はないが，ECAはできるだけ高位まで露出して吻合部を選択する（図6）．グラフトのルートはsubmandibular rootを選択するが，グラフトルートはblindとなるため，blind部分でグラフトの捻れやkinkingが起きないようにトラッカーカテーテルを用いてグラフトトンネルを作成する（図7）．

次に，STAの分枝の1本をM3（RAを吻合するM2の末梢部）に吻合する．この吻合の目的は，より長時間の一時遮断を要するRA-M2吻合の際の虚血合併症の予防（assist bypass）と，最終的に完成したRAグラフトのpatencyをリアルタイムで評価するための脳表圧モニタリングを行うためである．次にRAグラフトを作成するが，このタイミングで前腕からRAを採取し，グラフトトンネルに通す．グラフト採取時にspasmを解除するためにpressure distension techniqueを行うことと（図8），トンネル内でグラフトの捻れやkinkingが起きないように最大限注意することが重要である．

最初にRAとM2の吻合を行うが，吻合操作はSTA-MCA bypassと同様の手技で行う．術野はやや深くなるが，RAは血管サイズが大きく，壁もしっかりしているため，吻合操作そのものはそれほど困難なわけではない．次にRAをECAに吻合する．この吻合での一時遮断は脳虚血の影響はないため，確実な吻合を行う．吻合部の広い開口を得るために，RA断端は広く裁断し，ECAの壁は血管パンチでくり抜く．血管径が大きいため，この吻合は連続縫合で十分な開口が得られる．吻合が完成したら，最終的に以下の手順で脳表圧モニター下にグラフトを開通

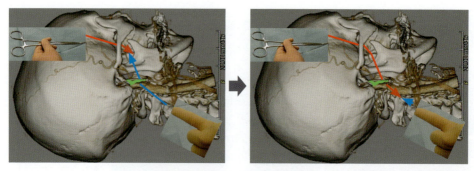

図7｜グラフトトンネルの作成

頸部側より顎二腹筋と舌下神経の間から指を挿入し，鈍的に剝離してspaceを広げる．茎状突起（━）に触れたら，茎状突起の内側を前上方に向かってさらに指を進める．頭部側からは側頭筋と中頭蓋の頭蓋骨の間からKelly鉗子を挿入する．指先でKelly鉗子の先端が確認されたら，指をガイドとしてKelly鉗子を頸部まで進める．（━▶）：指の進入ルート，（━▶）：Kelly鉗子の進入ルート．

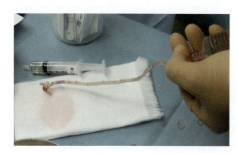

図8｜pressure distension technique

RAは吻合直前に採取．採取後はspasm予防のために，血管内に高圧でヘパリン加アルブミン液を注入し，血管を最大限拡張させる（pressure distention technique）．

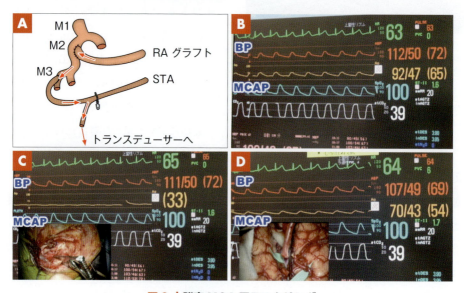

図9｜脳表MCA圧モニタリング

圧モニターの原理を図で示す（A）．STAの1本の枝を圧トランスデューサーに接続し，STA本幹を一時遮断すると，脳表のMCA圧（MCAP）が測定される（B）．通常は体血圧（BP）の9割程度を示す．頸部でICAを一時遮断すると，toleranceがない例ではMCA圧の低下が認められる（C）．ここでRAグラフトを開放すると，グラフトのpatencyが良好であれば，MCA圧の再上昇が認められる（D）．コントロールの圧の6割以上を示せば問題がない．

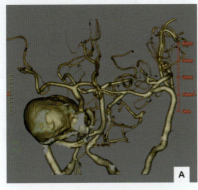

図10｜1回目術後 3D-CTA

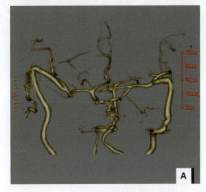

図11｜2回目術後 3D-CTA

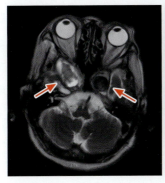
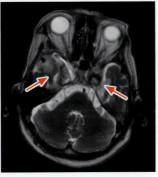

図12｜術後 MRI（T2WI）

動脈瘤（➡）は血栓化し縮小している．

させる（図9）．STA の分枝にカニューレを挿入し，圧トランスデューサーと接続する．STA の本幹を一時遮断すると，MCA の脳表圧がリアルタイムにモニタリングされる．この状態で ICA を頸部で一時遮断すると，tolerance がない症例では脳表圧が5割以下に低下し，脈圧も消失する．ここで RA グラフトを開放する．グラフトの patency が良好であれば，MCA 圧の再上昇が認められる．グラフト開放後に MCA 圧の上昇が悪い場合にはグラフトに問題があることを示しており，グラフトの patency を再確認し，場合によっては再吻合を行う．しばらくモニタリングを続け，MCA 圧が良好であることを確認したら，1.0 絹糸2本で頸動脈を permanent occlusion する．閉創の際も常にグラフトの patency が良好であることを確認しながら行う．

本症例は初回手術から2カ月後に右側の手術

> **ココがポイント！**
>
> IC cavernous 動脈瘤は，動脈瘤が Oph 分岐部より中枢にあれば，<u>high flow bypass + 頸部 ICA 遮断</u>で治療ができる．この手術は手順も多く，一見大がかりであるが，RA を M2 に吻合する際の一時遮断以外には脳への侵襲はほとんどない．各手順を確実に行うことで，<u>安全に治療が可能</u>である．また，他部位の動脈瘤と異なり，動脈瘤が大きくなっても手術手技・手術リスクは変わらないため，<u>無症候例では手術適応の判断が重要</u>である．

を行ったが，3D-CTA では動脈瘤は造影されなくなり（図10, 11），MRI では両側の動脈瘤は縮小が認められた（図12）．左側の動眼神経麻痺は改善，右側顔面の感覚障害も改善した．

1 シミュレーションと手術の実際
A IC cavernous 大型，巨大 ②

岡山大学脳神経外科　菱川朋人
岡山大学脳神経外科　杉生憲志
岡山大学脳神経外科　伊達　勲

治療方針の決定

海綿静脈洞部内頚動脈瘤（cavernous internal carotid artery〔ICA〕aneurysm）の外科治療には種々の手法が存在する．治療はICAを含めた閉塞（母血管閉塞）が基本となるが，proximal occlusion と trapping の 2 種類の閉塞方法が存在する．さらには直達術と脳血管内治療による閉塞の 2 種類が存在する．そしてICA遮断に伴う虚血耐性の程度に応じて，bypassの必要性および種類を決定する手法がある一方で，画一的にhigh flow bypassを選択する手法がある．

岡山大学では，ICAバルーン閉塞試験（balloon occlusion test：BOT）中の神経症状の変化と脳血流SPECT検査の結果で，bypassの要否および種類を決定している[1]（図 1）．さらにBOTで眼動脈（ophthalmic artery：Oph）の側副路を確認し，直達術による trapping を第一選択にしている．

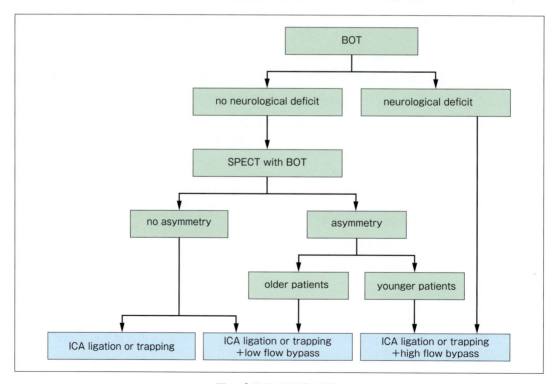

図 1 ｜ 治療アルゴリズム

（文献 1 より転載）

> **症例 1**
> ● 78 歳,女性　● 左海綿静脈洞部 ICA 動脈瘤　● 動眼神経麻痺で発症

症例 1：術前シミュレーションのポイント（図2）

最大径 16 mm の左海綿静脈洞部大型 ICA 動脈瘤である．BOT を施行し，約 30 分間の遮断で神経所見の出現なく，SPECT でも血流低下を認めなかった．年齢を考慮し，局所麻酔下での脳血管内治療による internal trapping を行った．

症例 1：手術の実際（図3）

脳血管内治療の詳細は他項に譲り，本項は手術の概要を述べる．

発症から 2 カ月で治療を行った．右大腿動脈に 7 Fr Shuttle® sheath（クック）を挿入し，左 ICA に留置．バルーンカテーテル（イーグマン

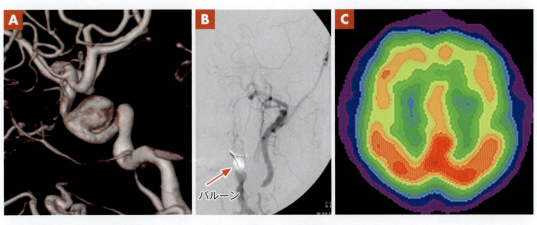

図2｜症例 1，術前検査
A 3D-DSA，B BOT（左 ICA をバルーンで閉塞），C BOT 中の SPECT．

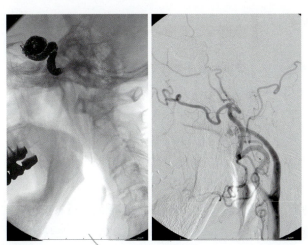

図3｜症例 1，internal trapping

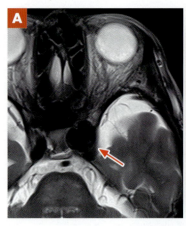
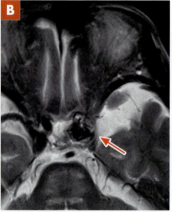

図4 | 症例1，術後MRI
A 術翌日，B 術後3カ月．
→：動脈瘤．

> **ココがポイント！**
> 瘤内塞栓は mass effect にならないように <u>rough に塞栓</u>し，<u>proximal を tight に塞栓</u>するための足場とする．

〔富士システムズ〕）を ICA C5 部に留置し，その中を Excelsior™ SL-10（ストライカー）を挿入し瘤内へ留置．瘤内をマイクロカテーテルより rough に packing し，proximal へ詰め戻る形でマイクロカテーテルとバルーンカテーテルからコイルで近位 ICA を tight に packing した．

症例1：術後経過（図4）

治療後3カ月で動脈瘤は著明に縮小し，6カ月で動眼神経麻痺は完全に回復した．

症例2

● 57歳，女性　● 右海綿静脈洞部 ICA 動脈瘤　● 外転神経麻痺で発症

症例2：術前シミュレーションのポイント（図5）

最大径 21 mm の右海綿静脈洞部大型 ICA 動脈瘤である．BOT を施行し，約30分間の遮断で神経所見の出現は認めなかったものの，SPECTでも右半球に血流低下を認めた．さらに BOT で ICA 遮断に伴う Oph の側副路を確認した．ICA の trapping と low flow bypass（浅側頭動脈〔superficial temporal artery：STA〕— 中大脳動脈〔middle cerebral artery：MCA〕bypass）を選択した．

症例2：実際の手術（図6）

発症から3カ月で治療を行った．頸部を 30°程度回旋し，吻合に備えて左側を背板で固定し手術台を rotate できるようにした．まず，頸部横切開により頸部 ICA を確保した．

次に耳介前方で STA の基部を linear skin incision で顕微鏡下で剥離した後，正中へ至る incision を用いて右前頭側頭開頭を行った．STA parietal branch を皮弁から剥離した．硬膜を開け infra-Sylvian の中側頭動脈を recipient として

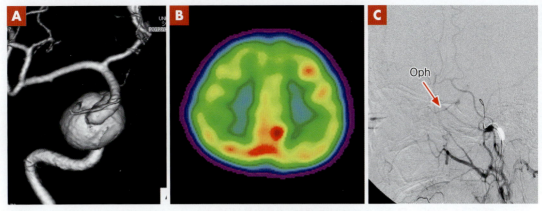

図5 | 症例2，術前検査

A 3D-CTA．B BOT中のSPECT．C BOTでOphの側副路を確認．

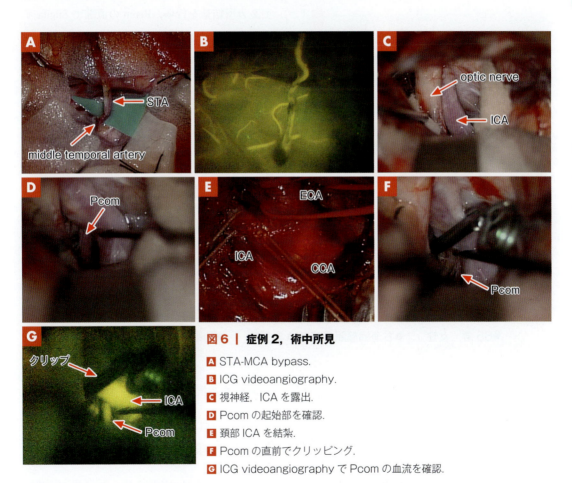

図6 | 症例2，術中所見

A STA-MCA bypass．
B ICG videoangiography．
C 視神経，ICAを露出．
D Pcomの起始部を確認．
E 頸部ICAを結紮．
F Pcomの直前でクリッピング．
G ICG videoangiographyでPcomの血流を確認．

10-0 monofilament nylonで8針のinterrupted sutureによりSTA-MCA anastomosisを行った．次いで，シルビウス静脈のtemporal sideで鋭的にシルビウス裂を開けていき，右視神経，右ICAを確認した．ICAのproximalには硬膜越しに動脈瘤の膨隆を認め，動眼神経を軽度圧排してい

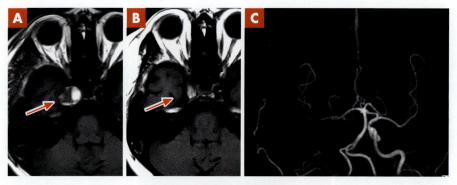

図7｜症例2，術後MRI

🅰 術後6日MRI，🅱 術後6カ月MRI，🅒 術後6カ月MRA．
→：動脈瘤．

> **ココがポイント❗**
> ①瘤内血栓化に伴う塞栓性合併症予防のためには trapping を選択する．trapping を行うためには BOT での Oph の側副路の確認は必須である．
> ②盲端部での血栓形成をなくすために，Pcom の直前でクリップする．

た．後交通動脈（posterior communicating artery：Pcom）を Doppler で確認した．頸部 ICA を 1 silk で 2 カ所結紮を行い，Pcom の直前で Sugita チタンクリップⅡ lateral angle 8 mm（#5）（ミズホ）で ICA をクリッピングした．Pcom からは十分な Doppler sound が感知された．ICG video-angiography で良好な bypass の patency を確認した．

症例2：術後経過（図7）

治療後6カ月で動脈瘤は著明に縮小し，外転神経麻痺は完全に回復した．

症例3

● 65歳，女性　● 右海綿静脈洞部 ICA 動脈瘤　● 動眼神経麻痺で発症

症例3：術前シミュレーションのポイント（図8）

最大径30 mm の右海綿静脈洞部巨大 ICA 動脈瘤である．BOT を施行し，意識障害の出現を認め虚血耐性なしと判断した．ICA 遮断に伴う Oph の側副路を確認した．ICA の trapping と high flow bypass（外頸動脈〔external carotid artery：ECA〕―橈骨動脈〔radial artery：RA〕graft-M2 bypass）を選択した．

症例3：手術の実際（図9）

発症から2カ月で治療を行った．M2 の一時遮断に備えて，あらかじめバルビツレートを投与した．左前腕より RA harvesting を行った．続いて semicoronal incision を用いて右前頭側頭開頭

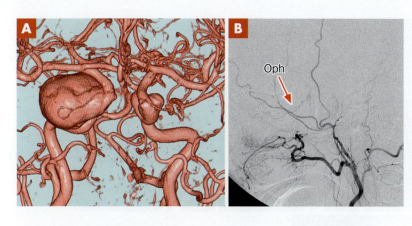

図8 | 症例3，術前検査
A 3D-CTA，B BOT で Oph の側副路を確認．

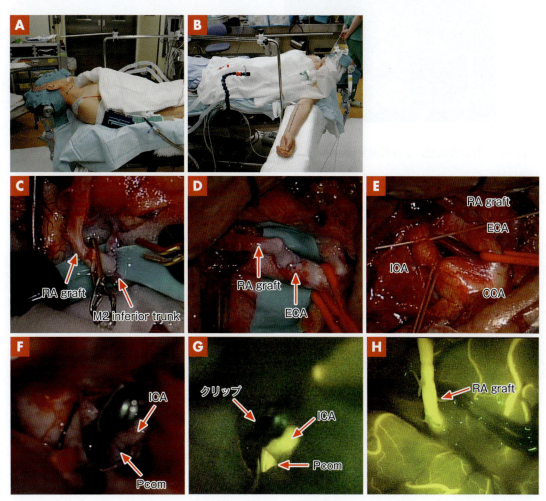

図9 | 症例3，術中所見
A 前頭側頭開頭と頚部切開，B RA harvesting，C RA-M2 bypass，D ECA-RA bypass，E 頚部 ICA を結紮，F Pcom の直前でクリッピング，G ICG videoangiography で Pcom の血流を確認，H ICG videoangiography（RA-M2 bypass）．

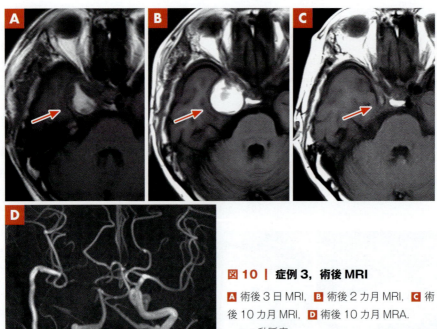

図10｜症例3，術後MRI

A 術後3日MRI，**B** 術後2カ月MRI，**C** 術後10カ月MRI，**D** 術後10カ月MRA．
→：動脈瘤．

を行い，その後横切開による頸動脈剥離を行い，総頸動脈（common carotid artery：CCA），ICA，ECAを確保した．

シルビウス裂を開き，M2 inferior trunkをrecipientとした．20 G trocarで採取したRA graftを皮下トンネルで通した．recipient siteにRAを9-0 nylon 10＋2針で端側吻合を行った．declampして止血を確認後，ヘパリンを追加してACTを200秒以上に保つように麻酔科に依頼した．続いて頸部の吻合に移った．ECAにtemporary clipをかけ，ECAにarteriotomyを行い，血管パンチでこれを広げ切開した．8-0 nylonによるinterrupted sutureで縫合した．最後1糸を結紮する前にgraftを開放し，MCAからの逆流により，airなどを血管外に出した．続いてcarotid cisternに至り左ICA C2部，Pcom起始部を確認，頸部ICAを2カ所で0 silkで閉塞，Pcomの直前でSugitaチタンクリップⅡ straight 10 mm（#2）でICAをクリッピングした．するとDopplerでgraft内の血流速度は倍増した．ICG videoangiographyで

> **ココがポイント！**
> ①バルビツレート投与による十分な脳保護下にバイパスを作成する．
> ②ヘパリン投与を行うため，各ステップにおける確実な止血がトラブル回避に必須である．

Pcomおよびgraftの血流を確認した．

症例3：術後経過

治療後10カ月で動脈瘤は著明に縮小し（図10），動眼神経麻痺は改善を認めた．

引用・参考文献

1) Date I：Symptomatic unruptured cerebral aneurysms: features and surgical outcomes. Neurol Med Chir (Tokyo) 50:788-99, 2010

1 シミュレーションと手術の実際
B IC paraclinoid 上方向き①

群馬大学大学院医学系研究科脳神経外科　**清水立矢**
群馬大学大学院医学系研究科脳神経外科　**好本裕平**

症例

- 49歳, 女性
- 20XX年4月27日より頭痛出現. 4月28日左視力障害が出現. 4月29日当院眼科紹介受診. 診察中に昏睡状態となる. その後意識はJCS 10に改善した. 頭部CTでくも膜下出血を認めた (図1). 左内頚動脈 (internal carotid artery：ICA) C2部に上方に突出する瘤を確認し (図2), これによる視力障害および出血と判断した. day 1で手術. JCS 10, GCS E3V4M6 = 13, WFNS grade Ⅲ. 術前左視力：光覚弁.

CTA 術前シミュレーションのポイント (WEB)

左ICA C2部に上方に突出する長径12 mmの瘤. 比較的small neck にも見えるが不整形であり部分血栓化も疑われる. 血栓がネック付近にかかっている場合は単純なクリッピングが困難となる. その際は, 瘤の切開および血栓除去後のクリッピングや trapping となる可能性がある. 遮断時間が長時間もしくは永続的になり, high flow bypass による assist が必要となる可能性がある. ICA C2部は動脈硬化性の変化が強い部位であり, 壁や瘤の石灰化の有無を確認しておく. 本症例では石灰化を認めない.

またICAの近位確保に前床突起の削除が必須である. 前床突起内部が含気している症例では削除に伴い髄液漏が生じる可能性があり確認が必要である. 頚部での血管確保が必要であるため, ICAの分岐高位やプラークの有無, 走行を確認しておく.

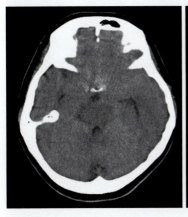
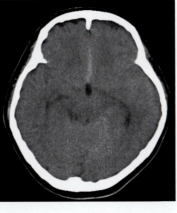

図1 | 入院時CT

chiasmatic cistern などに淡いくも膜下出血を認める.

手術の実際（WEB）

頭部を約45°健側へ回旋し三点固定．部分剃髪．頸部，左手を含めて消毒した．頸部での血管確保および，左前側側頭開頭を施行．中頭蓋窩が見やすいよう側頭部を十分に開頭した．

硬膜外より前床突起削除を行った．meningo-orbital bandを切開し，中頭蓋の硬膜を2枚にpeel offし後方に展開した（図3A）．

前床突起の海綿骨をある程度drillingした後，本症例では，硬膜内構造物のorientationをつけ

> **ココがポイント！**
> ①顕微鏡の光軸を確保し，orientationをよくするために，眼窩上外側壁の骨を滑らかに薄くdrillingしておくとよい．
> ②眼窩外側や上眼窩裂外側の骨を削除しperiorbitaを出しておくと，中頭蓋窩のdura propriaとinner reticular layerの境界がわかりやすい．この境界を誤り，脳側に入りすぎると髄液が流出したり，spheno-parietal sinusからの出血をきたす．またinner reticular layer側に入りすぎると神経損傷の可能性がある．止血の際は凝固止血を極力避け，綿片やfibrin glueを用いるとよい．

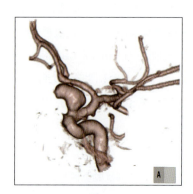

図2｜術前CTA
左ICA C2部に上方に突出する瘤を認める．

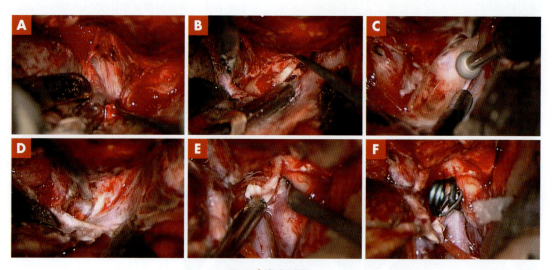

図3｜術中所見
A 中頭蓋窩のdura propriaを後方にpeel offしている．
B 前床突起削除前．periorbitaの一部を露出するとorientationがつきやすい．
C 前床突起および視神経管上壁のdrilling．熱損傷や機械的損傷に細心の注意が必要．
D 前床突起削除後．
E 硬膜切開後．proximal neckの確認．
F クリッピング後．

> **ココがポイント！**
> ①上外側方向へ突出する瘤では，前床突起削除の際に機械的刺激が加わるため注意が必要である．本症例のように，硬膜内から確認の後に操作を行うのも一つの手法である．
> ②障害を受けた視神経は，前床突起削除によって視力視野障害が悪化し得る．特に術後の患側鼻下1/4の視野障害が起こり，日常生活に支障をきたす．drillingの熱損傷を極力避けるため生理食塩水（冷却水）をかけ，愛護的に行う必要がある．

るため，硬膜切開しdistalよりシルビウス裂を開放し，carotid cisternより瘤および圧排されている視神経を確認した．その後，視神経管のunroofing，前床突起の削除，除去を行った（図3B〜D）．

削除した前床突起部に向かって硬膜を切開した．瘤のproximal neckを確保するためにdistal dural ringを露出して，硬膜を外側後方に翻転した．視神経外側の硬膜も切開し視神経の可動性を高めた．眼動脈（ophthalmic artery：Oph）の位置を確認した（図3E）．頚部でICAをブルドッグ鉗子で遮断して瘤の圧を落とすだけで，操作が容易となった．ネック付近の血管壁性状はやわらかく保たれており，血栓も存在しないと考えられたため，そのままクリッピングを行った（図3F）．

ここで，頚部血管の穿刺による術中血管撮影やICG videoangiographyを行い，瘤の血流消失と親動脈の狭窄の確認を行った．前床突起に向かって切開した硬膜を6-0 pronovaで深部より連続縫合し閉鎖した．最深部は硬膜が寄り切らず欠損部ができるため，ボルヒール®＋ゼルフォ

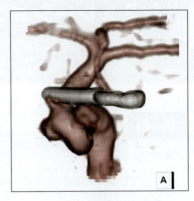

図4｜術後CTA

瘤の消失が確認された．

> **ココがポイント！**
> 大型，巨大瘤の剥離，クリッピングの際はsuction decompression法が有効である．ICAを直接穿刺して行う場合は，頚動脈のプラークに注意を払う必要がある．また，吸引区間に前脈絡叢動脈（anterior choroidal artery：AChA）が含まれる場合は，MEPを行い虚血時間に対する配慮が必要である．通常は1回の遮断を5分程度にとどめることが望ましい．

ーム®でpackingした．その他は型どおり閉頭した．術後CTAでcomplete clippingを確認した（図4）．術後，左眼視力障害はわずかに改善したが指数弁である．その他の神経学的脱落所見は認めなかった．

引用・参考文献

1) Shimizu T, Naito I, Aihara M, et al: Visual outcomes of endovascular and microsurgical treatment for large or giant paraclinoid aneurysms. Acta Neurochir (Wien), 2014,［Epub ahead of print］
2) 好本裕平：内頚動脈瘤の手術．脳外速報 18：1448-58, 2008
3) 好本裕平：脳動脈瘤手術のコツとピットフォール．脳外速報 17：36-40, 2007

1 シミュレーションと手術の実際
B IC paraclinoid 上方向き②

国立循環器病研究センター脳神経外科　**髙橋　淳**

症例
- 42歳，女性
- 左内頚動脈—眼動脈分岐部（internal carotid-ophthalmic：IC-Oph）未破裂動脈瘤
- 症状：左眼上内側 1/4 視野欠損

術前シミュレーションのポイント

本項では，IC paraclinoid 上方向き動脈瘤のうち，前床突起削除を必要とするものについて解説する．

1　動脈瘤の部位，形態，眼動脈との関係

動脈瘤は内頚動脈（internal carotid artery：ICA）C2 部の眼動脈分岐部に発生している（図1）．最大径 8.0 mm，ネック径 6.2 mm である．ICA は外側向きに倒れて走行し，正中に向かう前大脳動脈（anterior cerebral artery：ACA）A1 がドームのすぐ後方を走行する．

2　動脈瘤と前床突起との位置関係

3D-CTA で，動脈瘤は前床突起の内側に離れて存在し，視神経管の真後ろに位置する（図2A）．したがって，動脈瘤は左視神経の下にあり，その下面を上方あるいは上内側に持ち上げている可能性が高いと推測する．operative view では，ICA の近位側は前床突起内側および視神経管上壁に隠れており（図2B），この部位を削除することで ICA 近位側および眼動脈が確保されることが予想できる（図2C）．なお，削除は硬膜外，硬膜内いずれからも可能であるが，筆者は硬膜内からの骨削除法を常用している．

3　動脈瘤と視神経との位置関係

MRI T2 強調 coronal 画像で，CTA での予想どおり，左視神経は瘤によって上方に圧排され，対側と比べて菲薄化している（図3）．また，視神経は動脈瘤と A1 によって挟まれている可能性がある．

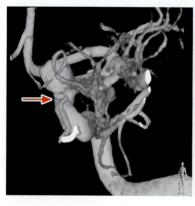 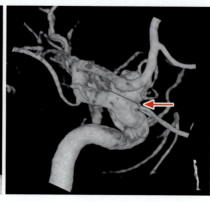

図1　左 ICA 造影（3D-DSA 画像）

→：左眼動脈．

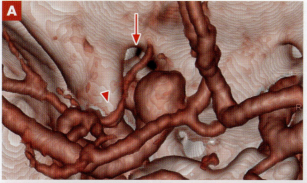
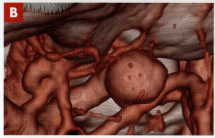
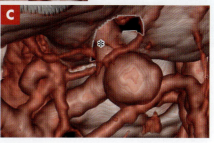

図2 | 3D-CTA

A 上方からの view. ▶：前床突起，→：視神経管．
B operative view ①，前床突起内側部および視神経管上壁により ICA 近位部が隠されている．
C operative view ②，前床突起内側部および視神経管上壁削除のシミュレーション．＊：骨削除により露出される ICA 近位部．

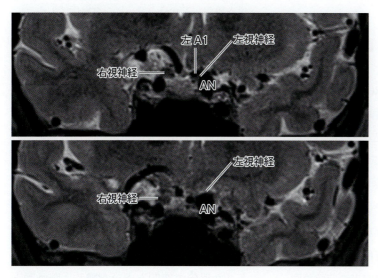

図3 | MRI T2 強調画像冠状断

4 頸部頸動脈分岐部の高位，ICA 遮断時の側副血行の評価

頸部で ICA を確保しておくほうが安全である．頸動脈分岐部は第 5/6 頸椎レベルと低く，頸部の小さな横切開で容易に確保可能である（図 4A）．また対側頸動脈圧迫による撮影で，左 ICA 一時遮断時の側副血行の存在が確認できる（図 4B）．さらに万一のトラブルに備え，bypass

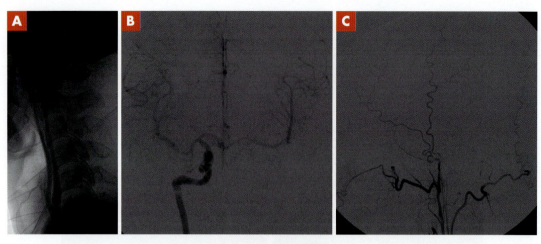

図4｜他のDSA画像
A 左CCA造影．B 右ICA造影（左頚動脈用手圧迫）．C 左ECA造影．

に使用可能な浅側頭動脈（superficial temporal artery：STA）の走行を確認しておく（図4C）．対側からの側副血行路を見る限り，ICA血流を残せない最悪の状況でも，STA―中大脳動脈（middle cerebral artery：MCA）double bypassで逃げきれる可能性が十分にある．

手術の実際と術前シミュレーションとの比較

左眼光刺激によるVEPとERG用電極を装着した．頭部を右に30°回旋，頭蓋底側の操作がしやすいようにややvertex upとし，通常の左前頭側頭開頭を行うとともに頚部でICAを確保した．シルビウス裂を剥離・開放してcarotid cistern, chiasmatic cisternに至ると，術前シミュレーションどおり動脈瘤の本体は左視神経の下に潜り込んでおり，視神経は上方に強く圧排され菲薄化していた．また視神経は前方で前頭蓋底（視神経管上壁）の硬膜，後方ではA1によって上方から可動制限を受けていた（図5A）．

ICA近位部露出および視神経の減圧のために，超音波骨削除装置を用いて前床突起内側お

> **ココがポイント！**
> 動脈瘤による視神経圧迫がある場合，骨削除はICA近位部確保のみならず，<u>視神経減圧・可動性確保の意義も大きい</u>．十分な範囲を削除して視神経を被覆する硬膜を切開し，可動性を確保してからクリッピング操作に入ることが，<u>視機能温存</u>につながる．

よび視神経管上壁を開放した（図5B）．これにより術前シミュレーションどおり，distal dural ringを貫通して出てくるICA近位部，動脈瘤のproximal neck，眼動脈が確認された（図5C）．頚部ICAを一時遮断して瘤圧を落とした状態で左視神経下面外側の状態を慎重に観察すると，ドームは神経と強く癒着しており，この部位の剥離操作は視機能保全の点から断念した（図5D）．

ネック近傍の空間を十分剥離し，眼動脈とICAから視神経，視交叉に向かう分枝2本を確認した（これは術前画像では捉えられず）．分枝を避けるようにblade長10 mmのバヨネット型クリップを視神経下面に平行に挿入し，neck

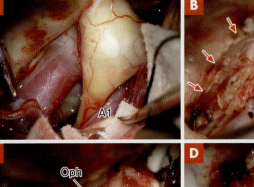
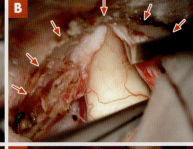
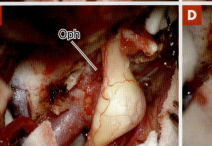
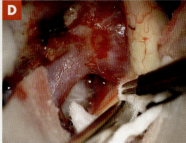

図5｜術中所見①

A 視神経を下方から圧迫する動脈瘤.
B 前床突起内側および視神経管上壁開放. ━▶：骨削除縁.
C 骨削除後，側方からの観察.
D 視神経下面への瘤壁癒着.

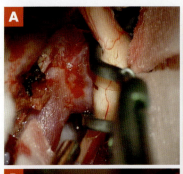
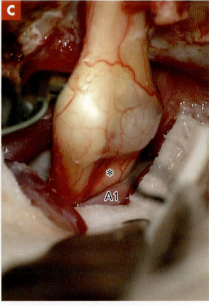
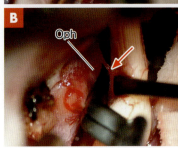

図6｜術中所見②

A クリップ挿入.
B 瘤閉鎖. ━▶：眼動脈（Oph）から視神経下面への小枝.
C 左A1転位による視神経除圧. ＊：視神経上面の圧迫痕.

clippingを行った（図6A, B）. その後A1を左視神経上面から転位させ，この部分での圧迫を解除した（図6C）. 視神経上面には大きな圧痕があり，術前予想どおり視神経が瘤とA1で絞扼されていたことが明らかとなった. 骨削除部をmuscle pieceとfibrin glueでsealし，硬膜内操作を終了した.

術後経過は良好であり，術後5日の時点で左視力（1.2）は術前と不変，左上内側の視野欠損は不変，下内側にわずかに暗点が確認された. 3D-CTAでcomplete clippingを確認し，独歩退院した.

1 シミュレーションと手術の実際
C IC paraclinoid 下内側向き①

信州大学医学部脳神経外科　**堀内哲吉**
信州大学医学部脳神経外科　**本郷一博**

はじめに

IC paraclinoid 動脈瘤で下内側向きの動脈瘤は上下垂体動脈（superior hypophyseal artery：SHA）と関係している症例が多く，内頚動脈―上下垂体動脈分岐部動脈瘤（internal carotid-superior hypophyseal artery〔IC-SHA〕aneurysm）の別名がある．SHA は，一側に 1～5（平均 1.8～2.2）本存在し，太さは 0.1～0.5（平均 0.22～0.25）mm である[1,7]．一般的な SHA 分岐部動脈瘤は眼動脈（ophthalmic artery：Oph）より末梢側に存在するものを示していると思われるが，厳密に言うと carotid cave 動脈瘤も SHA 分岐に関係した動脈瘤である[5,8]．

ここでは，通常の IC-SHA 動脈瘤のクリッピングにおける，同側からの手術（ipsilateral approach）と対側からの手術（contralateral approach）について解説する．われわれは，IC-SHA 破裂動脈瘤では頚部内頚動脈（internal carotid artery：ICA）を露出・確保した後に ipsilateral approach を選択している（proximal control を優先するためであるが，視神経への操作は強くなる症例もある）．未破裂症例では，MRI・CT 所見で contralateral approach も用いている[4]．contralateral approach でも病側の頚部 ICA は露出している．全例で VEP をモニタリングして手術を行っている[2,6]．

症例 1

- 54 歳，女性　●意識障害で救急搬送された
- 画像所見：頭部 CT にて右側に多いくも膜下出血と軽度脳室拡大を認める（図 1）．脳血管撮影と 3D-CTA（図 2）では，IC paraclinoid に内側向きで不整形の約 11 mm の破裂動脈瘤を認める．

症例 1：CTA 術前シミュレーションのポイント

Oph 分岐と後交通動脈（posterior communicating artery：Pcom）分岐の間に動脈瘤は存在し内側向きである．不整形であり大きな bleb を伴っているが，上方への伸展はない（WEB）．よって本症例での術前に予想される注意点としては，

① 3D-CTA では頭蓋内で proximal control が可能なように見えるが，3D-CTA では視神経や硬膜などが写っていないので，実際の手術では思ったほどのスペースがない．よって，proximal control のために頚部での ICA の確保は必要である．

② 動脈瘤は内側向きで，頭部 CT でも前頭葉底

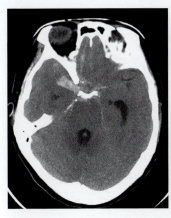
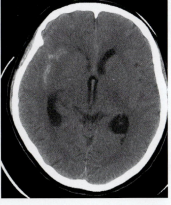

図1｜症例1，来院時の頭部CT

右側優位のくも膜下出血と軽度の脳室拡大を認める．

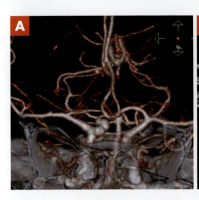
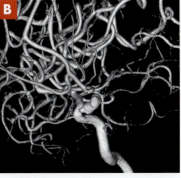

図2｜症例1，術前3D-CTA A と回転DSA B

右IC paraclinoid に内側向きの大きな bleb を伴う動脈瘤を認める．

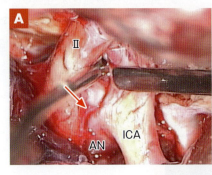
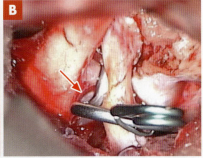

図3｜症例1，術中所見

A 視神経（Ⅱ）を内側に，ICA を外側に展開すると動脈瘤頸部が確認できる．
B SHA（→）は内側のネックより分岐している．SHA を含めてリングクリップを用いてクリッピングを行った．

面に脳内血腫がない．よって動脈瘤は anterior（"dorsal"）paraclinoid 動脈瘤のように前頭葉底面と癒着している可能性は低い[3]．また，視神経の下面に存在していると思われ，前頭葉の retraction は可能と思われる．

③脳が tight で distal sylvian fissure の剥離が困難であれば，脳室ドレナージなどの髄液排出を先行させる．
④硬膜外または硬膜内での前床突起削除が必要である．

⑤ 3D-CTA や血管撮影では SHA が確認できないが，多くの症例で SHA が動脈瘤周囲に存在するので手術中に確認が必要である．また，VEP モニタリングが必要である．

症例 1：手術の実際と CTA 術前シミュレーションとの相違点

day 0 にてクリッピングを行った．頸部で ICA を確保して前頭側頭開頭術を行った．硬膜は緊張が強く，硬膜切開の前に前角穿刺で脳室ドレナージを留置した．

distal sylvian fissure より剥離開始した．distal sylvian fissure の剥離は静脈圧が高いためか脳が硬くて困難であったため，subfrontal approach に変更した．frontal base に動脈瘤はないと予想していたが，最低限の圧排で視神経・ICA を同定した．視神経上方の血腫の中に動脈瘤がないことを Doppler flowmeter で確認後，血腫を除去した．動脈瘤は視神経に隠れて，まったく観察することはできなかった．頭蓋内での proximal control は困難であった．また，視神経の可動性を得るために，頭蓋内より前床突起削除と一部視神経管の開放をボーンキュレットを用いて行った．distal dural ring を一部切離し，視神経を内側に牽引すると動脈瘤頸部が確認できた(図3)．内側の頸部より SHA を認めたが，温存することは困難であったのでリングクリップを用いて動脈瘤とともに閉塞した(図3参照)．VEP の低下は認めなかった．クリップブレードの先端部分からの動脈瘤への血液の流入が危惧されたため近位側にもう1本リングクリップを用いた．術後の血管撮影では完全クリッピング（図4）であり，視症状などの出現もなかった．

> **ココがポイント！**
>
> IC paraclinoid の動脈瘤手術では，骨削除を含めて基本的には look down の手術であるが，chin down での頭部固定では頸部の ICA 確保が難しい．筆者らは，下顎は neutral な位置で頭部固定し，必要に応じてベッドの縦転などで対応している．頸部の分岐部が高い場合などはまず chin up で固定し，確保後に chin down して再固定することもある．頸部での ICA 確保は，後回しにすると「このままできるかも」という思いが強くなる．よって，<u>頭部と頸部の同時進行か頸部の確保を優先すること</u>をお勧めしたい．

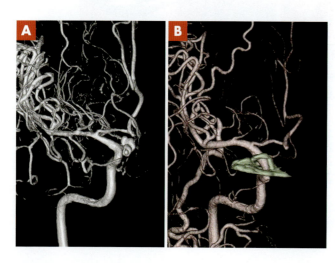

図4｜症例1，術前 A と術後 B 回転 DSA

2本のリングクリップで完全クリッピングを確認した．

自験例の下内側向きの IC paraclinoid 動脈瘤で，動脈瘤頸部または体部より SHA が分岐していたのは 82％であった．また，SHA を温存してのクリッピングは難しいことが多い．よって VEP モニタリング下でのクリッピングはとても有用である．同側からの手術では，リングクリップを用いるのが一般的であるが，リングクリップでは SHA が温存できないことが多い．動脈瘤頸部より分岐する SHA を温存する頸部クリッピング方法としては，retro-carotid（図5, WEB），もしくは optico-carotid space（図6）からの ICA と perpendicular になるクリッピングが考えられる．

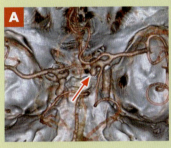
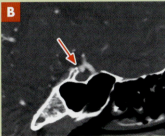

図5｜IC paraclinoid 下内側向き未破裂動脈瘤症例
A 3D-CTA にて 5 mm の paraclinoid 動脈瘤を認める（→）．
B 体部は後床突起に接している（→）．

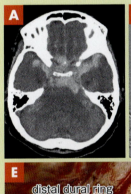
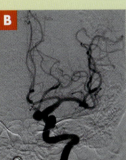
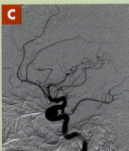
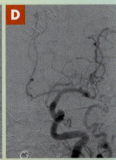
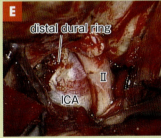
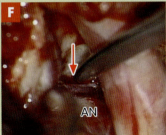
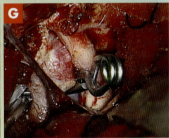

図6｜IC paraclinoid 下内側向き破裂動脈瘤症例
A 来院時 CT にて厚いくも膜下出血を認める．
B C 脳血管撮影にて左 ICA 動脈瘤を認める（B 正面，C 側面）．
D 術後血管撮影（正画像）にて，完全クリッピングを確認した．
E 前床突起を削除し ICA の distal dural ring を切離した後の術中写真．動脈瘤は視神経（Ⅱ）に隠れて見えない．
F 動脈瘤の proximal neck より SHA（→）が分岐しているのが確認できる．
G SHA を温存するように optico-carotid space より曲がりタイプのクリップを用いた．

> **症例 2**
> - 67 歳，女性
> - 頭部の精査で施行された MRI にて左側の ICA 動脈瘤を指摘された．
> - 画像所見：CTA（図 7A，B）にて IC paraclinoid 下内側向きの動脈瘤を認める．MRI（図 7C，D）では，prechiasmatic cistern 内に動脈瘤体部を認める．脳血管撮影では，動脈瘤体部より SHA が分岐しているのが確認できる（図 8）．

症例 2：CTA 術前シミュレーションのポイント

5 mm の小型な IC paraclinoid 動脈瘤で下内側向きである（WEB）．形状が不整形であり，動脈瘤頚部は同側視神経の真下である．未破裂症例で視症状はない．よって本症例での術前に予想される注意点としては，

① ipsilateral approach では視神経への操作が強くなることが予想されるので，contralateral approach を考慮する必要がある．
② 血管撮影にて確認できるような太い SHA があり，閉塞可能かどうか術前に判断できない．

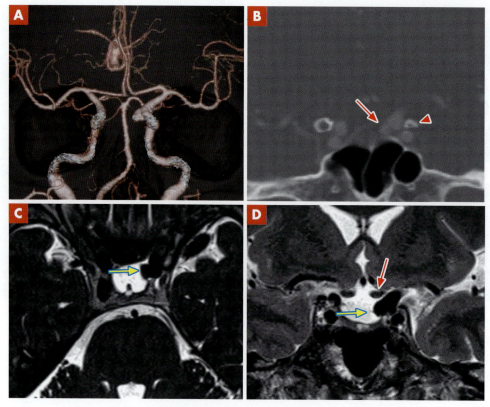

図 7 | 症例 2，contralateral approach を施行した未破裂動脈瘤
A 3D-CTA にて左 IC paraclinoid 下内側向き動脈瘤を認める．
B 造影 CT 冠状断にて動脈瘤（→）と前床突起（▶）との位置関係を示す．
C D MRI（C 水平断，D 冠状断）にて視神経（→）と動脈瘤（⇒）との関係を示す．

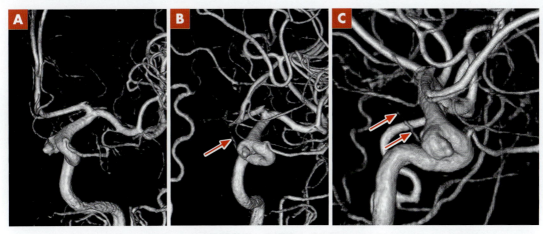

図8｜症例2，左CCA回転DSA（A 正面像，B 逆斜位像，C 右側からの側面像）

SHA（→）が動脈瘤体部より分岐しているのが確認できる．

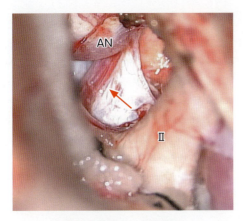

図9｜症例2，術中所見

prechiasmatic cistern 内に動脈瘤の体部と SHA（→）が確認できる．

よって VEP モニタリングが必要である．ipsilateral approach では，SHA の確認が困難である．

③ contralateral approach では，tuberculum sellae の骨削除が必要なときがある．

症例2：手術の実際とCTA術前シミュレーションとの相違点

未破裂例であるが，病側頸部で ICA を確保した．その後，頭部を回旋し，健側の前頭側頭開頭術を行った．contralateral approach では，ipsilateral approach より，前頭側に大きな開頭が有用である．

subfrontal approach にて，まず健側の嗅神経を前頭葉底面より剥離した（WEB）．prechiasmatic cistern 内に動脈瘤の一部が確認できたが（図9），クリッピングを行うためには tuberculum sellae の骨削除が必要であった．蝶形骨洞の粘膜を損傷しないようにボーンキュレットを用いて行った．正中を越えての操作であるので，嗅神経を損傷しない操作が必要であった．血管撮影で認めた SHA は，やはり動脈瘤体部より分岐していた．まず，バイパスで使用するマイクロクリップを用いて SHA を一時的に閉塞し VEP 変化があるかどうか確認した．VEP の変化がないことを確認後に2本のクリップを用いてクリッピングした．術後の3D-CTAにて完全クリッピング（図10）を確認した．術後，視症状を含めて脱落症状なく退院となった．

引用・参考文献

1) Gibo H, Lenkey C, Rhoton AL Jr: Microsurgical anatomy of the supraclinoid portion of the internal carotid artery. J Neurosurg 55: 560-74, 1981

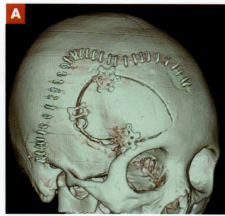 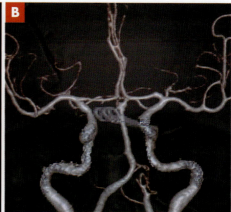

図10 症例2，術後所見

A 術後の頭蓋骨 3D-CT にて開頭範囲を示す．
B 術後 3D-CTA にて完全クリッピングが確認できる．

2) Goto T, Tanaka Y, Kodama K, et al: Loss of visual evoked potential following temporary occlusion of the superior hypophyseal artery during aneurysm clip placement surgery. Case report. J Neurosurg 107: 865-7, 2007
3) Horiuchi T, Kusano Y, Yako T, et al: Ruptured anterior paraclinoid aneurysms. Neurosurg Rev 34: 49-55, 2011
4) Kakizawa Y, Tanaka Y, Orz Y, et al: Parameters for contralateral approach to ophthalmic segment aneurysms of the internal carotid artery. Neurosurgery 47: 1130-6, 2000
5) Kobayashi S, Kyoshima K, Gibo H, et al: Carotid cave aneurysms of the internal carotid artery. J Neurosurg 70: 216-21, 1989
6) Kodama K, Goto T, Sato A, et al: Standard and limitation of intraoperative monitoring of the visual evoked potential. Acta Neurochir（Wien）152: 643-8, 2010
7) Krisht AF, Barrow DL, Barnett DW, et al: The microsurgical anatomy of the superior hypophyseal artery. Neurosurgery 35: 899-903, 1994
8) Tanaka Y, Hongo K, Tada T, et al: Radiometric analysis of paraclinoid carotid artery aneurysms. J Neurosurg 96: 649-53, 2002

1 シミュレーションと手術の実際
C IC paraclinoid 下内側向き②

昭和大学医学部脳神経外科　水谷　徹

はじめに

　IC paraclinoid 内頚動脈瘤の手術は，まず dural ring と動脈瘤の proximal neck の関係をよく描出しておくことが大切である．後交通動脈(posterior communcating artery：Pcom) より proximal で，眼動脈（ophthalmic artery：Oph）より distal にネックが存在するものが基本的な IC paraclinoid 動脈瘤の手術適応となる．しかし，実際の手術では dural ring を跨いでネックが存在する場合もあり，そのような際にも対処できる技術を身につけたい．

　筆者の行ってきた strategy としては，まず頚部で内頚動脈（internal carotid artery：ICA）を確保した後，開頭を行う．内側—下方向きで通常のサイズであれば，前床突起とは反対の方向に向いているため（削除の際に動脈瘤を破裂させてしまうようなリスクはなく），硬膜外から前床突起をまず削除し，その後硬膜を開放している．しかし大型瘤や上方向きで前床突起の方向を向いている瘤に対しては，（前床突起削除中の万が一の破裂に備え）まず硬膜を開放して，硬膜内でも Pcom の proximal で ICA を確保し，いつでも頚部と硬膜内で ICA を trapping できる状態にしてから前床突起を削除している．海綿静脈洞への進入に備え，出血を極力減らすために上体を 20～30°程度アップした体位としている．VEP monitoring はルーチンに施行している．また 15 mm 以上の大型瘤では suction and decompression technique を使用してきた．上下垂体動脈（superior hypophyseal artery：SHA）は可能な限り温存するが，温存できなくても VEP に問題のないケースはクリップのかけ替えは行っていない．

症例 1
- 71 歳，女性
- bleb を有する右 IC paraclinoid 動脈瘤
- 内側向き
- 10.2 mm

症例 1：術前シミュレーションのポイント

　CTA，3D-DSA で動脈瘤のネックは Oph より少し離れて distal に存在し，硬膜内で確保できると判断した（図1）．動脈瘤は前床突起と対側で離れており，硬膜外からまず前床突起を安全に削除できると判断した．

症例 1：手術の実際

　頚部で ICA を確保した後，右前頭側頭開頭を行った．上眼窩裂より orbital roof に向けて骨削除し，視神経管を一部開放した．前床突起をスタンプの状態にした（図2）後，周囲の硬膜から丁寧に剥離しつつマイクロリュエルで piece

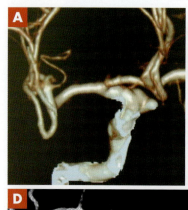
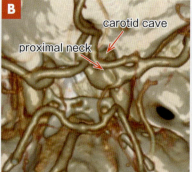
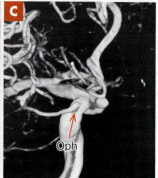
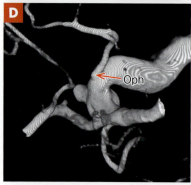
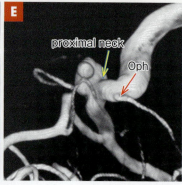

図1 症例1，術前CTA，DSA

proximal neck は C2 で Oph より十分 distal に存在し，carotid cave にかかっていないので，硬膜内で確保できると判断した．

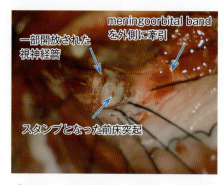

図2 症例1，視神経管を一部開放，前床突起をスタンプに

by piece に硬膜外から完全削除し，十分に optic strut をトリミングした（図3A，B）．

次に硬膜を開放し，シルビウス裂を分けて硬膜内で ICA を露出，確保した．この際，動脈瘤の distal neck の近くが一部視認できた（図4）．次に硬膜を falciform ligament まで縦に切開した（図5A）．falciform ligament と dural ring の関係を --- と ═══ で示す．falciform ligament から視

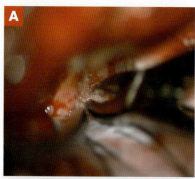
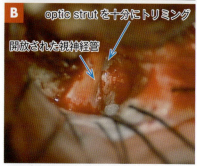

図3 症例1，前床突起を削除，optic strut をトリミング

A マイクロリュエルによる前床突起削除，摘出．
B 前床突起摘出後の術野（硬膜外）．

神経鞘の外側縁のラインをOphに気をつけながらL字フックで挙上しつつ切開すると，dural ringに当たる（図5B）．次にこの状態で，まず

distal neckおよびPcom起始部との距離を見ておく（図6A）．視神経と動脈瘤を剥離し，ICAの内側，外側でproximal neckを確認しにいく．この動脈瘤では術前の予想どおりproximal neckが硬膜内に存在することが確認された（図6B, C）．

クリップは有窓直角クリップを選択した．Ophは視野内では確認できなかった．視神経の圧迫に気をつけてblade先端を硬膜に押しつけるようにSHAを温存しつつ1st clipをapplyした（図7A, B）．blade長の関係でdistal neck側が一部残存しているのが確認されたので，有窓直クリップをdistal neckのjust proximalのドー

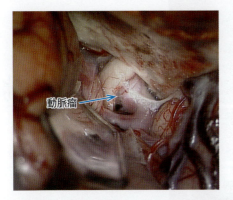

図4｜症例1，硬膜を開放し，シルビウス裂を剥離

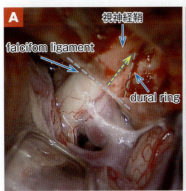
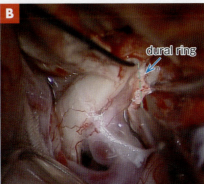

図5｜症例1，硬膜をfalciform ligamentまで切開，dural ringまで開放

A まずfalciform ligamentまで切り下ろし，そこから視神経鞘の外側縁を開放していくとdural ringに当たる．⇨：falciform ligamentから視神経鞘にかけての切開ライン．
B 視神経鞘外側をdural ringまで開放．

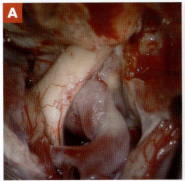
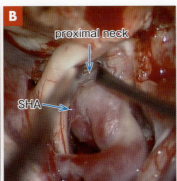
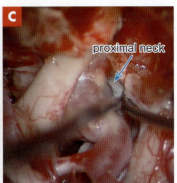

図6｜症例1，動脈瘤全貌

ICAの内外側で動脈瘤proximal neckが確認できた．

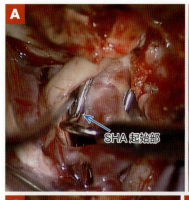 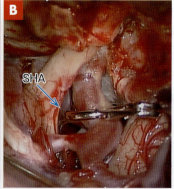
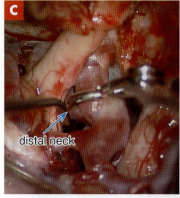 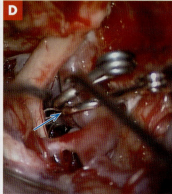

図7 症例1，SHA を温存しつつ 1st clip，有窓直クリップを追加

A SHA 起始部を温存するように 1st clip を proximal 寄りにかける．blade 先端はやや硬膜に押しつけるようにした．
B SHA は温存できたがネックの distal 部分が残った（**C** 参照）．
C ネックの distal が一部残った（→）．
D 有窓直クリップを追加して distal neck を閉塞させた（→）．

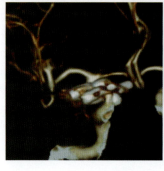 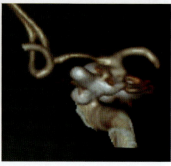

図8 症例1，術後 CTA

ムに apply した（図7C）．SHA は involve されてしまったが VEP は変化がなかった．

術後 CTA で問題ないことを確認した（図8）．視力視野を含め，術後経過良好で退院．

症例 2

- 64歳，女性 ●左 IC paraclinoid 動脈瘤 ●内側向き ●13.0 mm

症例2：術前シミュレーションのポイント

この症例ではやや大型である．術前 CTA, 3D-DSA で動脈瘤が A1 に近接し，frontal lobe に一部埋没している可能性があり，頚部と頭蓋内でまず ICA を確保してから，前床突起を削除する

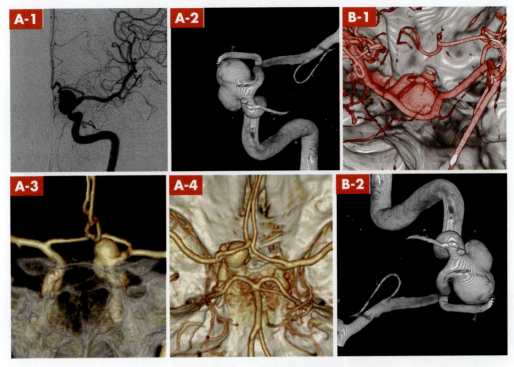

図 9 | 症例 2, 術前 CTA, DSA

方針とした. proximal neck は硬膜内で確保できるかどうか微妙であった(図9). また Oph 分岐部に小さな動脈瘤を認め, 可能なら同時にクリッピングする方針とした.

症例 2：手術の実際

頚部 ICA 確保の後，開頭を行った. 動脈瘤が frontal lobe に埋没している可能性があり, retraction を最小にしつつ, ドームと frontal lobe を剥離し, 頭蓋内で Pcom の proximal で, ICA を確保した (図10). 硬膜を free edge から縦方向に切開し, 硬膜内外からの視野で前床突起をマイクロリュエルで削除した (図11A, B). 次に falciform ligament まで硬膜切開を進め (図12A), さらに視神経鞘を外側で dural ring まで切開した (図12B, C) (詳細は症例1を参照).

次に動脈瘤の proximal neck を確認しにいっ

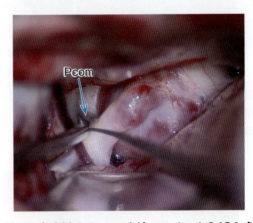

図 10 | 症例 2, Pcom より proximal の ICA を確保

た. ICA 外側では dural ring と癒合しており (図13A), ICA 内側ではぎりぎり確認できるかどうかの視野であった. この際, 小動脈瘤を確認できたが, 小さすぎてクリップはかからないと判断した(図13B). 有窓クリップをかけるためには ICA 外側の dural ring を海綿静脈洞を開放したうえで, 十分に切開することが必要と判断し

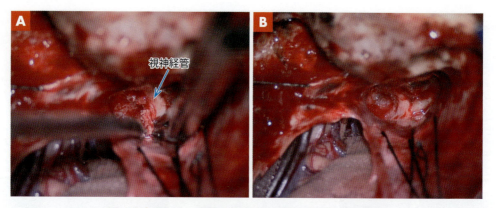

図 11 | 症例 2，硬膜内外からの視野で前床突起を削除

A 硬膜内外を視野に入れたマイクロリュエルによる clinoidectomy.
B 前床突起摘出後の術野.

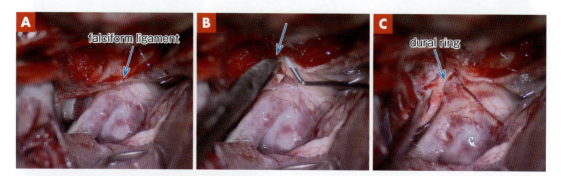

図 12 | 症例 2，falciform ligament まで切開後，視神経鞘を dural ring まで切開

A 硬膜を free edge から falciform ligament まで切開.
B 視神経鞘外側縁を開放（→）.
C 視神経鞘外側縁を dural ring まで開放したところ.

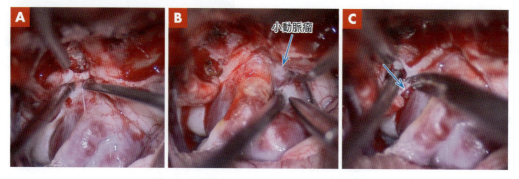

図 13 | 症例 2，proximal neck の確認

A ICA 外側で proximal neck を確認にいくが，視認できず.
B 小動脈瘤を認めたがクリップがかかる形状ではないと判断．画像上 ICA 内側の proximal neck はほぼこの動脈瘤の直下にある.
C 海綿静脈洞を開けながら dural ring を外側に切離（→）.

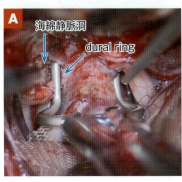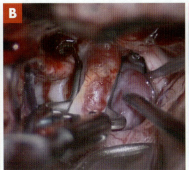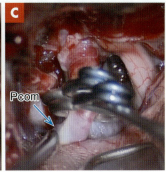

図14｜症例2，1st clip，2nd clip

A 1st clip をかける．外側の clip blade は dural ring を越えて海綿静脈洞内に留置．
B 1st clip を徐々に閉鎖．
C 2nd clip をかけた最終形．

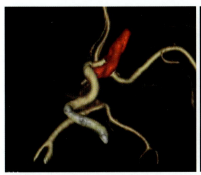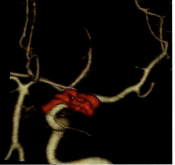

図15｜症例2，術後所見

ココがポイント！

　内側向き IC paraclinoid 動脈瘤は，proximal neck と頭蓋底部との関係を正確に描出する画像作成が必要である．

　また dural ring の外側は，海綿静脈洞に進入しつつ ICA の外側に沿って深く切り下ろすことによってクリップ挿入の自由度が格段に高まる．

て施行した（図13C）．ICA 内側のネックは小動脈瘤で見えにくかったが，画像上この動脈瘤の直下に存在することはわかっていた．ICA を一時遮断した後，1st clip は図のごとく ICA を形成するように apply した．ICA 外側の blade は dural ring を越えて海綿静脈洞内に進入させた（図14A，B）．動脈瘤の filling がやや認められたため，2nd clip を 1st clip より近位側に追加してネックを十分カバーした（図14C）．ICG，Doppler で動脈瘤の filling のないことを確認した．

術後画像も問題なく（図15），視力視野も含め，経過良好で退院した．

引用・参考文献

1) 水谷　徹：未破裂脳動脈瘤：基本と工夫，挑戦．脳外速報 18：140-53，2008

1 シミュレーションと手術の実際
D IC anterior wall（血豆状）①

広南病院脳神経外科　**遠藤英徳**
東北大学脳神経外科　**藤村　幹**
東北大学脳神経外科　**冨永悌二**

症例 1

- 57歳，女性
- SAH day 0 の脳血管撮影では明らかな異常所見を認めなかった．day 5 に再出血をきたし（図 1A），脳血管撮影で右内頚動脈（internal carotid artery：ICA）前壁に血豆状動脈瘤を認めた（図 1B）．

症例 1：術前シミュレーションと手術戦略

本項では，IC anterior wall 動脈瘤（血豆状）のうち，vein graft を使用した high flow bypass について解説する．

母動脈 trapping を行うことを前提とし，用手的総頚動脈（common carotid artery：CCA）閉塞試験を行った．前交通動脈（anterior communicating artery：Acom）（図 1C）および後交通動脈（posterior communicating artery：Pcom）（図 1D）からの cross flow は，SAH 急性期およびその後の脳血管攣縮を乗り切るためには不十分と考え，vein graft を使用した high flow bypass を行う方針とした．

症例 1：手術の実際

右前頚部で右 CCA，右 ICA，右外頚動脈（external carotid artery：ECA）を確保した．浅側頭動脈（superficial temporal artery：STA）を剥離した後に右前頭側頭開頭を行った（図 2A）．シルビウス裂を開放して中大脳動脈（middle cerebral artery：MCA）の M3 segment（frontal division）を high flow bypass の recipient として選択した．この末梢に位置する M4 segment に STA を端側吻合し，insurance bypass とした（図 2B）．

開頭と同時に右下腿から saphenous vein を 25 cm 採取し，リドカイン入りヘパリン加生理食塩水で内腔を灌流・加圧して保存した．24 Fr トロッカーカテーテルを耳介前方から左前頚部の皮下に通し，加圧した状態の saphenous vein を graft の方向と捻れに注意しながらカテーテル内に通した．トロッカーカテーテルを抜去した後に再度静脈を加圧して捻れを解消した．vein graft 先端を 60° に切断し，その断面の長さと 1：1 になるように切れ込みを入れて graft 先端を fish mouse 型に形成した．4 mm の血管パンチで ECA に孔を作成し，7-0 プロリン糸を使用して ECA に端側吻合した（図 2C）．吻合部近傍の graft をクリップ遮断し，ECA の遮断を解除した．続いて recipient として確保しておいた M3 に graft を端側吻合した．先ほどと同様，graft 先端を 60° に切断し，その断面の長さと 1：1 にな

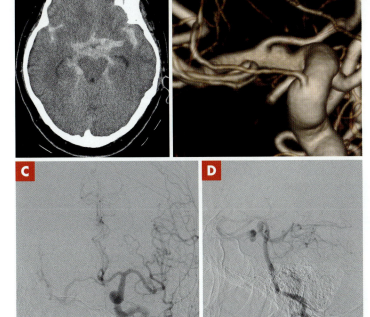

図1｜症例1，術前所見

A day 0 CT，**B** day 5 脳血管撮影，
C 右 CCA 用手閉塞時の左 ICA 撮影，
D 右 CCA 用手閉塞時の左椎骨動脈撮影．

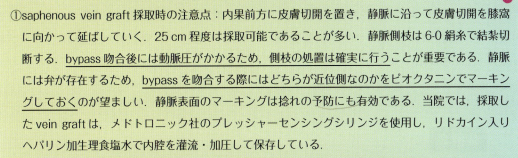

①saphenous vein graft 採取時の注意点：内果前方に皮膚切開を置き，静脈に沿って皮膚切開を膝窩に向かって延ばしていく．25 cm 程度は採取可能であることが多い．静脈側枝は 6-0 絹糸で結紮切断する．bypass 吻合後には動脈圧がかかるため，側枝の処置は確実に行うことが重要である．静脈には弁が存在するため，bypass を吻合する際にはどちらが近位側なのかをピオクタニンでマーキングしておくのが望ましい．静脈表面のマーキングは捻れの予防にも有効である．当院では，採取した vein graft は，メドトロニック社のプレッシャーセンシングシリンジを使用し，リドカイン入りヘパリン加生理食塩水で内腔を灌流・加圧して保存している．

②insurance bypass 作成時の注意点：high flow bypass 吻合時の脳虚血を避けるために，STA-MCA bypass による insurance bypass が有効である．また，insurance bypass は，trapping 完成後に high flow bypass が予期せず閉塞してしまった際の命綱になり得る．insurance bypass を吻合する位置は，確実に high flow bypass を吻合する M2 から M3 の末梢に位置しなければならない．吻合する位置が正しいことを ICG videoangiography や micro Doppler 血流計を使用して確認する必要がある．

るように切れ込みを入れて 4 mm の fish mouse 型に形成した（図 2D）．graft を M3 に 9-0 ナイロン糸を用いて端側吻合し（図 2E），ICG で bypass の patency を確認した（図 2F）．bypass 完成後に動脈瘤の処置を行った．前頭葉の過度な牽引によって動脈瘤にストレスを与えないよう

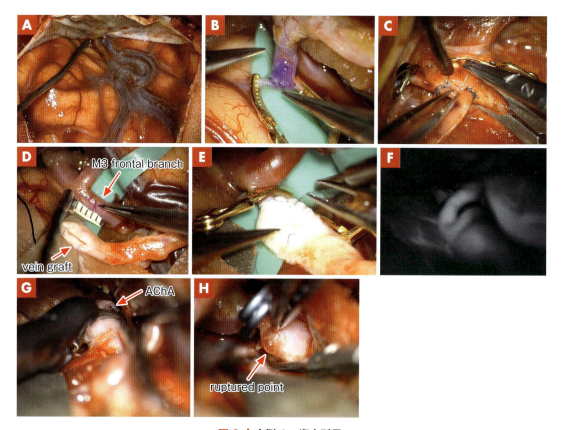

図2｜症例1，術中所見

に注意しながら，シルビウス裂を proximal まで開放した．動脈瘤の近位部で前脈絡叢動脈（anterior choroidal artery：AChA）を温存するように右 ICA をクリップ遮断した（図2G）．その後，動脈瘤を周囲組織から剥離してその全貌を確認し（図2H），動脈瘤の遠位部にクリップを挿入して trapping を完成させた．

症例2

- 55歳，女性
- SAH の診断で day 6 に当院紹介（図3A）．同日の脳血管撮影で右 ICA 前壁に血豆状動脈瘤を認めた（図3B）．修正大血管転位および心不全を合併しており，急性期手術は困難と判断し，待機的に手術を行う方針とした．

症例2：術前シミュレーションと手術戦略

母動脈 trapping を行うことを前提とし，day 16 にバルーン閉塞試験（balloon occlusion test：BOT）を行った．右 ICA 撮影では，day 6 と比較して動脈瘤の増大を認めた．BOT 時の IMP-SPECT では右大脳半球の血流低下（対側比 80%）を認め，vein graft を使用した high flow

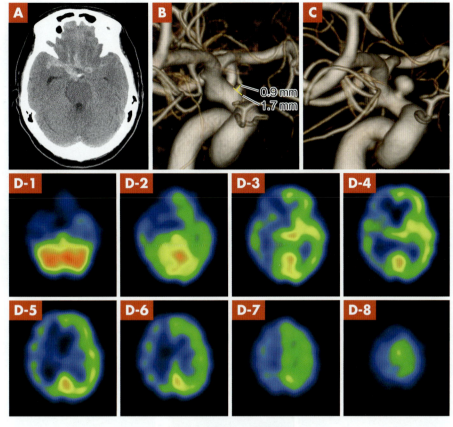

図3｜症例2，術前所見

A day 0 CT，**B** day 6 右ICA撮影，**C** day16 右ICA撮影，**D** BOT時のIMP-SPECT．

bypassを行う方針とした．心奇形および心不全の合併から，手術時間の短縮が望ましいと判断し，insurance bypassは置かないこととした．

症例2：手術の実際

右前頸部で右CCA，右ICA，右ECAを確保し，引き続き右前頭側頭開頭を行った（図4A）．

ココがポイント！

①治療時期と術前検査：当院では，破裂急性期には灌流圧の高いhigh flow bypassを第一選択としている．慢性期手術で患者の状態が安定している場合にはBOTを行い，側副血行路の発達度合いに応じて必要なbypassを選択している．

②trappingに際しての注意点：血豆状動脈瘤が頭蓋内ICAの近位部に存在する場合には，症例2のように前床突起削除が必要になることがある．動脈瘤が頭蓋内ICAの遠位部に存在する場合やPcom近傍に位置する場合には，trappingによってAChAが盲端に位置することがある．抗血小板薬を積極的に使用することによって，血栓化によるAChAの遅発性閉塞を回避する工夫が必要である．

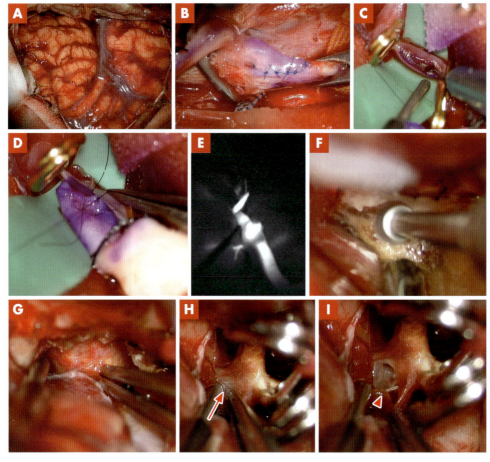

図4｜症例2，術中所見

→：動脈瘤壁，▶：ICA 内腔．

シルビウス裂を開放して，MCA の M2 segment (frontal division) を high flow bypass の recipient として選択した．症例1と同様の方法で，vein graft を ECA（図4B）および M2（図4C, D）にそれぞれ端側吻合し，ICG で bypass の開存を確認した（図4E）．動脈瘤近位の ICA を確保するために前床突起削除を行った（図4F, G）．動脈瘤を Pcom よりも近位部で trapping し，動脈瘤を観察すると容易に瘤壁が破れ，ICA の内腔が確認された（図4H, I）

1 シミュレーションと手術の実際
D IC anterior wall（血豆状）②

公立昭和病院脳神経外科　吉河学史
公立昭和病院脳神経外科　堤　一生

症例 1

- 46 歳，女性
- SAH 発症
- 右内頚動脈前壁破裂動脈瘤（IC blister-like aneurysm）（図 1，2）
- 入院時：WFNS grade Ⅱ
- CT：Fisher group 3（図 1）
- day 0 での手術

Pcom より近位部にあるタイプの症例を提示する．

症例 1：脳血管撮影の読影および術前シミュレーションのポイント

内頚動脈（internal carotid artery：ICA）前壁に突出する動脈瘤である．このタイプは多くが血豆状でネッククリッピングは困難のため，治療は動脈瘤の盲端化（できれば trapping による血流遮断）および血行再建術となる．そのため，側副血行路（cross flow）の有無，頚部血管および Allen 試験を含めた橈骨動脈（radial artery：RA）の撮影，動脈瘤の頭蓋底からの高さの確認が必要である．

右 ICA 撮影前後像では一部 IC C3 portion と重なって double shadow となっているが，側面像では ICA 前壁に内上方向きに認められる（図 2）．また，ICA から後交通動脈（posterior communicating artery：Pcom），後大脳動脈（posterior cerebral artery：PCA）が描出される fetal type となっており，両側 A1 はともに even でどちらかが hypoplasia となっているわけではない．MATAS 試験では反対側の左 ICA から前交通動脈（anterior communicating artery：Acom）を介しての cross flow が認められるが，Allcock 試験で後方循環から右 ICA への reflux がなく，右 P1 が hypoplasia であることがわかる．また，動脈瘤は Pcom 起始部よりも近位部の ICA 前壁にあり，側面像では比較的低い位置に存在する．以上より，Pcom から PCA への血流も確保する必要があるため，RA グラフトを用いた外頚動脈（external carotid artery：EC）-RA-M2 の high flow bypass を行ったうえで，動脈瘤の trapping を施行する予定とした．

術前のシミュレーションでは，動脈瘤が Pcom

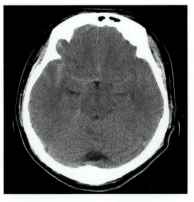

図 1 症例 1，入院時 CT
Fisher group 3 のくも膜下出血を認める．

147

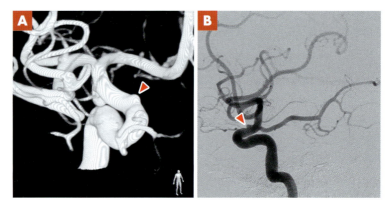

図2｜症例1，術前右ICA撮影

Pcomはfetal typeであり，その近位部のICA前壁に動脈瘤（▶）を認める．

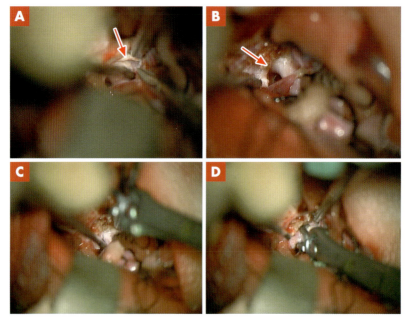

図3｜症例1，術中所見

A PcomのICA分岐部（→）．かなり低く，前床突起を削除しないと安全にPcomの近位部の確保は難しいと思われる．
B ICA内側，右視神経との間のスペースを観察すると血豆状の動脈瘤（→）が一部見えた．
C D Pcom起始部を狭窄させないようにICAをクリップにて遮断（動脈瘤の遠位部）．この後，頸部ICAを結紮して，動脈瘤のtrappingとした．

分岐部より近位部の比較的低い位置にあるため，前床突起を削除する必要があるだろうこと，また眼動脈（ophthalmic artery：Oph）の遠位部とPcomの近位部での動脈瘤trappingが理想的だが，Pcom近位部の確保に前床突起を削除しなければならない状況では無理をせず，頸部ICAとPcom近位部での遮断による動脈瘤trappingになるだろう，と想定し手術に臨んだ．

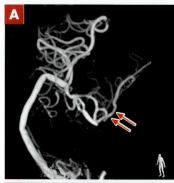
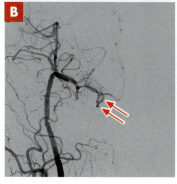
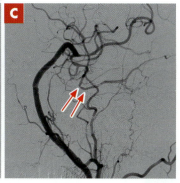

図4 │ 症例1，術後右ECA撮影
RAグラフトを介して逆行性に右PcomからPCA（⇒）が描出され，動脈瘤は認められない．

症例1：手術の実際

　MEPモニタリング下での手術を施行，頸部で右総頸動脈（common carotid artery：CCA）およびECA，および右前腕で右RAを確保しておく．M2 superior trunkのmain trunkに採取したRAグラフトを吻合し，M1からICAを露出，たどると予想どおりPcom起始部が低く，前床突起の削除を要した（図3A）．この場合，動脈瘤はICA前壁，つまり視神経下外側にある（図3B）ため，ICAの外側，側頭葉との間から剥離を進め，前脈絡叢動脈（anterior choroidal artery：AChA），Pcomを順次確認することがポイントである．前床突起は硬膜内から必要なだけ硬膜に切開を加えて翻転してSONOPET®を用いて削除し，Pcom近位部を弱弯のクリップを用いて遮断，RAグラフトからM1を通ってPcomへoutflowするようにして，頸部でICAを結紮した（図3C，D）．ICA血豆状の破裂動脈瘤の手術で

> **ココがポイント！**
> ICA血豆状の破裂動脈瘤の手術では，術中にreruptureをさせないようにすることが重要であり，<u>動脈瘤近位部の遮断は術中破裂のリスクがあるならば無理をせず，頸部でのICA遮断でよいと思われる</u>．

は，術中にreruptureをさせないようにすることが重要であり，動脈瘤近位部の遮断は術中破裂のリスクがあるならば無理をせず，頸部ICAの遮断でよいと思われる．このような形でのtrappingはその間にOphを含んでいるが，Ophへの血流はECAからの側副血行路により虚血になることはほとんどない．

　術後の脳血管撮影では，RAグラフトを介してPcom，右PCAまで描出されており，動脈瘤の描出はみられなかった（図4）．

> **症例 2**
> - 49 歳, 男性
> - SAH 発症
> - 右内頚動脈前壁破裂動脈瘤 (IC blister-like aneurysm) (図 5, 6)
> - 入院時：WFNS grade Ⅳ
> - CT：Fisher group 3 (図 5)
> - day 0 での手術

AChA と Pcom の間にあるタイプの症例を提示する.

症例 2：脳血管撮影の読影及び術前シミュレーションのポイント

右 ICA 前後像では内側向き, 側面像では double shadow となっており, ICA 前内側壁の動脈瘤である (図 6). 前後像で ICA が外側へ倒れており, AChA, Pcom が ICA の内側から描出される. また, Pcom は ICA からの描出はあるが細く, 椎骨動脈撮影により右 PCA が描出される adult type である. MATAS 試験では反対側左側から Acom を介して右前大脳動脈 (anterior cerebral artery：ACA) の描出は良好だが, 右中大脳動脈 (middle cerebral artery：MCA) 全域をまかなえるほど十分ではなく, Allcock 試験で右 P1 から Pcom への逆流が認められる. 3D 血管造影では Pcom と AChA の間の ICA が膨隆しており, Pcom 起始部が動脈瘤に invovle されている. 以上より, RA グラフトを用いた EC-RA-M2 の high flow bypass を置き, Pcom 起始部を含んだ形で動脈瘤を trapping しても Allcock 試験で Pcom が描出されるため, Pcom 穿通枝への血流は後方循

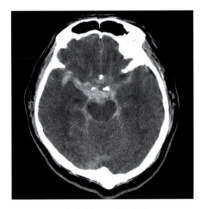

図 5 | 症例 2, 入院時 CT
Fisher group 3 のくも膜下出血を認める.

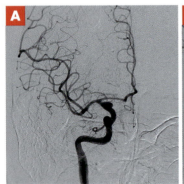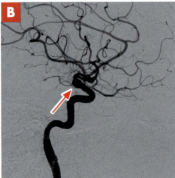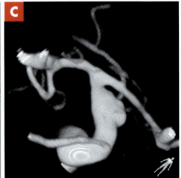

図 6 | 症例 2, 術前右 ICA 撮影
Pcom (→) が動脈瘤に invovle されている.

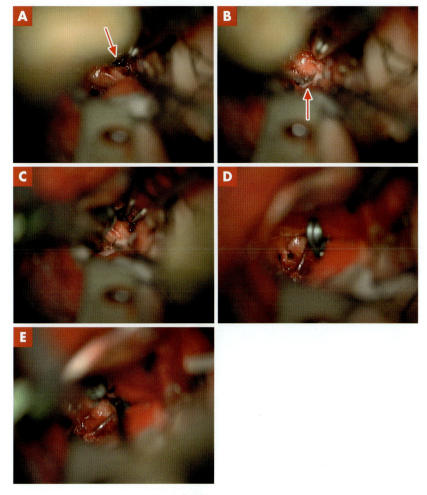

図7｜症例2，術中所見

A ICA 外側で AChA を確認（→）．
B ICA 内側で A1 分岐部を確認（→），動脈瘤遠位部を確保した．
C〜E まず AChA の近位部で動脈瘤遠位部の遮断を施行．次に ICA 近位部で動脈瘤近位部の遮断を行い，Pcom を含んだ形での動脈瘤 trapping とした．

環から保たれると判断した．また，動脈瘤近位部の ICA は前床突起を削除する必要があるかもしれないと予想し，手術に臨んだ．

症例2：手術の実際

MEP モニタリング下での手術を施行，頚部で右 CCA および ECA，および右前腕で右 RA を確保しておく．採取した RA グラフトを M2 inferior trunk に吻合し，M1 から ICA の表面を露出，ICA 外側で AChA の起始部を（図7A），ICA 内側で A1 の起始部を確認して，動脈瘤の遠位部を確保した（図7B）．ICA 血豆状の動脈瘤は術中に rupture すると，壁そのものが瘤化しているため，吸引操作中などで気がついたら ICA に大穴が開いていた，という事態になりかねないので術中に出血させないことが重要である．このため，あえて動脈瘤は全貌を露出させずに最小

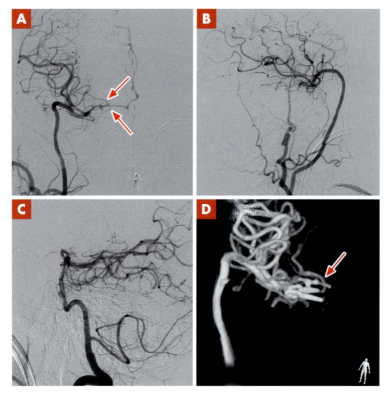

図8 | 症例2,術後右ECA撮影

RAグラフトを介して逆行性に右AChAが描出（→）されており，椎骨動脈撮影側面像（C）でも動脈瘤は描出されない．

限の剥離，確保でtrappingを完成させる必要がある．実際の手術ではAChAの近位部を確保した後，ICA外側を十分近位部へたどり，そこからICAの内側，視神経との間を剥離すると正常な壁を呈したICAが確保可能であった(図7D)．このため，前床突起を削除せずにPcom起始部を含んだ形で，動脈瘤のtrappingを施行し，頸部でのICAの結紮も行った（図7C, E）．

術後の脳血管撮影ではRAグラフトを介してAChAまで描出されており，椎骨動脈撮影にてPcomが逆行性に描出されるが動脈瘤は描出されないことを確認した（図8）．

> **ココがポイント！**
> ICA血豆状の動脈瘤は術中に出血させないことが重要であるため，あえて動脈瘤は全貌を露出せずに最小限の剥離，確保でtrappingを完成させる必要がある．

1 シミュレーションと手術の実際
E IC anterior wall（非血豆状）①

聖マリアンナ医科大学脳神経外科　高砂浩史
聖マリアンナ医科大学脳神経外科　田中雄一郎

症例

- 50歳，男性
- 右内頚動脈（internal carotid artery：ICA）背側（内頚動脈前壁〔IC anterior wall〕）動脈瘤
- くも膜下出血 WFNS grade V
- CT：Fisher group 4
- 術前画像（図1，2）

術前シミュレーションのポイント

　入院時CTはびまん性くも膜下出血を認める（図1A）．CTAでは明らかな動脈瘤の存在を指摘できない（図1B，C）．しかし，破裂急性期には頭蓋内圧の上昇などで血管の描出不良のことがあり，他の方法でも確認する必要がある．血管撮影を行うとC1-C2前壁に5 mmの広頚で不整形の動脈瘤を認める（図1D，E）．IC anterior wallの血豆状動脈瘤が疑われる．WFNS grade Vの重

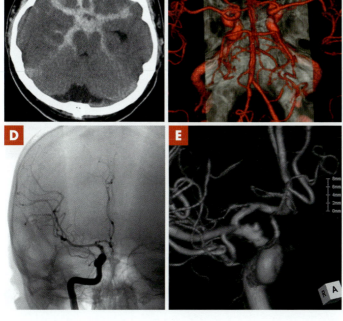

図1　術前所見①

A 入院時CT．びまん性のくも膜下出血を認める．
B C 入院時CTAで動脈瘤は描出されない．
D E 入院翌日のDSAで右IC anterior wallに5 mmの不整形動脈瘤を認める．

症例でもあり，血管攣縮期以降に意識レベルの改善があれば破裂予防の手術をする方針とする．

経過観察の血管撮影では，経過中瘤の増大と縮小を認める（図2A～C）．動脈瘤自体の増大ないし瘤内血栓の増減と推測される．A1の挙上がみられることから，血栓形成を含む動脈瘤の拡大が最も疑われる．術前CTでは無症候性であったが，前頭葉の下面にわずかな脳内血腫を認め，再出血が示唆される．術直前となる3回目の血管撮影から動脈瘤は上やや内側向きで，CT所見より，瘤上面に血栓形成し視神経および前頭葉との癒着および埋没している可能性が高い．

術野を以下のごとく予測した．

①ICAの近位部から前外側壁をたどると，C1-C2レベルの前壁に血栓化を伴う動脈瘤を確認できる．
②血腫および血栓化を伴う動脈瘤は視神経を内側への圧排しており，前頭葉下面に埋没している．
③動脈瘤の背面に前大脳動脈（anterior cerebral

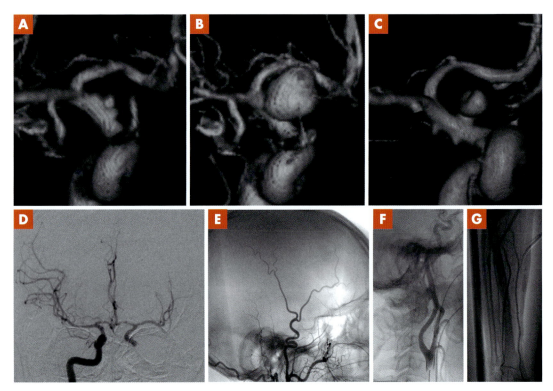

図2｜術前所見②

A 入院翌日DSA．
B 10日目DSAで動脈瘤の増大を認める．
C 術直前（28日目）血管撮影．動脈瘤は縮小している．動脈瘤のネックも確認できる．
D cross flow評価．
E ECA撮影．STAの前頭枝と頭頂枝とも良好に描出．
F CCA撮影．頸動脈分岐部はC3/4レベル．
G 右RA撮影．

artery：ACA）A1 が隠れており，A1 と前頭葉および視神経との癒着を剥離し，ICA および動脈瘤に十分な可動性をもたせることが必要になる．
④ICA 本幹をやや狭窄させるクリッピングが行える可能性が高い．

治療戦略

術前検査ではクリッピング困難な血豆状動脈瘤と通常のクリッピングが可能な動脈瘤かは判別困難で，いずれの場合でも術中に対応できる準備が必要である．当症例の治療は次の 2 通りが予想される．
①neck clipping もしくは wrap-clipping
②trapping and bypass

①の場合，弱弯クリップで ICA と平行な向きのクリッピングとなる．

②の場合，穿通枝（前脈絡叢動脈〔anterior choroidal artery：AChA〕）を盲端化しないように部分的に異常な ICA の壁を含めて動脈瘤の切除と後交通動脈（posterior communicating artery：Pcom）への out flow とする血管形成および外頚動脈（external carotid artery：ECA）―橈骨動脈（radial artery：RA）―中大脳動脈（middle cerebral artery：MCA）M2 high flow bypass を要する．その間の虚血に耐え得るよう浅側頭動脈（superficial temporal artery：STA）― MCA による insurance bypass が必要となる．

血管撮影時にあらかじめ cross flow や頚部頚動脈，STA，RA の走行も評価しておく（図 2D ～ G）．本症例は破裂例であり，硬膜外からの視神経管開放，前床突起削除と硬膜輪切開が望ましい．また MCA M2 への bypass を行うため，前頭葉への牽引を極力減らすため，また動脈瘤周囲に十分なスペースを得るため，広くシルビウス裂から基底槽を開放する必要がある．

長時間の血流遮断の可能性を考慮した低体温麻酔，VEP，MEP，SEP などの各種電気生理モニタリング，血流評価のため ICG 血管造影や Doppler 血流計を準備しておく．

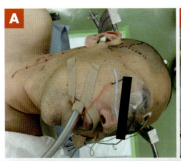
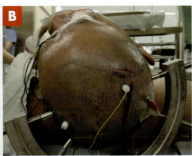
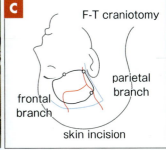
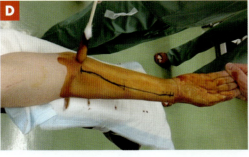

図 3 ｜体位，皮膚切開，手術デザイン
A B 頭部固定と各種モニタリング．
C 皮膚切開と開頭範囲．
D 右 RA 採取の準備．

手術の実際

開頭部，頸部，前腕部の皮膚切開のデザインを行い，経頭蓋 MEP と SEP 用の電極を設置した．頭部は30°左に回旋させた（図3）．前床突起削除時などには頭部を45°程度回旋させる必要があり，あらかじめ杉田式頭部固定枠がスムーズかつ安全に回転することを確認した．

proximal control と trapping 時の high flow bypass を行えるように頸部で頸動脈を確保し，同時に RA の採取準備を行った．STA 頭頂枝の直上を切開し同動脈を確保して前頭側頭開頭を

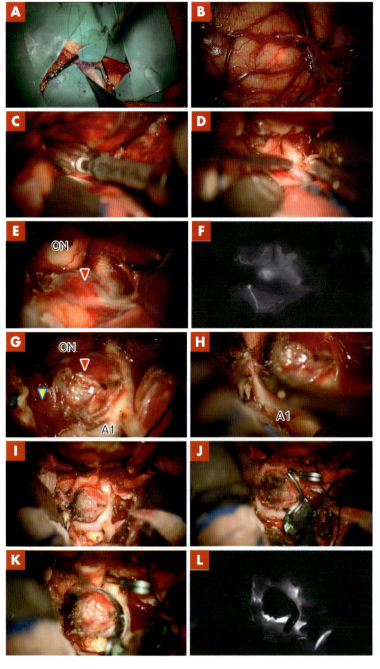

図4 ｜ 術中所見

A B STA と MCA M4 bypass.
C extradural approach での視神経管開放および前床突起削除.
D 視神経管硬膜および硬膜輪切開.
E 動脈瘤（▶）は前頭葉に埋没している．
F ICG 血管造影で動脈瘤は術直前血管撮影と同様に描出される．
G 動脈瘤（▶），血栓部分（▷）と視神経（ON），A1 との位置関係.
H I 血栓化部分を凝固・切離し，A1 を十分に露出.
J K ICA 近位側に temporary clip し，Sugita チタンクリップ #8 でクリッピングし得た．
L クリッピング後の ICG 血管造影で瘤の閉塞が確認された．

> **ココがポイント！**
>
> ①術前に十分な動脈瘤の精査と cross circulation の評価をし，術中の虚血や血行再建に備える．
> ②シルビウス裂から視交叉前槽まで広く開放し，ICA の近位側を確保した後に脳べらによる前頭葉の牽引を緩やかに行う．
> ③ICA の外側壁をたどることで，分岐血管を確認しつつ動脈瘤の頚部を安全に剥離開始できる．
> ④視神経障害や術中破裂の可能性が高い動脈瘤であるので，十分に視神経と ICA の可動性を得ておく．
> ⑤動脈瘤の血栓部分を焼灼しつつ切離することで瘤を縮小させ，安全確実なクリッピングが可能となる．

行った．trapping and bypass 時の虚血に耐え得るように前頭葉の MCA 皮質枝（M4）に STA 頭頂枝を吻合した（図 4A, B）．ICG 血管造影で STA から MCA への血流を確認した．

次に，シルビウス裂を遠位部から広く開放した．発症から約 1 カ月経過しており，くも膜下腔は癒着していた．その後，硬膜外から視神経管の開放と前床突起を削除した（図 4C）．その際，海綿静脈洞からの出血は，フィブリン糊を染み込ませたゼラチンスポンジで適切に止血できた．シルビウス裂に沿った硬膜切開を硬膜輪とつなげ，視神経管硬膜も切開し，ICA および視神経の可動性を得た（図 4D）．動脈瘤はやはり前頭葉に埋没し，視神経を内側へ圧排していた．ICG 血管造影で動脈瘤内の血栓と血流のある部分を把握した（図 4E～G）．右 A1 はやはり動脈瘤の背後に隠れ，動脈瘤を A1 の近位部から剥離した．血栓部分を前頭葉側に残して動脈瘤を切離し（図 4H），全周性に動脈瘤を剥離し可動性をもたせた（図 4I）．ICA 壁は幸い解離性の要素はなく，母血管の近位部を一時血流遮断し，Sugita チタンクリップ #8（ミズホ）で ICA の長軸に沿ったクリッピングをした（図 4J, K）．ICG 血管造影で動脈瘤は描出されず，母血管，Pcom および AChA の血流良好なことを確認した（図 4L）．術中 VEP，MEP，SEP 波形は変化することなく経過した．

術後経過

術前のシミュレーションどおりのクリッピングとなったことを血管撮影で確認した．ICA 本幹はやや狭いが虚血合併症はなかった．その後 1 年半再発なく経過している．

おわりに

IC anterior wall 動脈瘤は解離性の要素をもつ血豆状動脈瘤と通常の嚢状動脈瘤である非血豆状動脈瘤が存在する．血豆状動脈瘤は動脈瘤壁が脆く，通常のクリッピングや脳血管内治療は困難である．しかし，一般にこれらを術前から確実に診断することは難しい．そのため術前には両者いずれにも対応可能な複数の治療オプションを前提としたセットアップが必要になる．MRI CISS 画像は視神経や前頭葉と動脈瘤の位置関係，血栓化の評価などに有用で，状況が許すようであれば行うことが望ましい．

1 シミュレーションと手術の実際
E IC anterior wall（非血豆状）②

島根県立中央病院脳神経外科　**井川房夫**

> **症 例**
> - 71歳，女性
> - 左内頚動脈（internal carotid artery：ICA）C2部前壁（ICA anterior wall）破裂動脈瘤，左中大脳動脈（middle cerebral artery：MCA）未破裂動脈瘤
> - 入院時：WFNS grade Ⅲ　　● CT：Fisher group 3（図1）

CTA術前シミュレーションのポイント

　CTAで2本のシルビウス静脈を認め，その間からシルビウス裂に進入できると思われた．

　CTA（図2）で左MCAと左ICA C2 anterior wallに5mmの動脈瘤を認め，どちらの動脈瘤が破裂したかの判定は困難であった．

　MCA動脈瘤はM1部が比較的長く正面像で上に凸形状で，シルビウス裂末梢からのアプローチで動脈瘤の近位側M1は比較的容易に確保できると考えられた．ただし，動脈瘤は骨（脳表）に近く，不用意に動脈瘤近傍のシルビウス裂を剥離すると破裂の危険性がある．一方，ICA動脈瘤はC2部の前壁にネックを有し，上方に突出しており視神経や前頭葉を強く圧排していると予想された．動脈瘤の大きさから判断して，血豆状動脈瘤よりも嚢状動脈瘤が考えられたが，ネックから脆弱な可能性もあり得る．したがって，まず近位側ICAの確保と前頭葉の圧排時に細心の注意が必要と思われた．

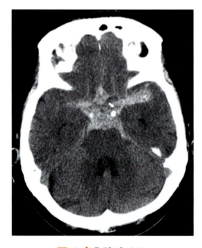

図1│入院時CT

Fisher group 3のくも膜下出血を認め，左に優位であった．

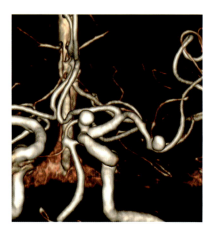

図2│CTAで左ICA C2 anterior wallに5mmの動脈瘤

左MCAに5mmの動脈瘤を認めた．どちらの動脈瘤が破裂したかを術前に判定することは困難であった．

まず transsylvian approach で MCA 動脈瘤を確認し，破裂か未破裂かを判定，破裂動脈瘤であれば ICA 動脈瘤は未破裂と判断でき，前頭葉の圧排時に破裂することは少ないと考えられる．一方，MCA 動脈瘤が未破裂であった場合は，ICA 動脈瘤が破裂と考えられ，前頭葉の圧排時に破裂することも考慮する必要がある．したがって，早期の近位側 ICA の確保が望まれる．前頭葉の圧排を最小限にして，動脈瘤周囲を確認，剥離する前に近位側 ICA の確保を行うか，前頭葉をまったく圧排することなく前床突起を硬膜外から削除し C3 部 ICA を確保するかのいずれかの方法が考えられた．われわれはより安全な後者を選択することとした．

手術の実際と CTA 術前シミュレーションとの相違点

術前シミュレーションどおり，シルビウス裂

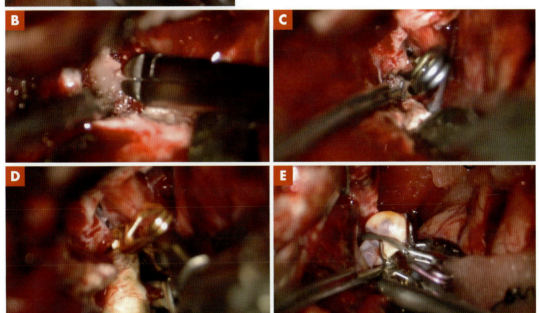

図3 │ 術中所見

A MCA 動脈瘤は未破裂動脈瘤であった．
B 左 Dolenc approach で硬膜外から前床突起を削除した．
C 左 Dolenc approach で左 ICA の distal duralring を開放し，C3 部に一時血行遮断を行った．
D 左 ICA 動脈瘤は破裂動脈瘤で，ネッククリッピングを行った．
E 左未破裂 MCA 動脈瘤にネッククリッピングを行った．

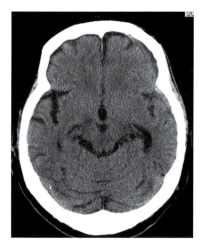

図4｜術後CT
異常低吸収域を認めない．

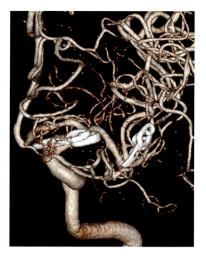

図5｜術後の脳血管撮影
動脈瘤は描出されていない．

を開放し早期にM1を確保，動脈瘤を観察するとMCA動脈瘤は未破裂であった（図3A）．この時点で破裂動脈瘤はICA動脈瘤と判断し，いったん硬膜外に戻り，Dolenc approachで前床突起を削除した後に，左視神経に向かって硬膜切開を行い，ICAのdistal ringを開放した（図3B）．この操作により，前頭葉をまったく圧排することなく動脈瘤の近位側であるC3部ICAを確保し，一時血行遮断できることを確認した（図3C）．ICAに一時血行遮断を行いながら，前頭葉を圧排し，動脈瘤近傍を観察した．動脈瘤は視神経を下方から上方へ圧迫しており，前頭葉とは直接の癒着は認めなかった．動脈瘤のネックは脆弱でないことを確認し，安全にネッククリッピングを行った（図3D）．IC anterior wall動脈瘤はICAの高い圧を受けており，スリップアウト防止のため複数のクリップを行うほうがよいと思われ，スペースがあったためクリップを追加した．その後，未破裂MCA動脈瘤にネッククリッピングを行った（図3E）．

術後画像を図4，5に示す．

> **ココがポイント！**
>
> 　本症例はC2 anterior wall動脈瘤であり，大きさや形から判断して血豆状動脈瘤ではないと思われたが，完全に否定されるわけではない．動脈瘤先端部は前頭葉に癒着していることが考えられ，前頭葉の不用意な圧排により破裂をきたす危険性を考慮する必要がある．<u>前頭葉を圧排することなく動脈瘤の近位側ICAを確保する</u>にはDolenc approachを使用し，硬膜外から前床突起を削除し，まずC3部ICAを確保後一時遮断を行った後に，前頭葉を圧排し動脈瘤周囲，ネックを確認，血豆状動脈瘤かどうかを判断することが重要となる．ネッククリップ可能であることがわかれば，一時遮断を解除後，一時遮断にもっと適した部位の確保，視神経，穿通枝など周囲構造物の確認を行い，ネッククリッピングへと進む．

1 シミュレーションと手術の実際
F Pcomより中枢側の巨大ICA動脈瘤

久留米大学脳神経外科　森岡基浩

はじめに

巨大内頚動脈瘤（internal carotid artery〔ICA〕aneurysm）の治療はけっして簡単ではないが，大別すると必要十分な流量のバイパスを作成し動脈瘤トラッピングを行う方法と，複数の有窓クリップを用いて血管形成的にクリッピングを行う方法がある．本項で対象とする頭蓋内の後交通動脈（posterior communicating artery：Pcom）より中枢側の動脈瘤では，この有窓クリップを用いたクリッピング手術が基本方針となる．

まずこういった動脈瘤に対する治療の基本方針を図1に示す．複数の有窓クリップをかけていく局面では1個のクリップで動脈瘤の内圧を完全に下げることができないため，完全にネックを遮断することができるまで常にスリップアウトや動脈瘤壁の損傷による出血の危険性が存在する．そのためクリッピング終了まで動脈瘤の内圧を下げておく（ICA一時遮断やsuction decompression）必要がある．一時遮断が安全かどうかは，術前にまずDSA・バルーン閉塞試験（balloon occlusion test：BOT）を行いICAの一時遮断に耐え得るかどうかを検査する．一時遮断に耐えられないと判断すれば，手術時にバイパス（浅側頭動脈〔superficial temporal aretery：STA〕—中大脳動脈〔middle cerebral artery：MCA〕anasotomosisなど）を作成しておくと安全である．その後ICAを遮断しICAから用手的に血液を吸引する（suction decompression）（図1A）．この操作で動脈瘤内の圧が下がり，その間に有窓クリップを速やかにかけていく．この有窓クリップによる血管形成はICAが予想外に狭窄したり，不完全クリッピング（造影剤の漏

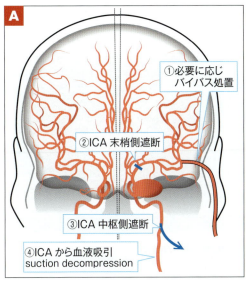

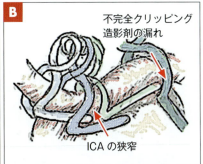

図1 ┃ 巨大動脈瘤のクリッピング
A 基本治療戦略．B 血管形成的な複数有窓クリップのピットフォール．

161

れ)などが生じやすい(図1B)ため注意が必要である．術中は，動脈瘤のネックの位置を確実に把握するために前床突起の削除，視束管のunroofingを行っておくと安全であり，ICAの一時遮断を行うことからSEP, MEPモニタリングを行うことが望ましい．

> **症例 1**
> ● 48歳，女性　●左巨大ICA動脈瘤　●進行する左視力視野障害

症例1：初診時MRI/MRA（図2）

進行する左眼の視力視野障害で動脈瘤が発見された患者である．MRIでは左視神経への圧迫がみられている．動脈瘤による視力障害は一度発症すると進行が早いことがあるため，早期の治療を計画したほうがよい．動脈瘤自体はトルコ鞍よりも高い位置にあり，クリッピングが可能であると予想される．

症例1：DSA（3Dアンギオ）

本症例のような大きな動脈瘤ではDSAは必須である．①動脈瘤の詳細な構造が明らかになり，②前脈絡叢動脈（anterior choroidal artery：AchA）の分岐部とネックの関係などが十分把握できる．さらに③ICAの一時遮断を想定したBOTを行う前に，Allcock試験，Matas試験を行い，後方循環からのPcomを介した血流，前交通動脈（anterior communicating artery：Acom）からのcross flowがあるかどうかを確認しておく．

本症例におけるBOTではAcomを介した血流はあまりみられず，Pcomからの血流がみられた．このAllcock試験の側面像（図3C）ではPcom, AChAが動脈瘤より遠位側から分岐していることが明らかになった．BOT時には無症状ではあったが脳血流検査SPECTでは左半球の軽度の血流低下がみられた．以上のことから何らかの事情でICAを閉塞（trapping治療）せざるを得ないときはバイパスが必要であることが示唆された．

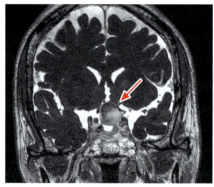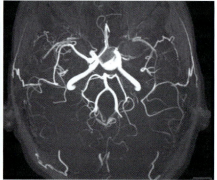

図2｜症例1，初診時MRI/MRA
左視神経への圧迫がみられる（→）．

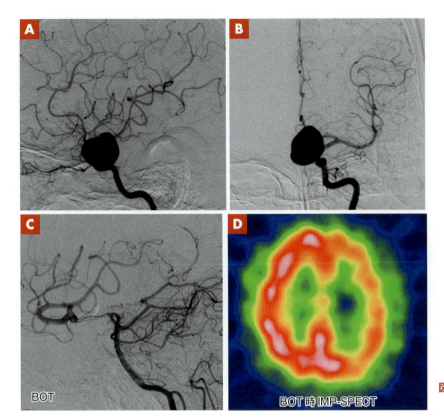

図3 | 症例1, DSA およびBOT 所見

症例1：手術の実際（図4）

　手術は通常の pterional approach に加えて，STA-MCA anastomosis が可能（STA の温存が可能）な皮切，頚部の ICA を確保，high-flow bypass が必要な事態に備え橈骨動脈が採取できるように前腕を術野に入れられるようにした．視神経の圧迫症状が出ているため視束管を unroofing，動脈瘤のネックの中枢側が十分確認できるように前床突起の drilling を行った．視神経の下方外側から動脈瘤が圧迫しており，視束管の部分で視神経の走行が折れ曲がっており同部で神経が変色，充血していた．視束管を開放することで視神経の可動性が得られた．

　次に ICA の末梢に temporary clip をかけ頚部 ICA から用手的に動脈血を吸引した．この操作で動脈瘤の圧が下がり退縮したため有窓クリッ

> **ココがポイント！**
> 術前の DSA, BOT 時の後方循環からの撮影（または Allcock 試験）で Pcom, AChA との位置関係を把握することができる．視力・視野障害で発症した脳動脈瘤では，視束管の十分な開放と術中の視神経に対する愛護的な操作が重要である．

プを tandem にかけていくことができた．患者は術後新たな神経症状の出現はなく独歩退院した．視野・視力の改善はみられたが完全な回復には至らなかった．

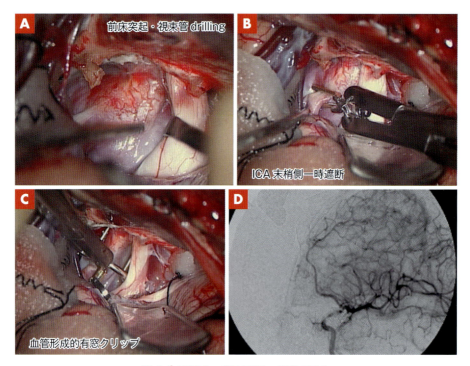

図4 | 症例1，術中所見，術後DSA

症例2

- 67歳，女性　●右巨大ICA動脈瘤
- 頭部打撲時撮影されたCTにて偶然発見された

症例2：初診時CT/CTA

トルコ鞍上部に円形の腫瘤陰影がみられ，その後の検査にて動脈瘤であることが明らかになった患者である．視力障害もなく無症状であり，一見すると治療をためらわれるくらいの大きさである．3D-CTAだけを見るとIC topにまでネックが及んでいるように見える（図5）が，これは動脈瘤とICAが密着していたり，A1が細い場合などにこのように見える場合があるため注意深い検査・観察が必要である．

症例2：DSA（3Dアンギオ）

本症例のような大きな動脈瘤ではIC top，AChAとの関係の検査なども含めてDSAおよびBOTが必要である．BOTのときにPcomを介した後方循環からの側副血行があれば，Pcom，AChAとネックの関係がわかりやすくなるが，残念ながら本症例ではPcomの描出がみられなかった．また30分のBOT時には，無症状であるもののICAのstump pressureが体血圧の60％以下まで低下していたため，本症例ではICA遮断に対してはintoreranceと判断された．

本症例ではAcomを介したcross flowがみら

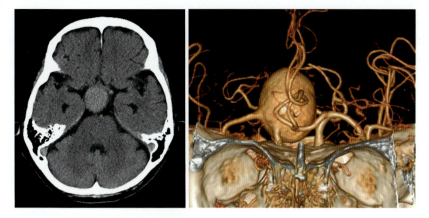

図5 | 症例2，単純CT，CTA

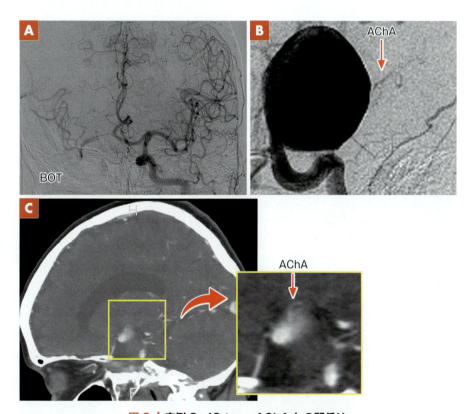

図6 | 症例2，IC top，AChAとの関係は

れ，この画像から少なくともIC topまでネックが及んでいることはないことがわかる（図6A）．最後の問題はAChA（図6B，→）がどこから分岐しているかである．筆者の経験ではこういった動脈瘤ではAChAはほとんどネックから分岐しており，温存は可能であろうと考えているものの，術前に確認できていると確実である．本症例ではDSAからも分岐部はわからなかった（図6B）が，3D-CTA時の再構成sagittal画像を詳細に観察するとAChAの分岐部（図6C，→）を明らかにすることができた（図6C）．この所見は術中正しいことが確認されている．こ

れらの画像から Pcom との位置関係は明らかでないものの，少なくとも AChA を残してクリッピングが可能と判断され，開頭クリッピング術を計画した．

症例 2：手術の実際

型どおり MEP，SEP を装着し，手術は通常の pterional approach に STA を温存した皮切，頚部の ICA を確保，high-flow bypass が必要な事態に備え橈骨動脈が採取できるように前腕を術野に入れられるようにしておいた．本症例は前述のとおり ICA 一時遮断に対し intorelance であり，suction decompression 時にバイパスがあったほうが望ましいと判断され，まず safety bypass として STA-MCA anastomosis を行った．視神経を牽引する可能性があるため視束管を unroofing，動脈瘤のネックの中枢側が十分確認できるように前床突起の drilling を行った．動脈瘤近傍を剥離観察すると図 7A のようにネックは IC top のすぐ近くまで迫っていたが，AChA は 3D-CTA 画像のとおりネックの末梢側にあり，クリッピング時に温存できることが確認された．

> **ココがポイント！**
>
> 大きな動脈瘤では Pcom，AChA などとの位置関係の把握が難しい症例がある．DSA は必須であるがそれだけでは不明なこともある．多くのモダリティを駆使してより多くの情報から詳細に検討する必要がある．血管形成を行う複数の有窓クリップでは不完全クリッピングの可能性があり，術中 DSA は必須と考えているが，動注 ICG も有用な検査である．

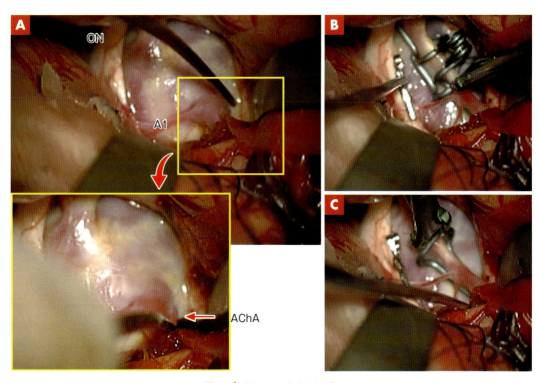

図 7 症例 2，術中所見①

ON：optic nerve.

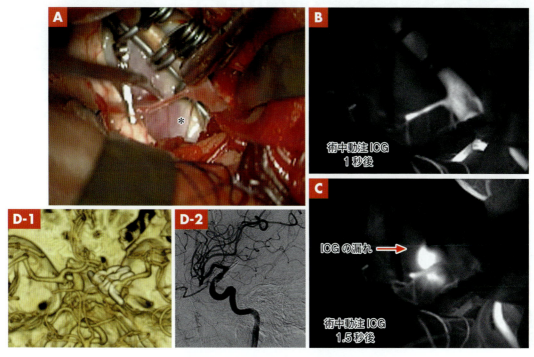

図8｜症例2，術中所見② A ～ C と術後所見 D

＊：動脈瘤．

　本症例ではIC topの手前にtemporary clipをかけるスペースがなく，A1にtemporary clipをかけICAから用手的に動脈血を吸引，suction decompressionを開始した．この操作で動脈瘤の圧が下がり退縮したため，急ぎながらも慎重にICAを形成するように有窓クリップをかけて行った（図7B, C）．図8のような形でクリップがかかったが，ここで動注ICGを行うとAChA近傍のクリップの先端からICGが動脈瘤内に漏れている所見があった．この所見は術中アンギオでも確認された．そのため再度suction decompressionを行いながらクリップのかけ直しを行い，完全遮断を確認し手術を終了した．なお術中MEPは遮断中に低下したがその後すぐに回復し，患者は術後神経症状なく独歩退院した．

2 シミュレーションとIVRの実際
A IC cavernous 大型，巨大①

小倉記念病院脳神経外科　**坂　真人**
小倉記念病院脳神経外科　**中原一郎**

症例
- 72歳，女性
- 脳ドックで偶然指摘された左内頚動脈海綿静脈洞部（IC cavernous）動脈瘤
- 7年の経過で増大，左動眼神経症状を呈すようになり手術となった

術前評価および治療戦略のポイント①
（図1）

　左C4 portion（海綿静脈洞部），外側向きのdome size 25.1 mm × 17.8 mm × 14.2 mm，ネック5.8 mmのgiant saccular aneurysmである．MRI T1/T2にて血栓化は認めなかった．Matas試験，Allcock試験にてcross flowあり，20分間のバルーン閉塞試験（balloon occlusion test：BOT）でtoleranceありと判断された．

IC cavernous large/giant aneurysmに対する治療戦略

　当院ではIC cavernous large/giant aneurysmの治療は脳血管内治療による母血管閉塞（internal trapping）を基本とし，必要に応じ低流量ないし高流量の頭蓋内バイパス術を併用していた．2010年7月にEnterprise™ VRD（ジョンソン・エンド・ジョンソン）が保険償還されて以降，本部位の動脈瘤でステント併用コイル塞栓術が可能になった．無症候性のものはもとより，症候性であっても多くの場合，症候の改善がみられることがわかり，現在では，母血管を温存する形での瘤内塞栓を行うようにしている．瘤根治を得るには母血管を確保したうえでの高い塞栓率が必要となる．そのためにadjunctive techniqueを要し，ステントアシストはもとより，ダブルカテーテル法を用いた大径コイルによるframingと柔軟，細径コイルによるfilling, finishingを行い，さらに塞栓の段階や母血管の状態に応じてバルーンアシストも併用する治療を行っている．

　治療戦略を検討するにあたってはネック長に加えて，母血管の屈曲度，遠位正常内頚動脈（internal carotid artery：ICA）へのアクセスの難易，ネック部分の正常血管壁が周径のどの程度残っているか，どの程度動脈瘤壁に置換されているかを十分検討して，ステントアシストが可能かどうかを検討しなければならない．母血管が全周性に拡張したfusiform typeでネックが著しく長い場合はステントが瘤内に浮いた状態となるため，塞栓は困難でinternal trappingを行わざるを得ないこともある．なお，本部位のlarge/giant aneurysmは，今後flow diverting stentの登場により治療手段が大きく変わる可能性もある．

　IC cavernous large/giant aneurysmにおける治療戦略の概要を示す（図2）．以下に，その方法を簡潔に説明する．

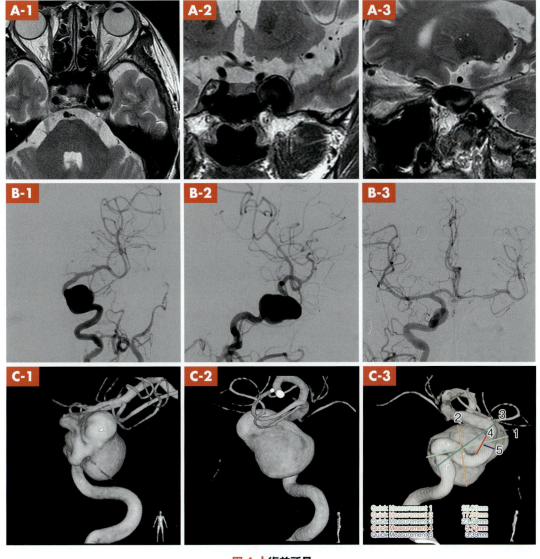

図1｜術前所見

A MRI T2WI．**A-1** axial，**A-2** coronal，**A-3** sagittal．
B 術前 DSA．**B-1** A-P view，**B-2** lateral view，**B-3** Matas 試験．
C 術前 3D-DSA．**C-1** A-P view，**C-2** lateral view（R-L），**C-3** lateral view（L-R）．

①バルーンカテーテル（balloon catheter：BC）を誘導し，瘤頚部にバルーンを留置する．

②マイクロカテーテル（microcatheter：MC）1 を瘤中央に留置する．

③MC 2 を瘤内で半周～1 周半させ留置する．

④バルーンアシスト下に MC 1 から大径コイルを誘導し，複数本のコイルを用いて framing を作成する．適切な frame が構築されたら MC 1 を抜去する．

⑤BC をステント留置用カテーテル（stenting catheter：SC）に exchange しステントを留置する．MC 2 はステントに jailing される．

⑥coil mass がステントに重なり，内腔確保が視認しにくい場合に備え，SC を BC に再び ex-

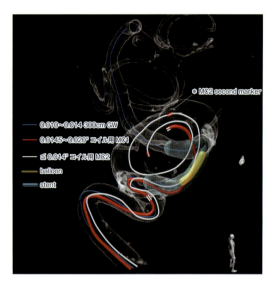

図 2 | IC cavernous large/giant aneurysm に対する治療戦略

change し瘤頸部にバルーンを留置する．
⑦必要なら in-stent balloon assist を行いながら，MC 2 から柔軟，細径のコイルで残存する間隙を埋めるように filling, finishing を行う（＊MC 2 のセカンドマーカーが瘤内にあり視認できないときは，ED coil で塞栓を行う）．

　上記を基本として，個々の症例を検討して多少 variation をもって治療にあたっている．例えば本症例では，③の MC 2 を④の後に留置しているし，②⑦の balloon assist は用いていない．上記治療戦略で概ね IC large/giant aneurysm には対応でき，かつ high packing density を実現できている．

術前評価および治療戦略のポイント② （シミュレーション）（図 3, 4）

❶ 術前 DSA での確認

　大腿動脈から ICA までのアクセスルートに動脈硬化や強い屈曲蛇行がないこと，Matas 試験，Allcock 試験にて C4 をバルーンで閉塞しても虚血耐性があること，ICA の分枝が瘤と関与していないことを確認した．

❷ 瘤内塞栓時の working angle（図 3）

　正面像は C3 の down the barrel view とし，C4 から C3 を直線状に見られてかつ母血管（C4）と動脈瘤ネックが分離できる angle とした．この view で動脈瘤の上下・左右径も把握できた．側面像は C4/C3 移行部の down the barrel view とし，動脈瘤の前後径も把握できる angle とした．正面像とはおよそ 90°をなすようにしている．

❸ ステント留置時の working angle とステント留置シミュレーション（図 4）

　正面像は瘤内塞栓時の working angle と同じとした．側面像は siphon が最も広くかつ長く観察できる angle とした（MC の誘導時にも，この angle を用いた）．

　ステント留置位置は，眼動脈の distal から動脈瘤ネックを完全に cover して両端 5 mm 程度は正常母血管にかかり，siphon で kink が生じないようシミュレーションした．上記を満たすために，Enterprise™ VRD 4.5 mm × 22 mm を選択した．

治療の実際

　治療 7 日前から抗血小板薬 2 剤併用（アスピリン 100 mg ＋クロピドグレル硫酸塩 75 mg/day）を開始した．

　全身麻酔下に治療を行った．右大腿動脈に 8 Fr ロングシースを留置後，ACT 300 秒を目安に全身ヘパリン化を行った．

　ガイディングカテーテルとして 8 Fr ロードマスター 90 cm ST（グッドマン）/4—6 Fr CATHEX 125 cm JB2（ガデリウス・メディカル）/0.035 ラジフォーカス® ガイドワイヤー 180 cm（テルモ）を左頚部 ICA に誘導した．3D-RA を

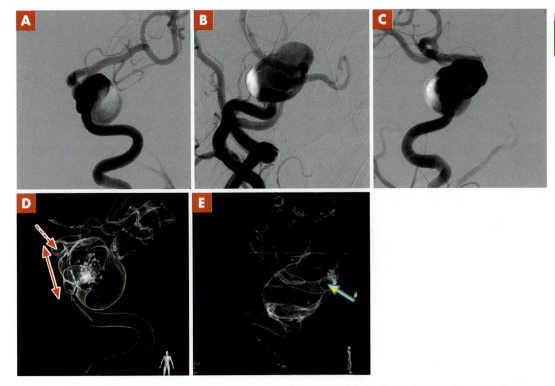

図3 瘤内塞栓時 working angle での conventional DSA と 3D-RA translucent view

A C A-P panel view. **B D** lateral panel view. **E** マイクロカテーテル誘導時の lateral panel view.
neck line （---）, C3 barrel （--▶）, C4 から C4/C3 移行部 （—▶）, C4/C3 移行部の barrel （⇨）.

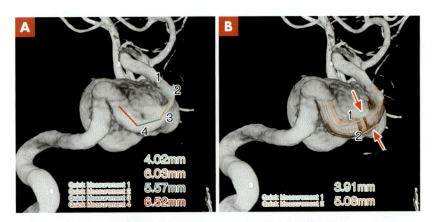

図4 ステント留置時 working angle とステント留置シミュレーション

A 22 mm の Enterprise™ VRD がどの範囲に留置されるかシミュレーションした．
B 血管の周径 1/2 以上が動脈瘤壁となっている範囲では（—▶），ステントで血管を形成するようになる．この部分が長いと stent assist coiling は困難なことがある．

施行し上述の working angle を設定した．
PROWLER® SELECT™ Plus 150 cm str.（ジョ

ンソン・エンド・ジョンソン）/ラジフォーカス® ガイドワイヤー GT WIRE 0.014 double angle

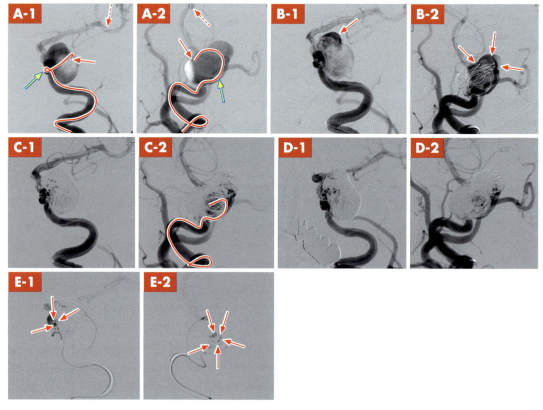

図5｜実際の治療経過①

A マイクロカテーテルの誘導．PROWLER® SELECT™ Plus 先端（--▶）十分MCA遠位に留置した．Penumbra PX SLIM 先端（─▶），瘤内で半周させた．セカンドマーカー（⇒）は母血管内にある．

B 1st coil 挿入後．瘤上方に frame で cover できていない部分がある（─▶）．

C 5th coil 挿入後．5本のstandard coilにて瘤全体をcoverする良好なframingが得られている．ここでPenumbra PX SLIM™ pre-shape 45 が瘤外に逸脱し，pre-shape 90 を入れ直し塞栓を継続した．

D 19th coil 挿入後．

E 34th coil 挿入後，マイクロカテーテル造影．Penumbra PX SLIM™ が瘤外に逸脱したため抜去し，Excelsior™ SL-10 を瘤内に留置してMC造影を行った．siphon に囲まれた瘤内側部分が主として残存しており（─▶），そこはちょうど血管壁が瘤壁に置換されているネック部分である．ステントを留置し，母血管形成してからの塞栓が必要な局面であることがよくわかる．

にて PROWLER® SELECT™ Plus を左M1 distal に誘導した．続いて Penumbra PX SLIM™ 150 cm pre-shape 45（メディコスヒラタ）/Traxcess™ 14 - 200 cm（テルモ）にて，ガイドワイヤー（guide wire：GW）先行で瘤内に1/2周進めて瘤外側後方に Penumbra PX SLIM™ 先端が位置するように誘導した（図5A）．後述1st〜5thのPenumbra coilにて，IC siphon 上方の瘤成分もcoverするように瘤内にframe外スペースのない良好なframingを得ることができた（図5B，C）．

5thのcoilを挿入した際にMCが逸脱した．ここでPenumbra PX SLIM™ 150 cm pre-shape 90/Traxcess™ 14 にて再度，瘤中心のcoil massの少ない部分にPenumbra PX SLIM™を留置し直した．引き続きPenumbra coil 6th〜34thにて fill-

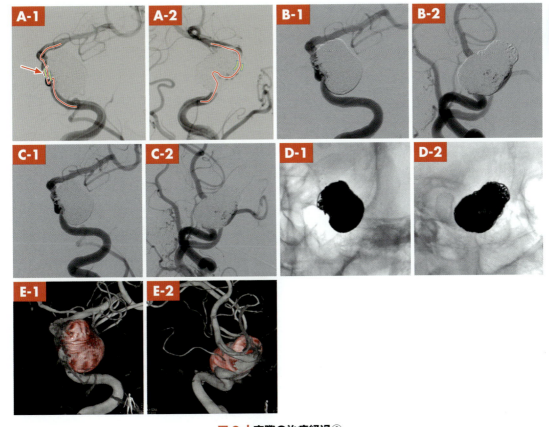

図6｜実際の治療経過②

A ステント留置時の working angle での DSA。Excelsior™ SL-10 をネックの外側やや後上方に留置，jailing method で Enterprise™ VRD を留置するところである．lateral view はシミュレーションで想定した angle としており，coil mass の重なりはあるが C4 が最も長く確認できる．C4 前後の ICA（ ── ），neck line（ ── ），残存瘤（ ─→ ）．

B 39th coil 挿入後．

C 49th coil 挿入後．

D 49th coil 挿入後 coil mass．

E 塞栓後 3D-RA（working angle）．

ing を行った（図5D，E）．

　34th のコイルを挿入した時点で MC が瘤外に逸脱した．瘤内 siphon に囲まれた部への造影剤流入を認めたが，瘤中心付近の造影効果はかなり軽減した．

　本症例では，上記治療戦略のようにあらかじめ細径コイル用のカテーテルを留置していなかったので，ここで Excelsior™ SL-10 Pre-Shaped 45°（ストライカー）/Traxcess™ 14 を誘導し，Excelsior™ SL-10 を瘤の coil mass が少ないネックの外側やや後上方に留置した．Enterprise™ VRD 4.5 mm × 22 mm を眼動脈の distal からネックを cover するように留置した（図6A）．Excelsior™ SL-10 のセカンドマーカーは瘤内に存在し，coil mass により視認できないため音で detach point がわかる，35th〜46th の ED coil（カネカメディックス）にて塞栓を行った（図6B）．

塞栓に伴い MC が徐々に kick back され，セカンドマーカーが視認できるようになってからは，47th〜49th の coil にて finishing を行った．

最終の 49th coil 挿入時に MC が瘤外に逸脱したため，手技を終了した．packing density は 30.8％ であった（図 6C〜E）．

conventional DSA，3D-RA で siphon 内側のごく一部にわずかな造影効果を残すのみとなった（図 6C, E, 7）．hiresolusion CT でステントが術前に意図した位置に留置され，かつ母血管内腔が保たれ coil 逸脱がないことを確認し，XperCT にて出血などの異常がないことを確かめ，手術を終了した．術後，左動眼神経麻痺，左外転神経麻痺は術前と同程度であったが，その後 12 カ月で徐々に軽度改善した．治療 2 年経過するが，瘤再発は生じていない．

1　使用したコイル

1. Penumbra coil 400™ COMPLEX STANDARD 28 mm × 60 cm
2.〜5. Penumbra coil 400™ COMPLEX STANDARD 24 mm × 57 cm，Penumbra coil 400™ COMPLEX STANDARD 22 mm × 60 cm，Penumbra coil 400™ COMPLEX STANDARD 20 mm × 60 cm
6. Penumbra coil CURVE EXTRA SOFT 3 mm × 8 cm
7.〜10. Penumbra coil J SOFT 3 mm × 15 cm 2 本，Penumbra coil J SOFT 3 mm × 10 cm 2 本
11.〜13. Penumbra coil COMPLEX EXTRA SOFT 4 mm × 6 cm 3 本
14.〜15. Penumbra coil COMPLEX SOFT 6 mm × 15 cm 2 本

> **ココがポイント！**
>
> IC cavernous giant aneurysm においては，症候性であっても多くの場合，症候の改善がみられることから，当院では母血管を温存する形での瘤内塞栓を行うようにしている．瘤根治を得るには母血管を確保したうえでの高い塞栓率が必要なため，adjunctive technique を要し，ステントアシストはもとより，ダブルカテーテル法を用いた大径コイルによる framing と柔軟，細経コイルによる filling, finishing を行い，状況に応じてバルーンアシストも併用する．

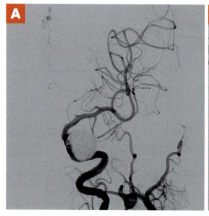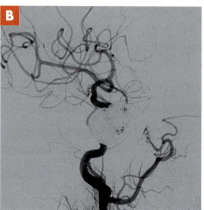

図 7 ｜ 塞栓後 conventional DSA
A A-P view．B lateral view．

16. Penumbra coil COMPLEX Soft 6 mm × 10 cm

17.〜34. Penumbra coil COMPLEX EXTRA SOFT 4 mm × 6 cm 2 本, Penumbra coil COMPLEX EXTRA SOFT 3 mm × 4 cm, Penumbra coil COMPLEX EXTRA SOFT 2 mm × 4 cm, Penumbra coil COMPLEX EXTRA SOFT 3 mm × 8 cm, Penumbra coil COMPLEX EXTRA SOFT 3 mm × 6 cm 2 本, Penumbra coil COMPLEX EXTRA SOFT 3 mm × 5 cm 2 本, Penumbra coil COMPLEX EXTRA SOFT 3 mm × 4 cm 3 本, Penumbra coil COMPLEX EXTRA SOFT 4 mm × 6 cm 3 本, Penumbra coil COMPLEX EXTRA SOFT 4 mm × 4 cm 3 本

35.〜46. ED coil 10 ∞ EXTRA SOFT 6 mm × 10 cm 3 本, ED coil 10 ∞ EXTRA SOFT 6 mm × 15 cm 3 本, ED coil 10 EXTRA SOFT 4mm × 8cm 2本, ED coil 10 ∞EXTRA SOFT 3 mm × 6 cm 3 本, ED coil 10 ∞ EXTRA SOFT 2 mm × 4 cm

47.〜49. HydroSoft® 2 mm × 4 cm（テルモ）3 本

引用・参考文献

1) Ohta T, Nakahara I, Ishibashi R, et al: The Maze-Making and Solving Technique for Coil Embolization of Large and Giant Aneurysms. AJNR Am J Neuroradiol, 2014, ［Epub ahead of print］

2 シミュレーションとIVRの実際
A IC cavernous 大型, 巨大 ②

老年病研究所附属病院脳神経外科　**宮本直子**
老年病研究所附属病院脳神経外科　**内藤　功**

はじめに

海綿静脈洞部内頸動脈瘤（cavernous internal carotid artery〔ICA〕aneurysm）は破裂することはまれで，多くはmass effectで発症する．したがって，手術適応になるものは大型・巨大動脈瘤が多く，high flow bypassとICA proximal ligationがstandardな治療法とされている．脳血管内治療の適応は，十分な側副血行があり母血管閉塞が可能な症例であるが，近年，ネック形成用ステントの導入により，母血管を温存した瘤内塞栓術が行われることも増加している．しかし，ICA閉塞のリスクもあり，十分な側副血行があるかどうか確認しておく必要がある．

症例

- 71歳，女性
- くも膜下出血で発症　　●入院時：WFNS grade I　　●CT：Fisher group 3
- 右海綿静脈洞部ICA動脈瘤：右C4にネックを持ち，外側上方にprojectする動脈瘤．ドームの先端，外側後上方にblebあり．母血管の屈曲が著明．動脈瘤径19×20 mm，ネック10 mm．day 0，ステントを用いた瘤内塞栓術を施行した．

3D-DSA術前シミュレーションのポイント

1　working angleのとり方

海綿静脈洞部ICA動脈瘤塞栓術の問題点は，大型でwide neckが多いことである．したがって，母血管を温存した瘤内塞栓術を行う場合は，balloon-assistやstent-assist techniqueが必要になる．biplane装置で2方向からのworking angleを作成することが重要であり，working angleはステント誘導時とコイル挿入時では当然異なる．ステント留置時はネックが分離できる角度とネック近位・遠位の血管走行が確認できる角度を選択する．コイル挿入時はネックが分離できる角度と動脈瘤全体，あるいはblebが見える角度を選択し，これらはなるべく直行が望ましい．

A ネックとICAが分離できる角度，barrel view

動脈瘤とICAを切り出し，透過像を立体視しながらネックが分離できる角度，ICAのbarrel viewが得られる角度を決定する（図1A, stereo）．ICAと動脈瘤をそれぞれ切り出し，色分けしてfusionする．これにより，角度を変えてもICAをすぐに認識できるようになる（図1B）．しかし，図1BではあたかもICAと動脈瘤の境界がはっきりしているような錯覚に陥る（pit-

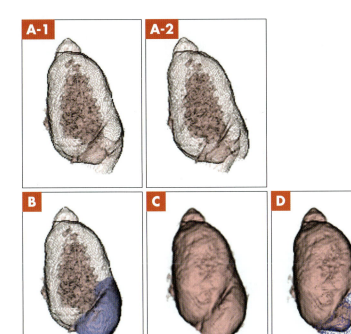

図1 | barrel view の作成

fall）ため，ICAとの色分けをしない画像でも必ず確認する．動脈瘤がICAからなだらかに立ち上がり，くびれがないことが再認識できる（図1C）．ICAを透かすと，ICAに動脈瘤が被っていることが確認される（図1D）．しかし，この角度では，ICAの走行は認識しにくい．

Ⓑ ICAの走行，動脈瘤全体，blebが見える角度（Ⓐと概ね直行する角度）

Ⓐに概ね直行する角度から，ICAの走行がわかりやすく，動脈瘤の前後の広がり，blebの位置が確認できる角度を決定する．さらに周囲の血管を透過像で表示し，fusionすることで，他の血管と重ならないworking angleを微調整する（図3）．しかし，他の血管と重ならないworking angleが得られない場合は，DSAの二重造影（血管の重なりによる濃淡）で確認する（図4）．

2 カテーテルの準備

本症例では，balloon-assist techniqueではICAへのコイルの逸脱は防げないと予想されたた

> **ココがポイント❗**
>
> 大きな動脈瘤では，ネックのカニ爪状部分が母血管に重なってくるため，挿入したコイルがステント外か母血管への逸脱か判断が困難なことがある．barrel viewが役立つが，barrel viewがとれない場合は，ステントを過信せず，設定したICAのlineは厳守する（図2）．

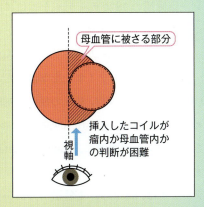

図2 | 大きな動脈瘤におけるworking angle

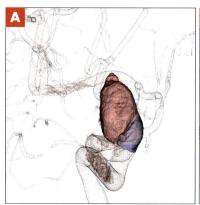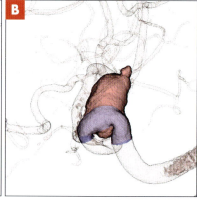

図3 2方向の working angle の作成

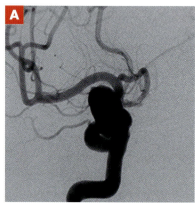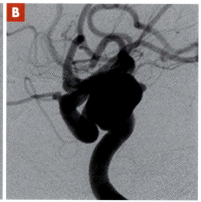

図4 治療時の working angle

め，ステントを用いた塞栓術を予定した．ステント留置用の18カテーテルとコイル塞栓用の10（14）カテーテルが挿入できるよう，7 Fr guiding catheter を使用する．ICA の屈曲が強く，ステント留置用の18カテーテルを遠位に誘導しにくいことが予想された．そこで，10（14）カテーテルを誘導し，18カテーテルに置換するため，300 cm のガイドワイヤーを準備した．この10（14）カテーテルは，ICA の屈曲に対応するため，shaping しやすい Headway®（テルモ）とした．ステント留置後に，double catheter で塞栓することを考え，もう1本の塞栓用マイクロカテーテルは，Headway® と特徴（カテーテルの色，second marker の大きさなど）が異なる PROWLER® 14（ジョンソン・エンド・ジョンソン）とした．

治療の実際

7 Fr ロードマスター TH（グッドマン）を右 ICA に留置．

1　ステント留置用カテーテルの誘導，ステント留置：カテーテル交換 technique，コイルによる瘤内への落ち込み予防

PROWLER® SELECT™ Plus pre-shape 90°（ジョンソン・エンド・ジョンソン）を ASAHI CHIKAI 14 - 300 cm（朝日インテック）を用いてネックの遠位に誘導しようとした．ガイドワイヤーは M1 まで入ったが，PROWLER® SELECT™ Plus を進めると，瘤内に落ちてしまった．そこ

で，M1まで誘導できたASAHI CHIKAI 14 300 cmにHeadway® pre-shape 90を追従させネックの遠位に誘導し，さらにASAHI CHIKAIをM2まで進めた．次いで，Headway®をPROWLER® SELECT™ Plusに置換しネックまで進めたが，これ以上進めようとすると，カテーテルが瘤内にたわんでしまうことが続いた．そこで，Headway®を瘤内に誘導し（bleb付近に留置された），PRESIDIO® 18 14 mm × 47 cm（ジョンソン・エンド・ジョンソン）を挿入した．ICAとの境界に壁をつくり，これを支えにPROWLER® SELECT™ Plusをネックの遠位に進めることができた（図5A，B）．Enterprise™ 37 mm（ジョンソン・エンド・ジョンソン）を進め，ネックを十分coverするように留置した（図5C）．先に挿入したコイルは，広がりもよく，ICAとの間に境界ができていたため，first coilとしてそのまま採用した（図5D）．

2 コイル塞栓

PROWLER® 14 pre-shape 45°をtranscellで瘤内に誘導．瘤の外側後方に留置した．bleb付近に留置されたHeadway®よりPRESIDIO® 10を用いて，blebとその近傍を塞栓した．この部位は破裂部と考えられ，tight packingを心がけた．そ

> **ココがポイント！**
>
> 巨大動脈瘤や母血管の屈曲が強く，ステント留置用18カテーテルが瘤内に入ってしまいネックの遠位に誘導できない場合，まず10カテーテルを誘導し18カテーテルに置換する．これでも瘤内に落ち込んでしまう場合は，瘤内にコイルを挿入し支えにする．このコイルは，ステント留置時のステントの瘤内への逸脱予防にも役立つ．

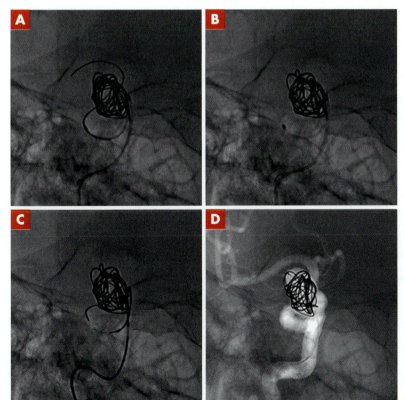

図5 マイクロカテーテルの誘導～ステント留置

A 瘤内にコイルを挿入し，マイクロカテーテルが瘤内に落ち込まないようにした．
B マイクロカテーテル誘導後．
C ステント展開中．
D ステント留置後．

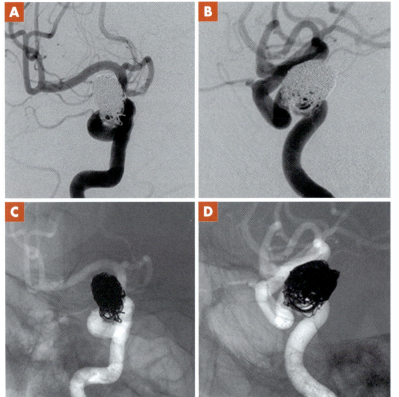

図6 | 治療後

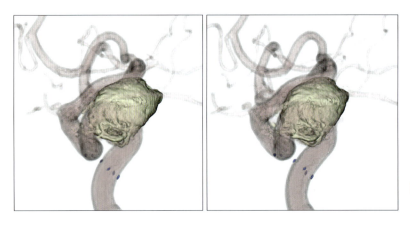

図7 | 治療後（3D, stereo）

の下方の広いスペースに，Orbit™ GALAXY Complex Fill Xtrasoft（ジョンソン・エンド・ジョンソン）を挿入した．瘤の下方（ICAの下方）は，ICAのoverhangとなり，瘤内のコイル塊，ステントによりカテーテルの誘導は困難であり，loose packingとなった．今回の目的は，再出血の予防であり，blebと硬膜内部分は塞栓されたと考え，ここで終了とした（図6, 7, stereo）．コイル挿入に際しては，前後像でICAのlineを厳守するように心がけた．1年後の血管撮影で，ICAのpatencyは良好で，瘤の再発もなかった．

2 シミュレーションとIVRの実際
B IC paraclinoid 上方向き（Oph）①

岡山大学脳神経外科　**平松匡文**
岡山大学脳神経外科　**杉生憲志**

症例1

- 35歳，女性
- 右内頸動脈―眼動脈分岐部（internal carotid-ophthalmic：IC-Oph）未破裂動脈瘤
- めまい精査のMRIで上記を認め，コイル塞栓術を希望した

症例1：術前の画像シミュレーションのポイント

　動脈瘤は内頸動脈（internal carotid artery：ICA）のC2部に位置し上方向きで最大径4mm，ネック長3mm，proximal neckからOphが分岐している．瘤のドームからOphが分岐している場合には術前にICAのバルーン閉塞試験（balloon occlusion test：BOT）を行い，外頸動脈（external carotid artery：ECA）撮影によりOphへの側副血行を評価してOph起始部の閉塞が可能か否かを判定するが，本症例では瘤のネックからOphが分岐しており，balloon remodeling technique（BRT）により同部は温存できると判断し，BOTは行わなかった．

　術前DSA時にMatas試験およびAllcock試験にて十分なcross flowを確認した．右ICAの，特にC2部の走行から，ニュートラルの頭位では正面像で瘤とICAを分離できるworking angleがとりにくいため，chin-upした頭位で術直前に3D撮影を再度行い，瘤とICAを分離でき，かつ瘤の全体像を確認できるworking angleを設定した（図1A，C，2A）．結果的にいわゆるバレ

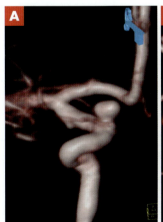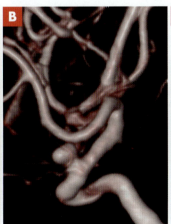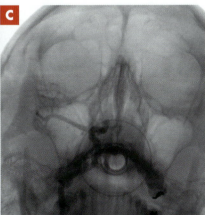

図1 ｜ 症例1，術前3D-DSA **A B** と working angle 正面像 **C**

ルビューで，Oph 起始部も接線方向で明瞭に確認できた（図 2A）．側面像の working angle では Oph の起始部を明確にし（図 1B，2B），スーパーコンプライアントバルーンを用いた BRT によりネックからバルーンを少し herniate させて（図 3A，B），Oph 起始部にコイルループがかか

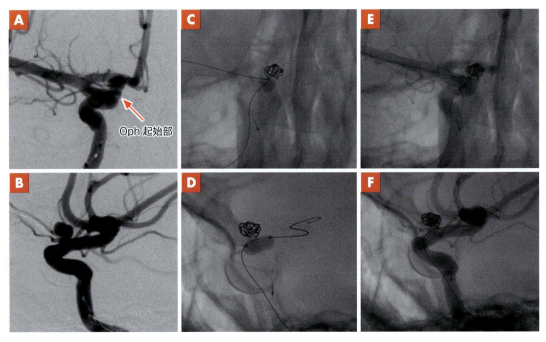

図 2 ｜ 症例 1，術前所見と 1st coil 留置後
A C E 正面像，B D F 側面像．

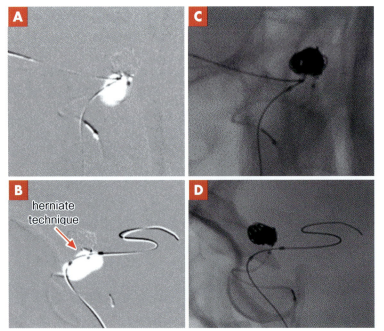

図 3 ｜ 症例 1，last coil 所見
A C 正面像，B D 側面像．

らないように塞栓を行う方針とした．

マイクロカテーテルの形状は，IC-Oph 動脈瘤の場合強い S 字形状がフィットすることが多い．今回は preshape のカテーテルにさらに steam-shape を加えて S 字形状とした．

> **症例 1：治療の実際**

全身麻酔下に右大腿動脈に 6 Fr ロングシースを留置．4 Fr JB2 型カテーテル 120 cm（テルモ）の誘導で 6 Fr ロードマスター TH 90 cm（グッドマン）を右 ICA に留置．HyperForm™ 4 mm × 7 mm（コヴィディエン）/ X-Pedion™

> **ココがポイント！**
>
> ① 塞栓による Oph 閉塞の可能性がある場合は術前に ICA の BOT を行い，<u>ECA からの側副血行と視力の確認が必要</u>．
> ② ICA の走行や側面像で中大脳動脈（middle cerebral artery：MCA）などの正常血管が瘤に重なり DSA の角度制限がある場合には，<u>頭位を変換させて 3D 回転撮影を行う</u>と working angle を設定しやすい．
> ③ 瘤のネックから正常血管（今回は Oph）が分岐している場合は，<u>スーパーコンプライアントバルーンを用いてフレームのラインを形成する</u>．
> ④ IC-Oph 動脈瘤の場合強い S 字形状がフィットすることが多いが，siphon 部の曲がりを含めて<u>カテーテル形状に工夫が必要</u>．

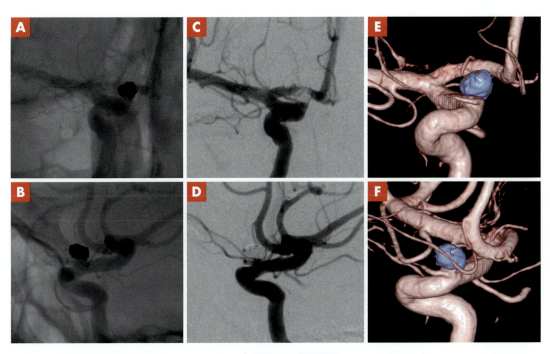

図 4｜症例 1，術後所見

A C E 正面像，B D F 側面像．

（コヴィディエン）をネック付近に待機させ，ASAHI CHIKAI 14（朝日インテック）の誘導で先端をS字状に steam-shape した Excelsior™ SL-10 Pre-Shaped 45°（ストライカー）を動脈瘤内に挿入し，ドームやや深めに留置した．

MicroPlex® Complex 10 4 mm × 10 cm（テルモ）を巻いていくと，カテーテルが kick back してくるため，バルーンを inflate してコイルを巻き直すと，何とか安定した frame が形成できた（図2C～F）．以後 BRT 下に，バルーンを herniate させて Oph 起始部を確保しながら，内部に3本の Target® 360 Ultra（ストライカー）および Target® Helical Nano™ を挿入した（図3）．最終的には Oph を温存し瘤の完全閉塞が得られた（図4）．

症例1：術後経過

合併症なく経過し，自宅退院となった．術後1年が経過しているが，単純X線・MRIにて再発を疑う所見は認めていない．

症例2

- 46歳，女性
- 両側 IC-Oph 動脈瘤
- くも膜下出血 WFNS grade Ⅰ，発症翌日
- CT：Fisher group 3

症例2：術前の画像シミュレーションのポイント

前医の3D-CTAにて両側IC-Oph遠位に上方向きの瘤を認め（図5A，B），発症翌日に脳血管内治療目的に当科転院となった．いわゆるミラーイメージの瘤であったが，左右の瘤の best working angle，特に側面像が互いに干渉しないことをあらかじめ確認しておいた．破裂側を断定することは困難であったが，頭部CTにて右側の血腫がやや多く，先に右側瘤の塞栓を行う方針とした．

診断 DSA では右 ICA 動脈瘤は最大径12.6 mm，短径8.3 mm，ネック長4.0 mmであり，上前方に突出する不整型の形状であった（図5C，D）．左ICA動脈瘤は最大径9.2 mm，短径7.4 mm，ネック長3.7 mmであり，上方に突出するラグビーボール型の形状であった（図5E，F）．両側とも Oph 起始部と瘤は少し離れており，塞栓時の Oph 閉塞のリスクは低いと考えた．右 Oph の起始部には infundibular dilatation 様の小拡張を，左 Oph の起始部と動脈瘤の間にも角状の膨瘤を認めた．両側とも年齢のわりに総頸動脈（common carotid artery：CCA）から ICA の屈曲蛇行が高度であったが，側面像の working angle にて Oph との分離は容易に可能であり，正面像では少し逆タウン方向から上方に突出した瘤の上下方向が確認できる working angle とした（図6A，B，7A，B）．

瘤のサイズが大きく，安定したフレームを得るために BRT と double-catheter technique（DCT）を併用し，全体に動脈硬化が強いことからより強いバックアップを必要とすると考えられたため，7 Fr ウルトラロングシースを用いる方針とした．

マイクロカテーテルの形状は，今回は DCT としたため，1本はS字形状に形成したものを浅

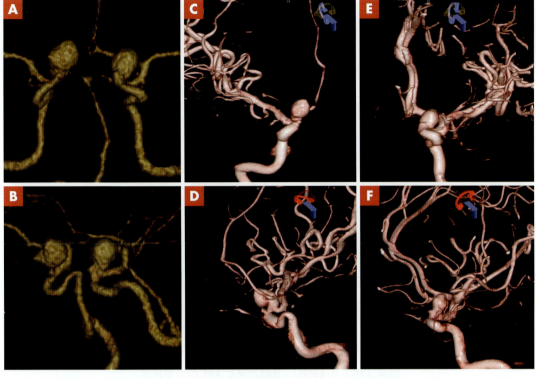

図5 | 症例2，前医 3D-CTA **A B** と術前 3D-DSA（**C D** 右 ICA 動脈瘤，**E F** 左 ICA 動脈瘤）

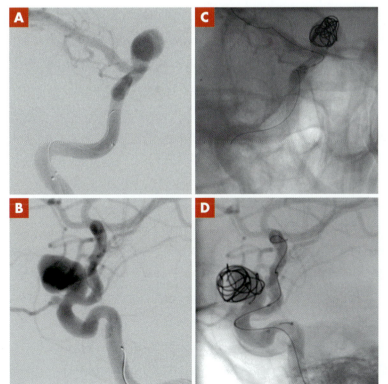

図6 | 症例2（右側），術前所見と1st coil 留置後

A C 正面像，**B D** 側面像．

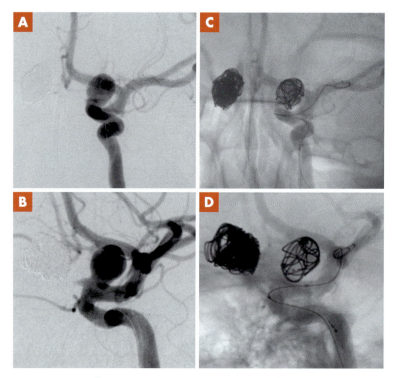

図7│症例2（左側），術前所見と1st coil留置後
A C 正面像，B D 側面像．

めに安定留置させ，他方は差別化を図り異なる形状のものを深めに置いて詰めることとした．

症例2：治療の実際

 全身麻酔下に右大腿動脈から7 Fr Shuttle® sheath（Cook Medical）を6 Fr JB2型カテーテル（ガデリウス・メディカル）の誘導で右ICAに留置した．まずHyperGlide™ 4 mm × 10 mm（コヴィディエン）/X-Pedion™をネック遠位に誘導しようとしたが，X-Pedion™の操作性が不良でICA遠位部に誘導できなかった．ラジフォーカス®ガイドワイヤーGT WIRE 0.012 inch（テルモ）ダブルアングルに交換すると，比較的容易に通過可能で，HyperGlide™を遠位に誘導できた．ここでラジフォーカス®ガイドワイヤーGT WIREをJ-shapeとしたX-Pedion™に再び交換した．続いてASAHI CHIKAI 14の誘導で，S字に形成したExcelsior™ SL-10を瘤のネック近傍浅めの位置に，Excelsior™ SL-10 Pre-Shaped 90°を瘤の先端付近に留置した．

 Excelsior™ SL-10 S-shapeからMicroPlex® Comlex 18 8 mm × 20 cmを巻くと，ジャストサイズと思われたがネックのカバーは不良であった（図6C, D）．バルーンでネックを整えるべくその内部にMicroPlex® Comlex 18 7 mm × 17 cm，MicroPlex® Comlex 18 6 mm × 15 cmをBRT下に挿入しネックを含め全体にframe形成できた（図8A）．深めに置いたExcelsior™ SL-10 90°から主にCASHMERE™ 14（ジョンソン・エンド・ジョンソン）などでfillingを行った．徐々にExcelsior™ SL-10 90°がkick backしてきて，6本目MicroPlex® Complex 10 4 mm × 10 cmを挿入するとネック近傍で巻き，バルーンの

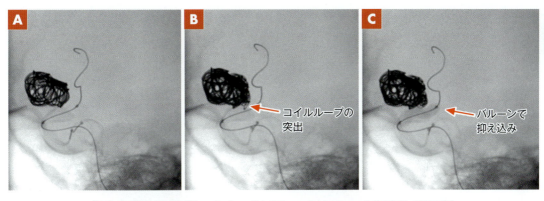

図8 │ 症例2（右側），3rd coil/ 6th coil/ 7th coil 留置後（側面像）

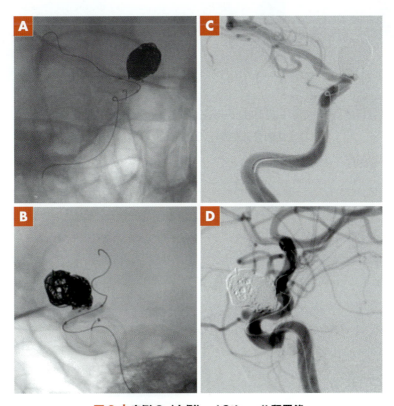

図9 │ 症例2（右側），12th coil 留置後
A C 正面像，B D 側面像．

deflation でコイルループの飛び出しが認められたが（図8B），バルーンで抑え込むと瘤内に戻ったことから，このままコイル挿入を続け内部を固める作戦とした（図8C）．両 Excelsior™ SL-10 から交互にコイル挿入を続け，12本目として DeltaPlush™ 2.5 mm × 4 cm（ジョンソン・エン

ド・ジョンソン）を挿入しようとしたが Excelsior™ SL-10 90°が kick back して瘤外に出たため抜去回収し，残るもう1本の Excelsior™ SL-10 S-shape から挿入したところネック近傍に留置できた（図9A, B）．最終的にコイル塊は上方でやや loose なもののネック近傍では tight

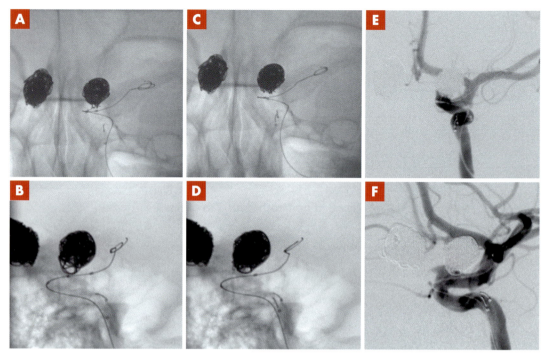

図10 | 症例2（左側），3rd coil/last coil 留置後
A C E 正面像．B D F 側面像．

となっており，DSA にて完全閉塞を確認した（図9C～D）．

続いて左 ICA に Shuttle® sheath を留置し，HyperGlide™ 4 mm × 10 mm を瘤のネック部に誘導し，対側と同様に ASAHI CHIKAI 14 の誘導で Excelsior™ SL-10 90°を瘤の先端付近に，Excelsior™ SL-10 S-shape を瘤のネック近傍に留置した．Excelsior™ SL-10 S-shape から MicroPlex® Complex 18 8 mm × 20 cm で framing を行い（図7C, D），2本の MicroPlex Compass™ 7 mm × 21 cm で補強した（図10A, B）．ここから BRT 下に，内部に CASHMERE™ 14 や DeltaPaq®（ジョンソン・エンド・ジョンソン）を計7本充填し，瘤前方の角上の膨隆はあえて残して，ドーム自体は完全閉塞が得られたと判断し，治療を終了した（図10C～F, 11A～D）．術前の計画どおり，左右の瘤がお互い干渉して

> **ココがポイント！**
>
> DCT の際の2本のカテーテルの役割に応じた位置関係を設定する．<u>S 字形状としたカテーテルをネック近傍に安定留置すること</u>で，最初の framing coil を容易に瘤にフィットするよう巻くことができ，finishing coil 挿入時にもカテーテルが kick back しにくい．<u>形状の異なるカテーテルを瘤の奥に留置する</u>ことで，filling coil を奥から順に詰めていくことができる．S 字形状のカテーテルでは 1st カーブは瘤の対側の血管壁に，2nd カーブは ICA サイフォンの膝部にフィットするよう強いカーブをつけることで，安定が得られやすいが，塞栓術の終盤で<u>カテーテル先端が遠位部に飛び出すように逸脱することがある</u>ため注意が必要．

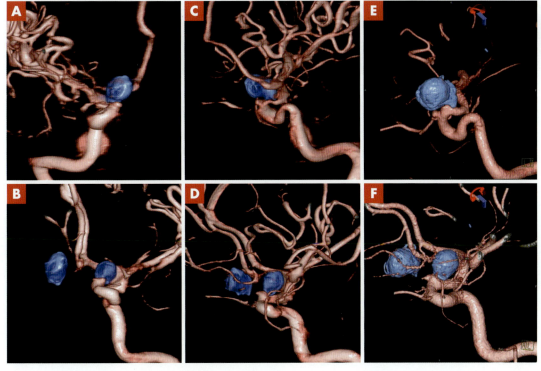

図11 | 症例2，術後3D-DSA（**A** **C** 右ICA動脈瘤，**B** **D** 左ICA動脈瘤）と3年後3D-DSA（**E** 右ICA動脈瘤，**F** 左ICA動脈瘤）

working angleを邪魔することなく治療を終えられた．

症例2：術後経過

　コイル塞栓術後の抗血小板療法としてクロピドグレル75 mgの内服を，脳血管攣縮の予防的治療としてオザグレルナトリウム・ファスジル塩酸塩の点滴静注を行った．約1カ月後に脳室腹腔短絡術を施行し，リハビリ病院へ転院となった．その後ADLは自立し，3年後のフォローアップDSAでも，再発を認めなかった（図11E，F）．

2 シミュレーションとIVRの実際
B IC paraclinoid 上方向き（Oph）②

福井赤十字病院脳神経外科　早瀬　睦
福井赤十字病院脳神経外科　波多野武人

はじめに

　内頚動脈－眼動脈分岐部（internal carotid-ophthalmic：IC-Oph）に生じる動脈瘤の塞栓術においては，視機能の温存が最も重視されねばならない．Hohらの57例の報告では4％に視力視野障害の出現や悪化を認めているが，クリッピング術群との比較で差はなかったとされる[1]．脳血管内治療の合併症としての視力視野障害は，血栓塞栓症によるものがほとんどで，血管造影上のOphの温存が得られても微小塞栓による網膜虚血により起こり得る[2]．

　またこの部位においては，内頚動脈（internal carotid artery：ICA）のサイフォンの直後に瘤が位置し急な角度で母血管から突出するためマイクロカテーテルの安定を得るのが難しいことが多い．またワイドネックであることも多いため，バルーンアシスト，ステントアシスト，ダブルカテーテルといったadjunctive techniqueを併用することも検討しなければならない．

> **ココがポイント！**
> Ophが閉塞可能でも術中の塞栓症による視力視野障害の危険性がある．

症例
- 54歳，女性
- 脳ドックで右ICA未破裂動脈瘤を指摘され紹介，7年前に施行したMRIでは動脈瘤を認めておらず，比較的短期間に増大傾向を認めたため治療適応となった．

術前シミュレーション

1　術前の血管撮影で確認しなければならないポイント

　ダブルカテーテルやステント併用には太いガイディングカテーテルを誘導する必要があり，アクセスルートに蛇行・屈曲がないかどうか，大動脈からの分岐角度も確認しておく必要がある．動脈瘤の形状・サイズ，Ophとの位置関係，母血管の径はもちろんのこと，Allcock試験やMatas試験で側副血行の評価も行っておくとよい．3D撮影は必須であり，それを基に適切なworking angleを決定するが，Cアーム同士またはベッドと干渉することがあるため，実際にworking angleがとれるかどうか確認しておく必要がある．

2　コイリングの治療戦略における検討事項

　この動脈瘤は，奥行きに比べ横幅が広く，ネック開口部が親血管の長軸方向だけでなく，短軸

> **ココがポイント！**
> 3D画像から想定したworking angleが実際にとれるかどうかを確認することは重要．Cアームとベッドや患者の体とが干渉する場合，患者の頭部固定を工夫する必要がある．

方向にも広く開いていると予想され（図1A），バルーンアシストではコイル塊が親血管に逸脱する危険が高く，ステントアシストが必要と判断した．ステントアシストを行う場合，いわゆる"down-the-barrel view"が有効であるが，本症例では（図1B）正面像でかなりcaudal方向から覗き上げる格好になるため，頭部固定の際に後屈させる必要があった．working angleについては，1つだけではなく複数の設定が必要で，具体的には①ステントのdistalの位置決め（前脈絡叢動脈の分岐を確認），②ステントが最も長く見えるviewでネックカバーを確認，③動脈瘤が親血管と最もよく分離できるview，④down-the-barrel viewをシミュレーションしておく．

マイクロカテーテルは主にプリシェイプタイプを好んで使用しているが，この部位では親血管と動脈瘤の分岐に合わせ先端形状を選択，さらに親血管のサイフォン部のカーブに合わせた2ndシェイプをつけたほうが安定する．

本症例では瘤の奥行きがなく幅が広いため，コイルのコンパートメント形成を防ぐ工夫が必要で，ステントをjailingテクニックで完全に展開してしまわずに，途中まで展開してマイクロカテーテルのペインティングの動きを損なわないsemi-jailingテクニックで治療できるように計画した．ただしこの場合，複数のカテーテルが同時に血管内に存在するため，カテーテル同士の干渉や血栓形成には十分な注意が必要である．

われわれの施設では麻酔科の協力もあり動脈瘤の塞栓術は破裂・未破裂とも全身麻酔で行っている．バイタルの管理もさることながら，患者の無動が得られるメリットが大きい．

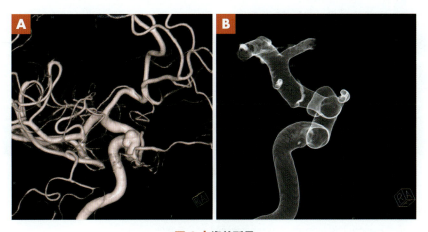

図1｜術前所見
A 3D-DSA．ワイドネックで奥行きが短い．
B 3D-DSA．down-the-barrel viewをとるには，かなりcaudalから覗き上げる角度になる．

> **ココがポイント！**
>
> working angle は 1 つではない．治療のステップごと（マイクロカテーテル誘導，ステント留置，コイリング）に適切な working angle を設定する．

治療の実際

治療予定日の1週間前からアスピリン100 mg，クロピドグレル75 mgの投与を開始，3日前に血小板凝集能を測定，投与前との比較で十分に血小板凝集能が低下していることを確認したうえで治療に望んだ．

全身麻酔下に右大腿動脈より6 Fr Fubuki ガイディングシース90 cm（朝日インテック）を右ICA動脈瘤錐体骨部まで誘導し全身ヘパリン化した．以後30分おきにACTを測定し，300秒を維持すべく適宜ヘパリンの追加投与を行った．

まずExcelsior™ SL-10 ストレート（ストライカー）をASAHI CHIKAI 14（朝日インテック）で右中大脳動脈（middle cerebral artery：MCA）に誘導，これをTransend™ 14 - 300 cm（ストライカー）でPROWLER® SELECT™ Plus（ジョンソン・エンド・ジョンソン）に交換した．次に，NEURODEO® 10 90°（ハイレックスコーポレーション）をスチームシェイプしASAHI CHIKAI 14で瘤の外側に誘導した．瘤は幅広で，コイルがコンパートメントを形成する可能性があり，瘤の高さが低いことからtranscellでの安全なマイクロカテーテル再挿入が困難と思われたため，Echelon™ 10（コヴィディエン）ストレートをスチームシェイプして瘤の内側に誘導，ダブルカテーテルテクニックで塞栓可能な状態とした（図2A）．

Enterprise™ VRD 22 mm（ジョンソン・エンド・ジョンソン）をIC topから展開，semi-jailingテクニックでまずはフレーミングを試みたが，コイルが親血管に逸脱する傾向があり，ステン

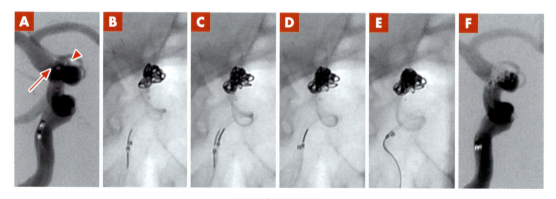

図2｜術中所見

A 内側にEchelon™（▶），外側にNEURODEO®（→）を留置．
B 1本目，Orbit™ GALAXY Complex Fill 4mm × 10 cm が十分広がってフレームを形成．
C 2本目，Target® Helical Ultra 3 mm × 6 cm が外側の部分を塞栓．
D 3本目，Target® Helical Ultra 2.5 mm × 4 cm．
E 4本目，ED coil Extra soft 2 mm × 4 cm．
F 塞栓終了時．

> **ココがポイント！**
>
> ① 2本のマイクロカテーテルの先端形状を変えることで，瘤内でのマイクロカテーテルの向きと位置を調整する．2nd シェイプは親血管の曲がりに合わせる．
> ② 再発，再治療となったときのことも考慮したステントのポジショニング．ステントは親血管の屈曲の強い proximal 側を短めにすることで transcell でのカテーテル挿入を容易にする．
> ③ 広がるコイル（今回は Orbit™ GALAXY），突破力のあるコイル（Target® Helical）を使い分ける．納得がいくまで巻き直す．

トを完全に展開，jailing テクニックとした．

cone beam-CT でステントのポジショニングを確認した．

以下のコイルで塞栓した．

1. Orbit™ GALAXY Complex Fill 4 mm × 10 cm（ジョンソン・エンド・ジョンソン）：NEURODEO® から挿入，離脱せず
2. Target® Helical Ultra 3 mm × 6 cm（ストライカー）：Echelon™ から挿入，離脱した．
   ここで 1. の Orbit™ GALAXY も離脱した．
3. Target® Helical Ultra 2.5 mm × 4 cm：Echelon™ から挿入，離脱した．
4. ED coil Extra soft 2 mm × 4 cm（カネカメディックス）：NEURODEO® から挿入，離脱した．

以上でドームは描出されなくなり，手技を終了した．術後の抗凝固療法はヘパリン 18,000 単位/日，12,000 単位/日の計2日間行った．

おわりに

ワイドネックの上方向き IC paraclinoid 動脈瘤に対しステントを併用し塞栓術を行った症例を提示した．本項が，今後の読者の治療の一助となれば幸いである．

引用・参考文献

1) Hoh BL, Carter BS, Budzik RF, et al: Results after surgical and endovascular treatment of paraclinoid aneurysms by a combined neurovascular team. Neurosurgery 48: 78-89, 2001
2) Turner RD, Byrne J V, Kelly ME, et al: Delayed visual deficits and monocular blindness after endovascular treatment of large and giant paraophthalmic aneurysms. Neurosurgery 63: 469-74, 2008

2 シミュレーションとIVRの実際
c IC paraclinoid 下内側向き（SHA）①

岸和田徳洲会病院脳神経外科　**松本博之**

術前シミュレーションのポイント

　IC paraclinoid 下内側向きの動脈瘤の場合，carotid siphon の屈曲の程度や，動脈瘤ネックの位置がどこにあるかで，瘤内へのマイクロカテーテル誘導の難易度や留置後のマイクロカテーテルの安定性が異なる．

　特に動脈瘤が小さく，ネックが infraclinoid portion に位置する下内側向きの動脈瘤は，マイクロカテーテル誘導の際の力の伝達方向と動脈瘤突出方向の軸がずれるため，瘤内への誘導が極めて困難となる．苦労して瘤内にマイクロカテーテルが留置できても，カテーテルが血管壁でうまく支点をもたないと，瘤内でカテーテルが安定せず，コイル挿入中に容易に瘤外に逸脱してカテーテルが遠位に流されてしまう．コイル挿入中にいったんカテーテルが逸脱してしまうと，小さな動脈瘤においてはカテーテルの再挿入は容易ではない．この部位の下内側向きの動脈瘤塞栓術においては，マイクロカテーテルの安定性を得るための適切なシェイピングが鍵となる．

　術前の 3D 画像からサイフォンの屈曲を観察し，形状に応じた術者独自のテーラーメイドのマイクロカテーテルシェイピングが行われているが，血管壁へのマイクロカテーテルの当たり具合などから，シミュレーションどおりには瘤内に収まらず，作成した 3D 形状がかえって不安定要素となることもある．結局はプリシェイプされた J 型のマイクロカテーテルが誘導しやすく，かつ留置後にも安定しやすいといったことをしばしば経験する．マイクロカテーテル先端が十分にドーム内に入り，かつコイル挿入中もマイクロカテーテルが逸脱しにくく，誰にでもできる再現性のあるシェイピングとして，われわれはピッグテール様のシェイピングをつけることにしている（図 5 参照）．

　術前シミュレーションでは，3D-DSA や 3D-CTA などの立体画像で working angle を決定しておく．一般にこの部位の下内側向きの動脈瘤は正面内側やや下方向から透視を入れることでネックを分離しやすく，かつマイクロカテーテル誘導の道筋も確認しやすい．側面像は動脈瘤が内頚動脈（internal carotid artery：ICA）と一部重なることもあり，デバイスの誘導を確認する程度にしか役立たないことが多い．術前には頚部から錐体部 ICA までの血管走行とサイフォン部の屈曲の程度も確認しておく．屈曲蛇行が強い症例では，サポート用のインナーカテーテルを使用することで，デバイスの誘導やマイクロカテーテルのコントロール性を高めておく必要がある．動脈瘤のネックの大きさによっては，ステントアシストも念頭に置かなければならない．われわれは術中の使用の有無にかかわらず，基本的にアシストバルーンを待機させておくようにしているが，バルーンが入ることでマイクロカテーテルの干渉が起こり，誘導や塞栓術中のカテーテルコントロールが効きにくくなる欠点もある．

> **症例 1**
> - 55 歳, 女性
> - 右 IC paraclinoid 下内側向き未破裂動脈瘤

症例 1：術前シミュレーション

術前の血管撮影で右 IC paraclinoid 下内側向きに 5 mm × 3 mm × 3 mm の形状不整の動脈瘤を認める（図 1A, B）．頚部 ICA から錐体部までの血管の蛇行はなく，錐体部からサイフォンの屈曲もそれほど強くない．動脈瘤のネックはサイフォンの屈曲部に近く，動脈瘤の大きさもそれほど大きくないため，瘤内へのマイクロカテーテルの誘導困難と留置後のカテーテルの不安定性が予想された．術中のコイルやカテーテルの逸脱に備えてバルーンアシストを考慮し，マイクロカテーテルのシェイピングを予定した．working angle は 3D 画像をもとに，正面はやや内側下方から図 1C, D のように予定した．

症例 1：治療の実際

全身麻酔下に 6 Fr Envoy®（ジョンソン・エンド・ジョンソン）を ICA 錐体部手前に誘導留置した．アシスト用に HyperGlide™ 4 mm × 10 mm（コヴィディエン）をネックの遠位部に待機させておいた．Excelsior™ SL-10 straight（ストライカー）の先端を図 5 のように 8 mm × 3 mm × 3 mm × 3 mm にシェイピングした．

Transend™ EX soft tip（ストライカー）でカ

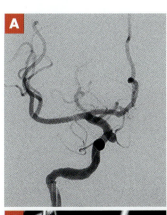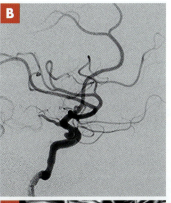
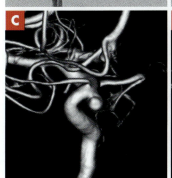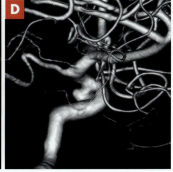

図 1 症例 1，術前脳血管撮影（**A C** 正面像，**B D** 側面像）

- **A B** 右 IC paraclinoid に下内側向きの動脈瘤を認める．錐体部からサイフォン部の血管の屈曲はそれほど強くはない．
- **C D** 術前の 3D-DSA より予定された working angle．正面像は内側やや下方から覗く方向がネックを分離しやすい．

テーテルを動脈瘤のネックを越えて遠位部まで誘導し，引き戻しながら瘤内への留置を試みたが入らないため，直接ガイドワイヤー先行で瘤内に誘導留置した．カテーテルは inflow zone からドームの奥にまで入り，ネックと対側の血管壁に支えがくる形で安定して留置された（図2）．Orbit™ GALAXY Complex Fill 4 mm × 10 cm（ジョンソン・エンド・ジョンソン）でケージを作成した際，カテーテルは painting しながらも瘤内で安定していた．比較的小さな動脈瘤であるため，カテーテルがキックバックしないよう注意しながらコイルのサイズダウンを図り，ケージ内に filling coil を充填した．ED coil Extra soft 3 mm × 6 cm（カネカメディックス），ED coil Extra soft 2 mm × 3 cm，ED coil Extra soft 2 mm × 2 cm 挿入までカテーテルは安定し，キックバックすることなくコイルを挿入できた．ED coil Extra soft 1.5 mm × 2 cm を挿入していく際に途中でカテーテルがネックから逸脱したが，マイクロカテーテルのシェイピングの形状がフィットしていたため，カテーテルコントロールで容易にリポジション可能であり，最後までコイルを挿入することができた．挿入し終えると同時にカーテル先端が瘤外に押し出されたた

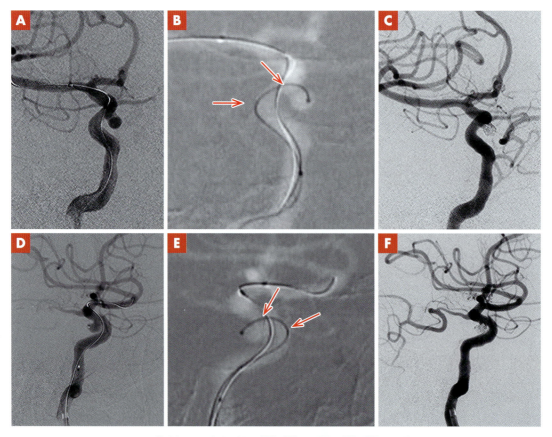

図2｜症例1，術中所見（A～C 正面像，D～F 側面像）

A B D E working angle をもとに末梢にアシスト用バルーンを誘導し，その後瘤内にシェイピングしたマイクロカテーテルを誘導留置．マイクロカテーテルの先端は十分に瘤内に入り込み，ネック対側の血管壁2カ所を支点（→）にして安定している．

C F ほぼ完全閉塞を得ることができた．

め，手技を終了した．術中にカテーテルの逸脱やコイルの逸脱がなかったため，待機させていたバルーンは使用することはなかった．最終確認でほぼ完全閉塞を得ることができた（図2）．

> **症例2**
> - 45歳，女性
> - 左IC paraclinoid下内側向き未破裂動脈瘤（対側にもやや遠位部に同様の下内側向きの動脈瘤を認め，すでに治療済み）

症例2：術前シミュレーション

術前の血管撮影で左IC paraclinoidに下内側向きに5 mm × 3 mm × 3 mmの動脈瘤を認める（図3A, B）．サイフォン部の屈曲蛇行は軽度で，ネックは完全にinflaclinoid portionに位置する．症例1と同様に留置後のマイクロカテーテルの安定性がポイントとなる．working angleは動脈瘤ネックが接線方向となるようほぼ真正面と側面で得ることができた（図3C, D）．

症例2：治療の実際

全身麻酔下に6 Fr Envoy®を左ICA錐体部手前に誘導留置した．アシスト用のHyperGlide™ 4 mm × 10 mmをネックの遠位部に待機させておいた．Headway®17 straight（テルモ）を8 mm × 3 mm × 3 mm × 3mmのピッグテール状にシェイピングし，Transend™ EX soft tip先行で直接瘤内に誘導留置した．マイクロカテーテルはinflow zoneからドームの奥にまで入って，

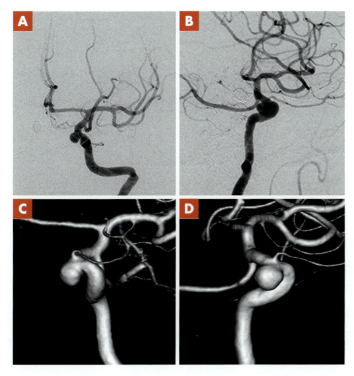

図3｜症例2，術前脳血管撮影（A C 正面像，B D 側面像）

A B 右IC paraclinoidに下内側向きの動脈瘤を認める．錐体部からサイフォン部の血管の屈曲はそれほど強くはないが，ネックは屈曲を越えてすぐのところに位置している．

C D 術前の3D-DSAより予定されたworking angle.

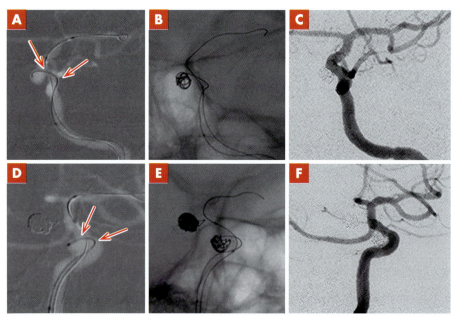

図4 症例2，術中所見（A～C 正面像，D～F 側面像）

A D working angle をもとに末梢にアシスト用バルーンを誘導し，その後瘤内にシェイピングしたマイクロカテーテルを誘導留置．マイクロカテーテルの先端は十分に瘤内に入り込み，ネック対側の血管壁2カ所を支点（→）にして安定している．

B E 術中コイルがはみ出してきそうになったため，ネック部分で間欠的にバルーンアシストを併用．

C F 完全閉塞を得ることができた．

ネックと反対側の血管壁に支えがくる形で安定して留置された（図4A, D）．この状態で塞栓術を開始した．Target® 360 Soft 5 mm × 10 cm（ストライカー）2本でケージを作成した際，カテーテルは瘤内で極めて安定していた．その後コイルのサイズダウンを行い，ケージ内を fillinng coil で充填した．Target® 360 Soft 4 mm × 6 cm，DeltaPlush™ 2.5 mm × 4 cm（ジョンソン・エンド・ジョンソン）を挿入途中，カテーテルが少し押し戻されてコイルが逸脱しそうになったため，間欠的にバルーンアシストも併用した（図4B, E）．最後はカテーテルがネックぎりぎりのところにまで押し出されてきたが，カテーテル先端がまだネック側を向いて十分に安定していたため，もう1本 Target® Helical Ultra 2 mm × 2 cm をカテーテルコントロールしながら追加挿入することができた．最終確認で完全閉塞を得ることができた（図4C, F）．

引用・参考文献

1) 泉　孝嗣：脳動脈瘤塞栓術におけるカテーテルシェイピングのコツ，31-4（坂井信幸，他編：脳血管内治療の進歩2014，診断と治療社，東京，2013）
2) Kwon BJ, Im SH, Park JC, et al：Shaping and navigating methods of microcatheters for endovascular treatment of paraclinoid aneurysms. Neurosurgery 67: 34-40, 2010
3) 杉生憲志：マイクロカテーテル：選び方・シェイピング・誘導，73-6（坂井信幸，他編：脳血管内治療の進歩2013，診断と治療社，東京，2012）

ココがポイント！

IC paraclinoid下内側向き動脈瘤の塞栓術は，マイクロカテーテル留置後の安定性がポイントである．プリシェイプカテーテルを使用する場合にはJ型がよく使用される．しかしながらJ型の先端カーブの長さがやや短いため，留置後にカテーテル先端部がドーム内に十分に入りきらず，ネック近傍の位置で安定してしまうことがしばしば経験される．この状態でコイルを挿入していくと，塞栓術中にカテーテルがキックバックで容易に瘤外に逸脱してしまう．対策として，ネック対側の血管壁で十分な支点をつくる必要があり，そのためにはJ型の先端カーブをもう少し長くしたカテーテルシェイピングが有用である．

われわれは直型あるいはプリシェイプJ型のマイクロカテーテル先端を図5に示すようなピッグテール様の形状（8 mm×3 mm×3 mm×3 mm）にシェイピングしている．特に凝った3D形状のシェイピングをせずとも誘導は容易で，かつ術中のマイクロカテーテルの安定性も非常によい．

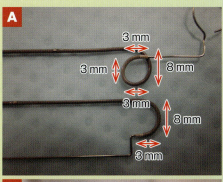
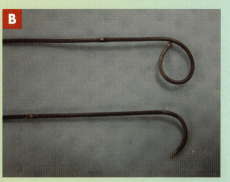
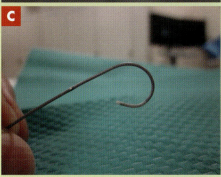

図5｜マイクロカテーテルのシェイピング

A 直型あるいはJ型を使用することが多い．マンドリルの形状を8 mm×3 mm×3 mm×3 mmのピッグテール状に曲げて，スチームあるいはヒートガンで熱形成する．下段は通常のプリシェイプのJ型．J型のタイプを形成する場合は既製の曲がりを一部そのまま利用することができる．

B 熱形成後にマンドリルを除去した直後の形状．下段は通常のプリシェイプのJ型．

C 塞栓術終了後のマイクロカテーテル．カーブの形状は残っており，術中に自然と各々の血管に合った3D形状もついているのがわかる．

2 シミュレーションとIVRの実際
C IC paraclinoid 下内側向き（SHA）②

広島大学大学院医歯薬保健学研究院脳神経外科学　**岐浦禎展**
広島大学大学院医歯薬保健学研究院脳神経外科学　**品川勝弘**
広島大学大学院医歯薬保健学研究院脳神経外科学　**栗栖　薫**

はじめに

　内頚動脈−上下垂体動脈分岐部動脈瘤（internal carotid-superior hypophyseal artery〔IC-SHA〕aneurysm）は，コイル塞栓術においてマイクロカテーテルのアクセスが比較的容易な近位部に存在する動脈瘤である．また母血管である内頚動脈（internal carotid artery：ICA）の径が通常4 mm前後であり，stent 併用や balloon assist technique などの adjunctive technique も可能である．さらに周囲に分岐血管もなく，比較的 working angle をとりやすく，コイル塞栓術に向いた形状の動脈瘤が多い．一方，直達術においては，骨削除・脳のリトラクトやバイパス術を要するなど，他の部位の動脈瘤より時間を要し侵襲性が高い．以上のことから，当施設では IC-SHA 動脈瘤に対しては，基本的にコイル塞栓術を第一選択としている．

　本項では，コイル塞栓術を行った IC-SHA 動脈瘤の未破裂例と破裂例の治療症例を提示する．

症例 1

- 54 歳，女性
- IC-SHA 未破裂動脈瘤
- 頭痛精査にて偶然に左 IC-SHA 動脈瘤が発見された（図 1A）．当初は約 3 mm 大で経過観察中であったが，動脈瘤がわずかに増大したため当科紹介となった．患者からの強い加療希望があったため，脳動脈瘤コイル塞栓術を企図した．

症例 1：治療の実際

　局所麻酔下，右大腿動脈を穿刺し，8 Fr long sheath を挿入した．全身ヘパリン化を行い，ACT を 250 秒以上とした．

　7 Fr ロードスター（グッドマン）を左 ICA に誘導留置した．3D-rotation angiography を行い，動脈瘤の計測（H：3.7 mm，ドーム：3.6 mm × 3.6 mm）および working angle の設定を行った（図 1B, C）．

HyperGlide™ 4 mm × 15 mm（コヴィディエン）＋ X-Pedion™（ジョンソン・エンド・ジョンソン）を動脈瘤ネックまで誘導した．続いて先端から 2-2-5 mm で杓子状に形成した Excelsior™ SL-10（ストライカー）＋ Traxcess™ 1014（テルモ）を動脈瘤内に誘導した．

　マイクロカテーテル先端は動脈瘤 inflow zone の奥めに留置されていたため，Matrix2™ 360 soft 4 mm × 8 cm（ストライカー）の 2D 部を挿入した後，マイクロカテーテル先端をネック部

にくるように調節した．当初は balloon を inflate せずにコイル留置を試みたが，2D 部分やコイルの途中が動脈瘤外に逸脱するため balloon assist にてコイル塞栓した．何回か巻き直し，良好な framing が形成できたため detach した（図 1D）．

続いて balloon assist 下にて GDC™ 10 ultrasoft 3 mm × 4 cm（ストライカー）を framing 内に均一に挿入した（図 1E）．さらに balloon assist 下にて ED coil Extra Soft 2 mm × 3 cm（カネカメディックス）を inflow zone 奥から手前にかけて

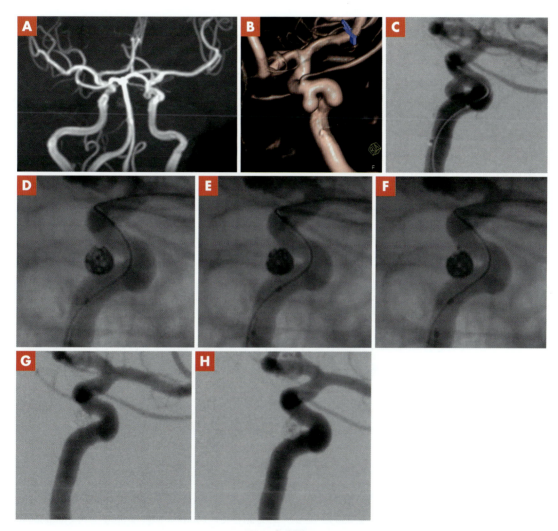

図 1｜症例 1

A MRA 左 ICA paraclinoid 内側下向きに約 3 mm 大の脳動脈瘤を認める．
B 3D-DSA 同部位に卵状の動脈瘤（H：3.7 mm，ドーム：3.6 mm × 3.6 mm）を認める．
C マイクロカテーテル，バルーンカテーテル留置時．
D Matrix2™ 360 soft 4 mm × 8 cm 留置時．
E GDC™ 10 ultrasoft 3 mm × 4 cm 留置時．
F ED coil extra soft 2 mm × 3 cm 留置時．
G 治療終了時，わずかに瘤内に造影剤の流入を認める．
H 治療 1 年後，動脈瘤は完全閉塞の状態．

挿入した（図1F）．最後にマイクロカテーテル先端が動脈瘤外に kickback した．DSA にてゆっくりとコイル内に造影剤の流入を認めるのみとなり（図1G），今後血栓化することが推察されたため手技を終了することとした．VER 28.7％．

治療1年後の血管撮影では，動脈瘤は完全に消失していた（図1H）．

1 使用したコイル

1. Matrix2™ 360 soft 4 mm × 8 cm
2. GDC™ 10 ultrasoft 3 mm × 4 cm
3. ED coil Extra Soft 2 mm × 3 cm

未破裂例の適応について

本邦の未破裂動脈瘤の自然歴に関した観察研究 UCAS Japan[1] によると，同部位の動脈瘤の破裂率は他の部位の動脈瘤に比し低く，7 mm 未満では 0.10％／年，7 mm 以上では 1.37％／年と報告されている．同部位の未破裂動脈瘤の治療適応の決定には画一的なものはなく，大きさ，患者背景，術者の技量などを総合的に検討が必要である．そして，安全かつ確実に塞栓術が可能と判断される症例のみが治療適応と考える．

> **ココがポイント！**
> 未破裂動脈瘤では，<u>安全かつ確実に塞栓術が可能と判断される症例のみが治療適応である</u>．

> **症例 2**
> ● 64 歳，女性　● IC-SHA 破裂動脈瘤　● H & H Grade Ⅱ
> ● 4〜5日前より頭痛があり，近医を受診した．頭部 CT にてくも膜下出血を，CTA にて右 ICA C2 内側向きに約 6 mm の脳動脈瘤を認めた．再破裂予防の処置が必要であり，動脈瘤の場所から脳動脈瘤コイル塞栓術を企図した．

症例2：治療の実際

全身麻酔，気管内挿管，人工呼吸器管理にて施行した．右鼠径部に 8 Fr long sheath を留置した．全身ヘパリン化を行い，ACT を 250 秒以上とした．

まず側副血行路の確認のため右椎骨動脈撮影を行い，Allcock 試験にて右 P1 →右後交通動脈（posterior communicating artery：Pcom）→ 右 ICA の描出を確認した．術中破裂への対処および stump pressure の測定のため，8 Fr オプティモ（東海メディカルプロダクツ）を右 ICA へ誘導した．十分な stump pressure を確認し，最悪 ICA の閉塞も可能と判断した．

右総頸動脈（common carotid artery：CCA）撮影を行い，右 ICA C2 内側に bleb を伴う動脈瘤を認めた．rotation angiography を行い，動脈瘤の計測（H：6.3 mm，ドーム：5.0 mm × 5.0 mm）および working angle の設定を行った（図2A, B）．明らかな血管攣縮は認めなかったが，脳血管攣縮期に入ることから母動脈の温存のため neck remodeling が必要と判断し，balloon assist technique にて塞栓を行うこととした．

先端を steam seal したセプター XC 4 mm ×

11 mm（テルモ）を動脈瘤ネック部に誘導し，弱弯に先端形成をした Excelsior™ SL-10 を Traxcess™ 先行にて動脈瘤体部中央に留置した．

同部位から動脈瘤塞栓を行った．Orbit™ GALAXY Fill 6 mm × 15 cm（ジョンソン・エンド・ジョンソン）をカテーテルコントロールにて瘤内に挿入したところ，bleb に 1 巻き挿入された（図 2C, D）．続いて Orbit™ GALAXY Fill 4 mm × 12 cm を体部に挿入し，均一な framing を行った（図 2E, F）．Orbit™ GALAXY Xtrasoft 3.5 mm × 5 cm で 1 巻き bleb に留置され，filling を行った（図 2G, H）．続いて Orbit™ GALAXY Xtrasoft 3.5 mm × 5 cm を挿入したところ，ネック部 inflow よりでの塞栓となり，balloon assist + proximal flow control 下にてコイルを留置した．コイルを detach したところ，マイクロカテーテルが瘤外に逸脱した．DSA を行ったところ，

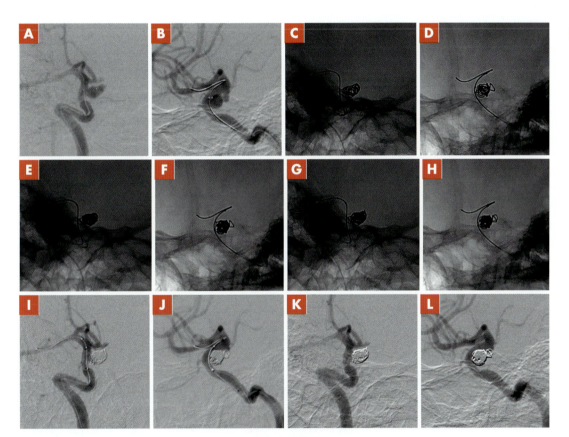

図 2 | 症例 2

A C E G I K working angle（LAO 25 + CRA 11），**B D F H J L** working angle（LAO 80 + CRA 5）．
A B balloon catheter およびマイクロカテーテル誘導時，IC paraclinoid 内側下向きに，先端に bleb を伴う H：6.3 mm，ドーム：5.0 mm × 5.0 mm 大の脳動脈瘤を認める．
C D Orbit™ GALAXY Complex Fill 6 mm × 15 cm 留置時．
E F Orbit™ GALAXY Complex Fill 4 mm × 12 cm 留置時．
G H Orbit™ GALAXY Xtrasoft 3.5 mm × 5 cm 留置時．
I J Orbit™ GALAXY Xtrasoft 3.5 mm × 5 cm 留置時，outflow 部に造影剤の流入を認める．
K L 終了時，ほぼ完全塞栓の状態．

動脈瘤 outflow 部へ造影剤の流入が残存していた（図2I, J）．同部位にマイクロカテーテルを再挿入し，balloon assist + proximal flow control 下にて⑤ Orbit™ GALAXY Xtrasoft 2 mm × 3 cm を挿入し，finishing とした．以上にて，bleb を含め完全閉塞（図2K, L）が得られ，手技を終了することとした．

血管造影にて脳主幹動脈に閉塞がないこと，脳循環の遅延がないことを確認した．プロタミン硫酸塩にてヘパリンの中和を行った．system を回収し，Angio-Seal™ にて穿刺部の止血を行い手術を終了した．

術後の経過は良好である．

1　使用したコイル

1. Orbit™ GALAXY Complex Fill 6 mm × 15 cm
2. Orbit™ GALAXY Complex Fill 4 mm × 12 cm
3. Orbit™ GALAXY Xtrasoft 3.5 mm × 5 cm
4. Orbit™ GALAXY Xtrasoft 3.5 mm × 5 cm
5. Orbit™ GALAXY Xtrasoft 2 mm × 3 cm

コイル選択について

bleb を伴う破裂動脈瘤の場合は，bleb が出血源と考えられ，可能な範囲で bleb の処置を行うことが望ましい．しかしながらあえて bleb の塞栓を狙うと術中破裂の危険性が高い．われわれは動脈瘤体部の塞栓を行いつつ，bleb に数巻き入れるような塞栓を心がけている．われわれはやわらかく distribution がよいコイルを選択しており，Orbit™ GALAXY や Axium™ Helix（コヴィディエン）を好んで用いている．

1　破裂動脈瘤における対策

われわれは ICA 動脈瘤の破裂例にはオプティモなどのバルーン付きガイディングカテーテルを用いている．留置後から 3D-rotation angiography などの診断，そして balloon catheter を動脈瘤ネック近傍に誘導するまでの間に破裂した際に対策ができるようにしている．またコイル塞栓の際にもガイディングカテーテルのバルーンを拡張させ proximal flow control を行うことにより，balloon catheter の安定が可能である．

> **ココがポイント！**
> bleb を伴う破裂動脈瘤では，bleb の塞栓を狙うと術中破裂の危険性が高い．われわれはやわらかく distribution がよいコイルを選択し，動脈瘤体部の塞栓を行いつつ，bleb に数巻き入れるような塞栓を心がけている．

塞栓術について

1　麻酔について

コイル塞栓術において，患者のストレス軽減，術者が治療に集中して微細な操作を行えること，術中破裂への対処などを考慮すると，全身麻酔が望ましい．しかしながら，施設により全例全身麻酔で行われているわけではないのが現状である．当施設では，全身麻酔治療までの待機期間が半年近くに及ぶため，未破裂の予定症例はほぼ局所麻酔で行っている．破裂例に関しては，患者の安全性を考慮して極力全身麻酔にて施行している．

2　adjunctive technique について

同部位の動脈瘤塞栓においては，マイクロカテーテルが不安定であることが多く，安定性を増すためと母動脈の温存のため balloon assist technique を併用して塞栓を行っている．また不整形や大型の動脈瘤に対してはコイルが均一に

distribution するよう，double catheter technique にて塞栓を行っている．

本邦では，2010 年より動脈瘤用ステントが保険償還され，塞栓術の適応が wide neck の動脈瘤にも広がっている．ステントの適応に関しては，①未破裂動脈瘤，②最大径 7 mm 以上，③ wide neck 動脈瘤（ネック 4 mm 以上あるいはドーム / ネック比 2 未満）である．

3　周術期抗血小板療法と抗凝固療法について

脳動脈瘤コイル塞栓術に際し，虚血性合併症を予防するためには抗血小板薬の使用は必須である[2]．先述のごとく同部位の動脈瘤の塞栓術は，adjunctive technique を併用することが多いため，われわれは周術期に多剤抗血小板療法を行っている．術前 1 週間前〜術後 1 カ月の間は多剤，3 カ月間は単剤，以後は終了としている．ステント使用症例については，最低半年間は多剤，以後は単剤としている．

抗凝固療法については，術中はヘパリンを用い ACT を 250 秒前後に延長させている．また術中破裂に備え，プロタミン硫酸塩も準備している．術後はアルガトロバンを翌朝まで持続投与としている．

破裂急性期は適応外ではあるが，ステントが必要となる場合もあるため，術中に抗血小板薬の loading が行えるようあらかじめ胃管を挿入している．

おわりに

IC-SHA 動脈瘤に対するコイル塞栓術について述べた．未破裂例に対しては，安全かつ確実な治療を心がける必要がある．破裂例に対しては，術中破裂に対して対策が必要である．本項が治療の一助になれば幸いである．

引用・参考文献

1) Morita A, Kirino T, Hashi K, et al: The natural cource of unruptured cerebral aneurysms in a Japanese cohort. N Engl J Med 366: 2474-82, 2012
2) Workman MJ, Cloft HJ, Tong FC, et al: Thrombus formation at the neck of cerebral aneurysms during treatment with Guglielimi detachable coils. AJNR Am J Neuroradiol 23: 1568-76, 2002

2 シミュレーションと IVR の実際
D IC anterior wall（血豆状・非血豆状）

名古屋大学大学院医学系研究科脳神経病態制御学　松原功明

はじめに

内頚動脈前壁（IC anterior wall）動脈瘤は，血豆状動脈瘤（blood blister-like aneurysm：BBA）と非血豆状の囊状動脈瘤（saccular aneurysm）に分類される[4,5]．

非血豆状の囊状動脈瘤であれば，通常の脳動脈瘤に準じた治療が可能である．一方，BBA は外科的治療および脳血管内治療いずれにおいても治療困難な病変であり，治療方針を決定するうえで解決すべき問題が多い動脈瘤である．

われわれは，BBA のうち，形状的に瘤内塞栓が可能と判断される症例に対してはコイル塞栓術を行っている[2,3]．BBA は動脈壁の解離性変化に原因があることが報告されており[4,5]，解離の脆弱部分を処理することによって動脈壁が自然治癒に至るまで，病変を安定化させることを目的としている．なお，形状的にコイル塞栓術が困難な場合は，トラッピングやバイパスを併用した直達手術などの他の治療方法を選択している．

IC anterior wall 動脈瘤では分岐血管がないため母血管である内頚動脈（internal carotid artery：ICA）の温存が重要である．必要に応じて adjunctive technique を併用する．BBA の場合は小さい動脈瘤であることが多く，術中破裂に注意が必要である．部位的にマイクロカテーテルの安定性が悪いことがあり，先端形成に工夫が必要である[1-3]．

本項では，非血豆状動脈瘤および BBA に対してコイル塞栓術を行った症例についてそれぞれ提示する．

症例 1

- 72 歳，女性　●IC anterior wall 動脈瘤（非血豆状）
- 三叉神経痛の精査目的で施行された MRI にて未破裂動脈瘤が発見された．脳血管内治療目的に当院紹介となり，コイル塞栓術を施行した．

症例 1：治療シミュレーション

① IC anterior wall に長径 9 mm の動脈瘤を認める．ワイドネックであり，シンプルテクニックでは治療は困難である（図 1）．

② ネック形成のためには，バルーンアシストテクニックやステントアシストテクニックが選択枝として挙げられる．ただ，バルーンアシストテクニックにても母血管の確保は容易ではないと考えられる．

③ ステントを使用する場合，末梢側は前脈絡叢動脈（anterior choroidal artery：AChA）の起始部にかからないように分岐部の手前から留

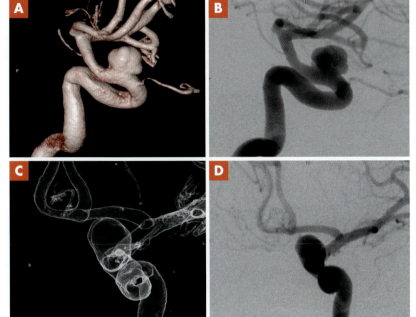

図1｜症例1，術前所見

Ⓐ Ⓒ 3D-DSA 画像，Ⓑ Ⓓ 左 ICA 撮影．
Ⓒ Ⓓ は barrel view.

置する．中枢側はステント端が ICA の屈曲部にかからないように短いステントか十分長いステントかを選択する．

④動脈瘤はサイフォン部を越えたすぐ先の ICA に位置しており，マイクロカテーテルの走行によってはカテーテルが安定しない可能性があり，カテーテル先端形状を考える必要がある．

⑤動脈瘤はワイドネックかつ不整形であり，動脈瘤内に偏りなくコイルを詰めるのは難しいと予想される．さらに，ステントアシストテクニックを選択した場合には，マイクロカテーテルのコントロールが制限されコイルが偏在してしまう可能性が高い．

⑥動脈瘤内を均一に詰めるためには，ダブルカテーテルテクニックが選択肢の一つとなる．コイル選択としては，フィリングには，ED Coil ∞-10（カネカメディックス）のようなスペースを見つけて広がる動きをするコイルの使用を考える．

症例1：治療の実際

本症例では，ステントアシストテクニックとダブルカテーテルテクニックを併用し治療を行った．

術前1週間前から，抗血小板薬2剤を投与した．右大腿動脈に 6 Fr ロングシースを挿入し全身ヘパリン化を行った．左 ICA に 6 Fr ガイディングカテーテルを誘導した．

回転血管撮影を行い，3D 画像を作成し working angle を決定した．working angle の一つはネックがより広く見える角度とし，もう一つは母血管を短軸に見る角度，いわゆる barrel view を作成した．

Excelsior™ SL-10（ストライカー）を ICA の屈曲に合うように 3D 画像を参考にスチームシェイピングした．本症例では，動脈瘤は ICA サイフォンからの進行方向に対して捻れた位置ではないため，2次元的な S 字状のシェイピングを行った．

ラジフォーカス® ガイドワイヤー GT WIRE 0.012 inch 90°（テルモ）を使用し動脈瘤内へ Excelsior™ SL-10 を誘導した．カテーテルがステント展開時に意図せず抜けてしまわないように，やや長めに瘤内に進めた．カテーテル先端の向きは動脈瘤の後ろ方向になった．

次に PROWLER® SELECT™ Plus straight（ジョンソン・エンド・ジョンソン）を ASAHI CHIKAI 14（朝日インテック）にて ICA 動脈瘤の末梢まで誘導した．PROWLER® SELECT™ Plus から，動脈瘤ネックをカバーするように Enterprise™ 4.5 mm × 28 mm（ジョンソン・エンド・ジョンソン）を留置した．AChA の分岐部の手前から ICA C4 部までステントを留置した．先述の Excelsior™ SL-10 は stent jail となった（図 2A）．DynaCT にてステントの拡張の程度を確認した（図 2B）．

PROWLER® SELECT™ Plus と入れ替えに，スチームシェイピングした Excelsior™ SL-10 をもう 1 本 transcell で動脈瘤内に誘導した．こちらのカテーテルは先端の曲がりをやや強めにつけ，動脈瘤の前方部にカテーテル先端を向ける予定であったが，結果的には動脈瘤の中心部辺りにカテーテル先端が位置した．

安定したフレームを作成するため，1st コイルと 2nd コイルは 3 次元形状のコイルでフレーミングを行った．Target® 360 Soft 9 mm × 20 cm（ストライカー）と Orbit™ GALAXY Complex Fill 7 mm × 21 cm（ジョンソン・エンド・ジョンソン）をそれぞれのカテーテルから挿入し，組み合わせることでフレームを作成した（図 2C ～ D）．続いて動脈瘤内のスペースに広がって入る

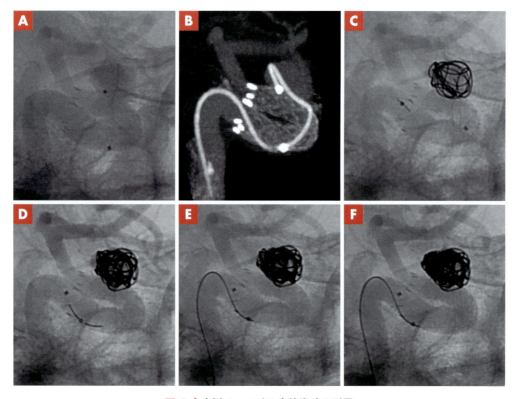

図 2 ｜ 症例 1，コイル塞栓術時の所見

A ステント留置後，**B** DynaCT 画像，**C** 1st コイル，**D** 2nd コイル，**E** 3rd コイル，**F** 4th コイル．

ことを期待して ED coil ∞-10 Extra Soft 16 mm × 15 cm を 3 本挿入した（図 2E, F）．その後は GDC™ 10-360 Soft 5 mm × 9 cm，GDC™ 10-360 Soft 6 mm × 11 cm を順に挿入してフィリングを行った．終盤は，ED coil 10 Extra Soft 3 mm × 4 cm，ED coil 10 Extra Soft 2.5 mm × 3 cm，ED coil 10 Extra Soft 2.5 mm × 3 cm を順に挿入しフィニッシングとした．結果的には，動脈瘤の前方のコイル塊はややルースではあるが，動脈瘤内にほとんど血流が入らず十分な塞栓が得られたと判断された．barrel view では，ステントによって ICA 内腔は保たれている（図 3）．

術後 36 カ月の MRI にて，ネック部に血流信号は認めるものの，動脈瘤のドームの再発は認めていない．

1 使用デバイス

- 6 Fr Slim Guide™ 105cm（メディキット）
- Excelsior™ SL-10 straight steam-shaped × 2 本
- PROWLER® SELECT™ Plus
- ラジフォーカス® ガイドワイヤー GT WIRE 0.012 inch 90™
- ASAHI CHIKAI 14
- Enterprise™ VRD 4.5 mm × 28 mm

2 使用コイル

1. Target® 360 Soft 9 mm × 20 cm
2. Orbit™ GALAXY Complex Fill 7 mm × 21 cm
3. ED coil ∞-10 Extra Soft 16 mm × 15 cm
4. ED coil ∞-10 Extra Soft 16 mm × 15 cm
5. ED coil ∞-10 Extra Soft 16 mm × 15 cm
6. Target® 360 Soft 5 mm × 9 cm
7. Target® 360 Soft 6 mm × 11 cm
8. ED coil 10 Extra Soft 3 mm × 4 cm
9. ED coil 10 Extra Soft 2.5 mm × 3 cm
10. ED coil 10 Extra Soft 2.5 mm × 3 cm

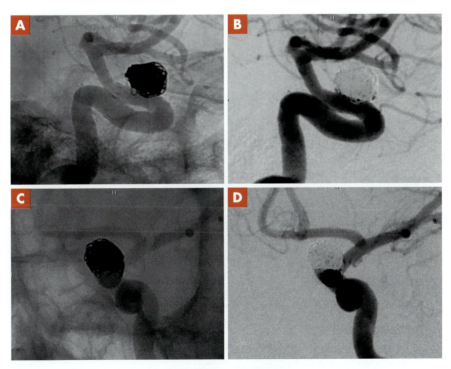

図 3 ｜ 症例 1，術後所見

A 〜 D 術後 DSA（左 ICA 撮影）．

> **症例 2**
> - 50 歳，女性　●左 IC anterior wall 動脈瘤（血豆状）
> - H & H Grade Ⅲ のくも膜下出血にて発症した

症例 2：術前検査

　発症翌日の脳血管撮影では明らかな動脈瘤は指摘できなかった（後方視的に見ると IC anterior wall の壁不整が認められる）(図 4A)．発症 10 日目に行われた 2 回目の脳血管撮影にて左 IC anterior wall に前回は認められなかった動脈瘤の所見が出現した（図 4B，C）．

　IC anterior wall の壁不整のうえに直径 4.0 mm の囊状部分を認めた．出血発症であり，ICA 壁不整および急な画像所見の変化から BBA と診断した．新たに出現した動脈瘤の囊状部分は形状的にコイル塞栓が可能と判断されたため，同部のコイル塞栓術を施行した．

症例 2：治療の実際

　右大腿動脈に 6 Fr ロングシースを挿入した．出血性合併症の危険性を考慮して，本症例では全身ヘパリン化は行わなかった．左 ICA に 6 Fr ガイディングカテーテルを誘導した．

　回転血管撮影を行い，3D 画像を作成し working angle を決定した．

　動脈瘤内へのコイル挿入時のネック形成に加え，カテーテル支持性の向上と術中破裂時の血流遮断を目的にバルーンアシストテクニックを選択した．

　Excelsior™ SL-10 を ICA の屈曲に合うように 3D 画像を参考にスチームシェイピングした．

　まず，HyperGlide™ 4 mm × 15 mm（コヴィ

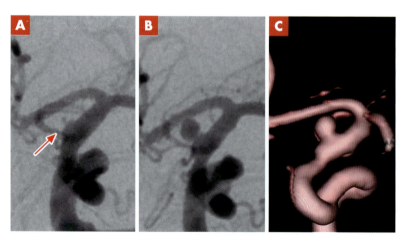

図 4｜症例 2，術前所見

A 発症翌日の左 ICA 撮影．明らかな出血源は指摘されなかったが，後方視的に見ると左 IC anterior wall に壁不整を認める（→）．
B 発症 10 日後に施行した脳血管撮影．新たに囊状部分が出現した．
C 3D-DSA 画像．

ディエン）を動脈瘤ネック部の ICA に誘導したが，マイクロカテーテルとバルーンカテーテルが干渉し，動脈瘤内へのマイクロカテーテルの誘導が難しかった．そのため，マイクロカテーテル先端を動脈瘤内に誘導した後に，マイクロカテーテルの動きに注意しながら慎重にバルーンカテーテルを進め ICA ネック部に待機した（図 5A）．

次に，GDC™ 10 soft 2D 4 mm × 8 cm にてフレーミングを作成した．続いて Orbit™ GALAXY 3.5 mm × 5 cm（図 5C），GDC™ 10 ultrasoft 2.5 mm × 3 cm（図 5D）を順に挿入した．最後はカテーテル先端が動脈瘤外に押し出される挙動が認められたため，バルーンアシストにてコイルを挿入した．バルーンは ICA 壁へのストレスを避けるため普段より控えめな拡張を心がけた．

本症例は術後 28 日目に動脈瘤ネック部の再

> **ココがポイント！**
>
> **バルーンアシストテクニック**
>
> IC anterior wall 動脈瘤 BBA に対する瘤内塞栓術では，コイルの瘤内からの逸脱防止やカテーテルの安定化のために，バルーンアシストが行われる．形状によっては，バルーンを使用せずに塞栓可能な場合もあるが，不測の事態に備えて，バルーンは ICA 内にスタンバイしておいたほうがよい．BBA の場合，通常の動脈瘤と違って，バルーンの過拡張によって容易に血管の破綻をきたすおそれがあるため，バルーンは控えめな拡張にとどめるほうが安全である．

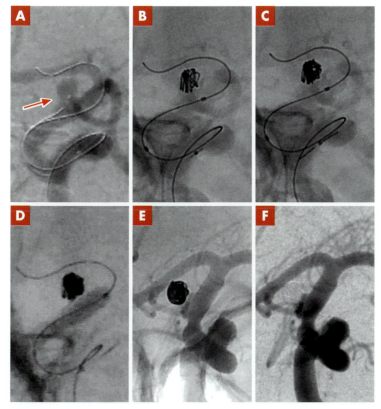

図 5 ｜ 症例 2，コイル塞栓術時の所見

A スチームシェイピングしたマイクロカテーテルを瘤内に誘導した（→）．
B 1st コイル．
C 2nd コイル．
D 3rd コイル（バルーンアシスト画像）．
E F コイル留置後．

> ### ココがポイント！
>
> **カテーテルのシェイピング**
>
> うまく動脈瘤内にコイルを留置するには，マイクロカテーテルの安定性が重要である．ICAサイフォンを越えたすぐ先にIC anterior wall瘤は位置しているため，カテーテル先端が瘤内で安定するためには，カテーテル先端の適切なシェイピングが重要である．サイフォンからの形に合わせてシェイピングするが，<u>3D-CTAや3D-DSAを参考に3次元的にシェイピングするとうまくいく場合がある</u>．しかし，初回のシェイピングで意図したとおり動脈瘤内に誘導することは容易ではない．不安定なカテーテルではコイル塞栓中にリカバリーが困難になるため，最初に手間を惜しまずにマイクロカテーテル先端のシェイピンをやり直すほうがよい．<u>マイクロカテーテルをいかに安全に瘤内に誘導し安定させられるかがポイントの一つである</u>．

発を認めたため，再コイル塞栓術を施行した．最終的にICAの動脈瘤部の壁不整は画像上正常化し長期に安定している．

　形状的に治療可能と判断される破裂ICA BBAに対するコイル塞栓術症例を提示した．十分なコンセンサスは得られていない治療法であるが，flow diverter stentが使用できない本邦においては，脳血管内治療の選択肢の一つである．

1　使用デバイス

- 6 Fr Envoy® 90 cm（ジョンソン・エンド・ジョンソン）
- Excelsior™ SL-10 straight steam-shaped
- HyperGlide™ 4 mm × 15 mm
- ラジフォーカス® ガイドワイヤー GT WIRE 0.012 inch 90°

2　使用コイル

1. GDC™ 10 soft 2D 4 mm × 8 cm
2. Orbit™ GALAXY Complex Fill 3.5 mm × 5 cm
3. GDC™ 10 ultrasoft 2.5 mm × 3 cm

引用・参考文献

1) 岐浦禎展：内頸動脈非分岐部動脈瘤のコイリング．脳外速報 23：1094-101，2013
2) 松原功明，宮地　茂：破裂内頸動脈前壁動脈瘤に対する脳血管内治療：Saccular-shaped blood blister-like aneurysmに対する瘤内コイル塞栓術．脳外速報 21：503-9，2011
3) Matsubara N, Miyachi S, Tsukamoto N, et al: Endovascular coil embolization for saccular-shaped blood blister-like aneurysms of the internal carotid artery. Acta Neurochir 153: 287-94, 2011
4) Ogawa A, Suzuki M, Ogasawara K, et al: Aneurysms at nonbranching sites in the supraclinoid portion of the internal carotid artery: internal carotid artery trunk aneurysms. Neurosurgery 47: 578-86, 2000
5) 佐藤　章：内頸動脈前壁（背側）動脈瘤の病態と治療．脳外誌 19：112-9，2010

2 シミュレーションとIVRの実際
E paraclinoid巨大瘤

神戸市立医療センター中央市民病院脳神経外科　**今村博敏**

はじめに

傍鞍部内頸動脈（internal carotid artery：ICA）の巨大動脈瘤の治療方針は未破裂動脈瘤と破裂動脈瘤で大きく異なってくる．通常，未破裂動脈瘤で10 mm以上の大きさがあれば，われわれは頭蓋内ステントを併用した塞栓術を第一選択に検討する．図1に示すようなネックが相対的に狭い動脈瘤では，バルーンアシスト下での塞栓術も可能だが，頻回のバルーンの拡張が必要となること，その際にマイクロカテーテルの位置が変わり理想的なコイル塞栓術ができなくなる可能性があること，ステントアシストにより術後の再開通が減少する効果を期待して，頭蓋内ステントを併用するほうが，かえって安全かつ確実な塞栓術を施行することができると考えている．

一方で，破裂急性期の脳動脈瘤に対しては頭蓋内ステントの併用は禁忌であるため，この部位の動脈瘤の治療戦略としてはシンプルテクニック，ダブルカテーテルテクニック，バルーンアシストテクニックなどが考えられる．破裂動脈瘤の治療では，術中破裂の危険性を考慮するとバルーンカテーテルの準備は必須と考えられ，多くの症例ではバルーンカテーテルを動脈瘤のネックに留置した状態で，コイル塞栓術を行うことが一般的である．本項では破裂動脈瘤の塞栓術のシミュレーションと実際について紹介する．

傍鞍部ICAの破裂動脈瘤の治療は，7 Frガイディングカテーテルを ICAに留置し，上述したようにバルーンカテーテルをまず脳動脈瘤のネックに誘導する．以前はHyperGlide™（コヴィディエン）を使用していたが，2013年からはバ

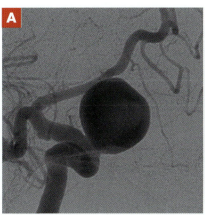
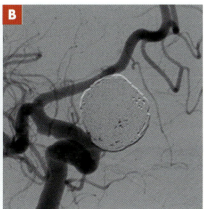

図1｜ステントアシストコイル塞栓術
A 視力障害で発症した長径16.0 mmの右IC-Oph症候性未破裂動脈瘤．
B ニューロフォーム（ストライカー）を併用して塞栓術を施行した．

ルーンの安定性に優れたセプターC（テルモ）の使用が可能となった．セプターCであれば以前より短いサイズでも安定したバルーンアシストが可能である．バルーンカテーテルの誘導に際しては，ICA C3部の遠位に動脈瘤が存在するため，ガイドワイヤーをM1からM2まで誘導した後にバルーンカテーテルをC3，ネックへと誘導していく．ガイドワイヤーを十分遠位に誘導せずにバルーンカテーテルを進めると，ネックが広い症例ではガイドワイヤーごとバルーンカテーテルが動脈瘤に入ってしまうことがあり注意する必要がある．またガイドワイヤーの先端がJシェイプの状態でネックを通過できることが理想であるが，C3部に近い位置に広いネックがあるとその誘導が困難であることはまれではない．その際は，ガイドワイヤーの形状を工夫してICAの遠位を選択することが必要になる．

症例 1

- 56歳，男性
- シンプルテクニックで塞栓術を行った症例

症例1：DSA術前シミュレーションのポイント

眼動脈（ophthalmic artery：Oph）が動脈瘤から分岐しているため（図2A），バルーンアシストでのOphの温存は期待できずシンプルテクニックを選択した．シンプルテクニックで塞栓術を行う際は，最初の1,2本のフレーミングコイルで安定したネックの形成が必要であり，動脈瘤の大きさが長径10.3 mm，短径6.4 mmであることから，1stコイルはGDC™ 18-360 8 mm × 20 cm（ストライカー）を選択した．動脈瘤が比較的大きい症例であるため，18コイルで支持力の強いフレームを作成し，その後にマイクロカテーテルを動脈瘤の奥に挿入し，短径に合わせた10コイルで詰め戻ってくることを想定した．大きな破裂動脈瘤を10コイルだけで塞栓すると，しばしばblebが消失しないことを経験するため，可能であれば18コイルを1本でも入れることが望ましいとわれわれは考えている．

症例1：治療の実際とDSA術前シミュレーションとの相違点

図2B, Cは最初のカテーテル先端の位置と挿入後のコイルの形状である．当初，カテーテルの先端は動脈瘤の長径の2/3ほど奥に入った位置にあったが，多くのコイルが動脈瘤の先端近くに留置されてしまい，母血管側に出てくるコイルのコントロールが難しく，ネック近傍のコイルが少なくフレーミングには不適切であった．シンプルテクニックで理想的なフレームを形成するためには，カテーテル先端の位置の調節が必要になることが多く，個々のコイルの性質によって異なるが，原則的にはカテーテルの位置が奥にあるほどコイルはネック部に出てくる傾向があり，シンプルテクニックでフレームをつくる際にはカテーテルの先端はネックに近いところにある必要がある．本症例では動脈瘤の奥に数ループコイルを挿入した後，意図的にカテーテルの先端を動脈瘤の浅めの位置に調節し（図2D），ネック近傍にフレームを作成した（図2E）．

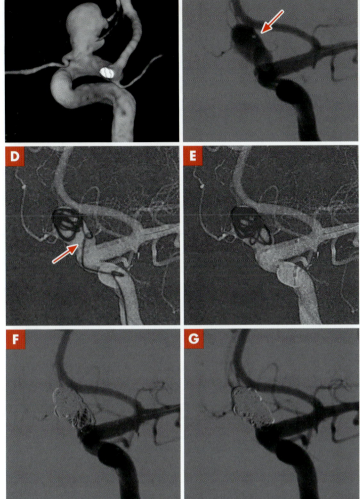

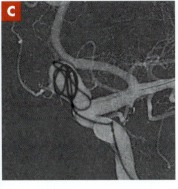

図2｜症例1，コイル塞栓術（シンプルテクニック）

A 術前3D-RA．左IC-Oph 破裂動脈瘤．長径10.3 mm，短径6.4 mmで，動脈瘤のドームから Oph が分岐していた．

B カテーテルの先端（→）は動脈瘤のやや奥に留置された．

C コイルは最初のうちは奥に挿入され，徐々にネックにコイルが押し返されてきた．

D コイルがある程度奥に挿入された後，意識的にカテーテルの先端（→）を動脈瘤の浅めの位置に調節した．

E ネックの近傍にコイルが数本挿入され，フレームが形成された．

F GDC™ 18-360 7 mm × 15 cm, Target® 360 Standard 6 mm × 15 cm を追加し，十分なフレームを作成した．

G 最終 DSA．

その後，GDC™ 18-360 7 mm × 15 cm, Target® 360 standard 6 mm × 15 cm（ストライカー）でフレームを完成させ（図2F），動脈瘤の奥から Target® 360 Standard 4 mm × 8 cm, Target® 360 Standard 4 mm × 10 cm, Target® 360 Soft 4 mm × 6 cm, Target® Helical Ultra 3 mm × 6 cm で順次パッキングを行い，良好な塞栓結果となった（図2G）．

ココがポイント！

シンプルテクニックではコイルを挿入しながら，カテーテルの位置を調節する必要がある．カテーテルの位置が深いほどコイルは手前に，カテーテルの位置が浅いほどコイルは奥に挿入される傾向がある．

症例 2

- 50歳, 女性
- バルーンアシストテクニックで塞栓術を行った症例

症例2：DSA 術前シミュレーションのポイント

本症例ではバルーンカテーテルとしてHyperGlide™ 4 mm × 15 mm を使用しているが, 現在であればセプターC 4 mm × 10 mm を選択するかもしれない. 動脈瘤の大きさが長径10 mm, 短径5 mm であり, 1st コイルはMicroPlex® Complex-18 8 mm × 20 cm（テルモ）を選択した. バルーンアシストで外向き型の18 コイルを使用して, 安定したフレームを作成し, その中を10コイルでフィリング, フィニッシングしていく方針とした. 大きな動脈瘤を塞栓するには外向きの力が強いコイルがより適している. しかし, 動脈瘤が大きいとネックもそれに

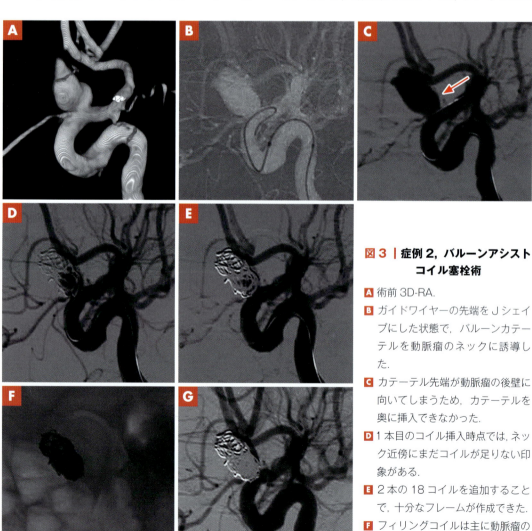

図3｜症例2, バルーンアシストコイル塞栓術

- **A** 術前 3D-RA.
- **B** ガイドワイヤーの先端をJ シェイプにした状態で, バルーンカテーテルを動脈瘤のネックに誘導した.
- **C** カテーテル先端が動脈瘤の後壁に向いてしまうため, カテーテルを奥に挿入できなかった.
- **D** 1本目のコイル挿入時点では, ネック近傍にまだコイルが足りない印象がある.
- **E** 2本の18コイルを追加することで, 十分なフレームが作成できた.
- **F** フィリングコイルは主に動脈瘤の手前側に挿入された.
- **G** 最終 DSA.

比例して広いことが多く，外向き型のコイルは何らかの adjunctive technique を必要とすることが多い．本症例はバルーンアシストが比較的容易な状況であったため，外向き型の 18 コイルをバルーンアシストで挿入することが適切と判断した．

症例 2：治療の実際と DSA 術前シミュレーションとの相違点

バルーンアシストで行うため，症例 1 とは異なりコイル挿入中のカテーテル操作がやや困難になるため，カテーテルの先端の位置をやや奥にしたかったが，実際には先端が動脈瘤の後方に向いてしまい比較的浅い位置にしかカテーテルを誘導できなかった（図 3C）．1 本目のコイルではまだネック近傍に十分なフレームが形成できなかったが（図 3D），2 本目の MicroPlex® Complex-18 7 mm × 17 cm，MicroPlex® Complex-18 6 mm × 15 cm を追加することによ

> **ココがポイント！**
>
> バルーンアシストテクニックでは，コイル挿入中はカテーテルの位置を調整しにくいため，カテーテルの形状の調整，コイル塞栓術を始めるときのカテーテルの位置が重要である．フィリング時にも適したカテーテルの位置をフレーミングコイルの時点から考えておくことが重要である．

り良好なフレームが形成できた（図 3E）．引き続き，MicroPlex® Complex-10 5 mm × 12 cm，MicroPlex® Complex-18 4 mm × 10 cm，HyperSoft® 3 mm × 4 cm（テルモ）2 本，HyperSoft® 2 mm × 2 cm 3 本を挿入した．カテーテルの位置が浅かったため，フレームの奥にフィリングコイルが挿入できなかったが（図 3F），塞栓結果としては良好なものであった（図 3G）．

5章

応用編

1 内頚動脈瘤のトラブルシューティング
A 手術時のトラブルシューティング

富士脳障害研究所附属病院脳神経外科　**井上智弘**

はじめに

近位部内頚動脈（internal carotid artery：ICA）の動脈瘤をクリッピングする場合，懸念となるのは適切な近位部の確保，瘤およびICAの可動性の確保であり，すなわち，dura propria elevationやanterior clinoidectomyが多くの場合，必要である．その操作にまつわるトラブル，ICA損傷のケースなどを個別に具体的例示し，ICA動脈瘤クリッピング時のトラブルシューティングの一助とされたい．全症例，状況を理解しやすくするためWEB動画を提示しているので参照されたい．

> **症例1**
> ● 40歳代，女性
> ● 頭痛精査で偶然発見された右C2部の上方向き動脈瘤（図1）

症例1：anterior clinoid process の先端が鋭利な場合

広頚であること，年齢が若いことよりクリッピング術が選択された．瘤の近位頚部を十分露出し安全にクリッピングするには，anterior clinoidectomyが必要と考えられた．しかし，術前CT骨条件（図2）にて右anterior clinoid processの先端は鋭利かつICA C3部の腹側に入り込んでいることが予想され，十分な剥離なく引き抜くとICAを裂きかねないことが懸念された．

実際の手術では，硬膜外にoptic canalを開放

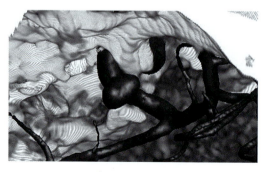

図1　症例1，3D-CTA
上向きC2動脈瘤のすぐ近位で接するように，anterior clinoid processがその先端をC3下に潜り込ませるように存在する．

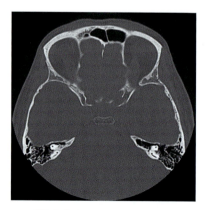

図2　症例1，CT骨条件
右anterior clinoid process（向かって左側）の先端が尖っており，C3部下に潜り込んでいる．

し，optic strut と superior orbital fissure より clinoid 基部を外し，十分に剥離子で剥離した後，引き抜こうとしたがスムーズに抜けてこなかった．硬膜内で distal dural ring を開放し，さらに十分 clinoid を周囲より剥離し，丁寧に clinoid 先端部を C3 腹側奥より抜去した．顕微鏡下に clinoid の先端は予想どおり鋭利であることが確認できた．

筆者はかつて，同様な症例で，C3 部を鋭利な clinoid の先端で損傷，大出血をきたし，最終的に損傷部をトラッピングして 6-0 ナイロンで縫合し得た経験がある．未然に防ぐのが最も大切なトラブルシューティングであると考え本症例を提示した．

> **ココがポイント！**
> anterior clinoid process の先端が鋭利な場合は，損傷を未然に防ぐ．

症例 2

- 40 歳代，女性
- 一過性の右の第三脳神経麻痺を契機に発見された右海綿静脈洞部大型動脈瘤
- 外来にて血圧コントロールにて初発以降，症状再発なく数年経過観察されていた．数日前よりの複視，視力低下を訴え来院，瘤が破裂し direct CCF（carotid-cavernous fistula，頚動脈・海綿静脈洞瘻）を形成していた（図3）．

症例 2：経過観察していた海綿静脈洞部大型動脈瘤が破裂し direct CCF を起こした場合 (WEB)

年齢と長期予後，視力低下の回復を考え，緊急で high flow bypass 設置のうえ，頚部 ICA と C3 でトラッピングの予定とした．この場合，anterior clinoidectomy を行ったうえで，眼動脈（ophthalmic artery：Oph）起始部および distal dural ring より近位で海綿静脈洞を開放して C3 を露

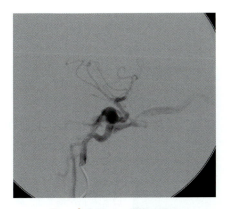

図 3 | 症例 2，術前 DSA
右 ICA 撮影側面像．海綿静脈洞部動脈瘤が破裂して direct CCF を形成している．

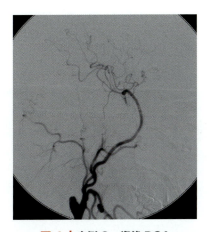

図 4 | 症例 2，術後 DSA
右 CCA 撮影側面像．バイパスの開存，direct CCF の完全止血が確認できる．

出する必要があり，high flow bypass 設置後，頸部 ICA 閉塞の後でないと dura propria elevation，および clinoidectomy 時に CCF による海綿静脈洞からの出血コントロールが困難であることが予想された．

C3 露出，クリッピング後は海綿静脈洞からの出血は速やかに収まった．術後，眼周囲に聴取されていた血管雑音は消え，翌日には複視，視力低下ともに改善していた．術後DSAを図4に示す．

本症例の詳細は case report として報告しており，参照されたい[1]．

症例 3

- 40歳代，女性
- 頭痛精査で偶然発見された右 C2 動脈瘤

症例3：C2動脈瘤クリッピングで dura propria elevation の最中に sphenoparietal sinus を損傷し，para-sylvian の静脈圧が上昇した場合 (WEB)

年齢が若く，長期予後を考え，クリッピングの方針となった．retrospective に DSA を検討すると，通常より para-sylvian の静脈還流が強く sphenoparietal sinus に流れ込んでいるように見えた（図5）．

開頭後，extradural anterior clinoidectomy を施行すべく，dura propria elevation を行ったが superior orbital fissure から比較的強い出血があり，ゼルフォーム®で止血した．硬膜内操作に入ると，para-sylvian から容易に静脈性の出血をきたし，脳腫脹も強く，特に側頭葉の retract が容易でなかった．実質内脳出血をきたしたかとエコーでチェックしたが，幸いそれはなかった．静脈還流が阻害されている可能性を考え，硬膜外に戻り，先ほど止血に用いたゼルフォーム®をすべて取り除き，出血部を覆うようにゴアテックス®の小片をあてがい，それより広いゼルフォーム®で覆って固定した．この後，microvascular Doppler でシルビウス静脈から sphenoparietal sinus 方向への流れを確認でき，脳腫脹も収まり，クリッピングが可能であった．

術後，瘤の消失と，sphenoparietal sinus の温存を確認した（図6）．

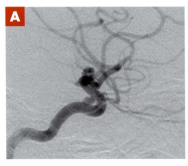 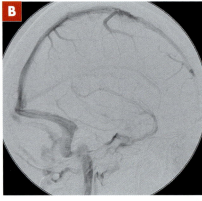

図5│症例3，術前DSA

A ICA 撮影側面像．動脈相．C2 部に腹側向きの動脈瘤を認める．

B ICA 撮影側面像．静脈相．parasylvian の静脈還流は主に sphenoparietal sinus に向かう．

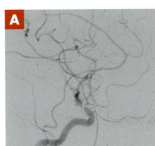
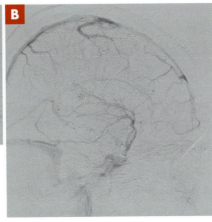

図6｜症例3，術後 DSA

A 右 CCA 側面像，動脈相，C2 部動脈瘤の消失を認める．
B 右 CCA 撮影側面像，静脈相，parasylvian の静脈還流，sphenoparietal sinus は温存されている．

症例 4

- 70 歳代，女性
- 激しい突然の頭痛で入院．各種精査でくも膜下出血は認めないものの，bleb を伴う 7 mm 大の左中大脳動脈瘤（middle cerebral artery〔MCA〕aneurysm）と，2 mm 程度のごく小さい脳底—上小脳動脈瘤（basilar artery-superior cerebellar artery〔BA-SCA〕aneurysm）を認めた．

症例 4：頭蓋内近位 ICA を牽引により裂いてしまった場合（WEB）

正確には ICA 動脈瘤症例ではないが，C2 動脈瘤操作時にも起き得るトラブルとして例示する．

あくまで，メインは MCA 動脈瘤で，BA-SCA のほうは小さく比較的容易にかけられるだろうという油断があった．clinoidectomy も distal ring の開放も行わず，retrocarotid space から approach した．瘤は比較的 high position で，かつ小さすぎてかえってクリッピングしにくい状況で，クリップアプライヤーで ICA を押しているときに急激な大出血が起きた．なんとかトラッピングして検索すると，後交通動脈（posterior communicating artery：Pcom）の出所が裂けていた．この時点で MEP は減衰し flat になった．2 針縫合し，血流を再開すると，MEP は戻った．

BA-SCA のクリッピングは断念し，MCA 動脈瘤のみクリッピングした．術後経過は幸いにして良好であった．

ICA の牽引が強くなると予想されるときは，確実な近位部の確保，dural ring 開放による可動性の確保などの対策をとり，けっしてこのような損傷を起こさないようにすべきである．万一起こしてしまった場合，縫合するよりほかないので，深い術野で把持力のある受針器，8-0，9-0 といった複数種類の針糸を用意しておくべきである．

> **ココがポイント**
> ICA の牽引が強くなると予想されるときは，確実な近位部の確保，dural ring 開放による可動性の確保などの対策をとる．

症例5

- 60歳代，女性
- 多発未破裂動脈瘤

症例5：IC-PC動脈瘤の近位ネックがanterior clinoid processおよびテントに癒着し，確保困難な場合

まずは最大の右内頸動脈―後交通動脈分岐部動脈瘤（internal carotid-posterior cmmuncating〔IC-PC〕aneurysm）と前交通動脈瘤（anterior communicating artery〔Acom〕aneurysm）を右pterional approachでクリッピングの方針となった（図7）．Pcomおよび右後大脳動脈（posterior cerebral artery：PCA）はinfantile typeで術前DSAではAllcock試験やMatas試験で側副血行を認めなかった．

術野でIC-PC動脈瘤の近位頸部，および近位ICAを確保するのは困難で，無理な剥離操作で破裂した場合，脆弱と予想される側副血行も考えると極めて危険と判断した．硬膜外スペースに戻り，anterior clinoidectomyを行ったうえで硬膜内よりdistal dural ringを開放すると，ICA近位確保および，硬膜の牽引により動脈瘤近位の剥離が安全に行えた（図8）．

症例4とあわせて，頭蓋内ICA近位部やそれに関連する瘤操作において，牽引が強くなるとか癒着剥離が困難と予想されるときは，近位部の確保，dural ring開放による可動性の確保など確実な対策を優先し，けっしてICAや瘤頸部などの損傷を起こさないようにすべきである．

> **ココがポイント！**
> IC-PC動脈瘤の近位ネックがanterior clinoid processおよびテントに癒着し，確保困難な場合は，<u>近位部の確保</u>，<u>dural ring開放</u>による可動性の確保などの対策を優先する．

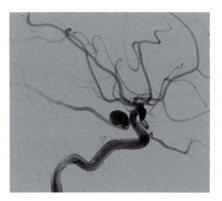

図7｜症例5，術前DSA
右ICA撮影．IC-PC部に動脈瘤を認め，PC-P2はinfantile typeである．

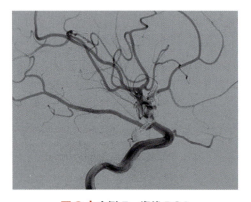

図8｜症例5，術後DSA
動脈瘤の消失とPcomの温存を確認できる．

引用・参考文献

1) Hasegawa H, Inoue T, Tamura A, et al: Urgent treatment of severe symptomatic direct carotid cavernous fistula caused by ruptured cavernous internal carotid artery aneurysm using high-flow bypass, proximal ligation, and direct distal clipping : Technical case report. Surg Neurol Int 5: 49, 2014

1 内頚動脈瘤のトラブルシューティング
B─IVRのトラブルシューティング

京都大学大学院医学研究科脳神経外科　石井　暁

> **症例1**
> - 64歳，女性
> - 右傍鞍部内頚動脈（ventral paraclinoid internal carotid artery〔ICA〕）未破裂動脈瘤（図1）

症例1：カテーテル早期脱落

　傍鞍部動脈瘤は直近に屈曲の強いcarotid siphonが存在するため，一般的にマイクロカテーテル誘導がやや困難な部位である．傍鞍部のなかでも内頚動脈―眼動脈分岐部動脈瘤（internal carotid-ophthalmic〔IC-Oph〕aneurysm）や内頚動脈前壁動脈瘤（ICA dorsal wall aneurysm）はcarotid siphonのカーブの外弯側に動脈瘤が突出するため，特に難しい．また，マイクロカテーテル誘導後もマイクロカテーテルを塞栓術終盤まで安定して瘤内に維持することも難しい．マイクロカテーテルの安定性を強化するために，バルーンアシストやステントアシストを併用することも多い．一方，傍鞍部動脈瘤はいわゆるside-wall typeであるため，コイル留置後の自然血栓化がより期待できる部位の一つであり，無理にtight packingを狙わずとも中長期成績は一般的に良好である．マイクロカテーテルが意図せず早期に瘤内より親血管へ脱落した場合，筆者らは必ずマイクロガイドワイヤーを用いてマイクロカテーテルの再挿入を試みる．この際，ガイドワイヤーがコイル塊を容易に通過して瘤内に入る場合は，マイクロカテーテルの再留置は容易である．しかし，コイルが相当数入っておりガイドワイヤーがコイル塊を通過しにくい場合は，マイクロカテーテルの挿入は無理せずいったん手技を終了することも検討する．経験的には，ガイドワイヤーが入らない程度にコイルが充填されている場合は，手技を終了してもフォローアップ検査時には血栓化していることが多い．

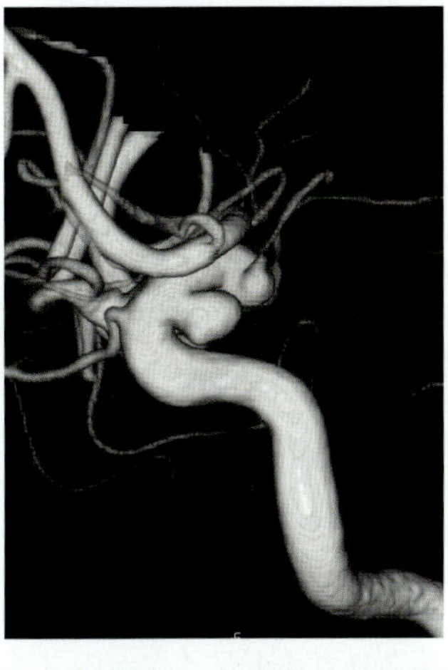

図1｜症例1，治療前3D-DSA
右ICA傍鞍部の後壁より腹側方向に突出した，いわゆるventral paraclinoid ICA動脈瘤を認める．

> **ココがポイント！**
> マイクロカテーテルが早期に瘤内より親血管へ脱落した場合，<u>必ずマイクロガイドワイヤーを用いて再挿入</u>を試みる．

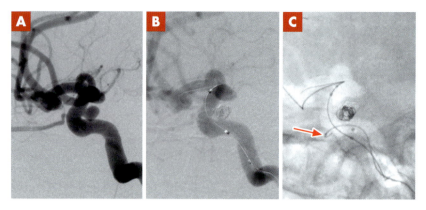

図2｜症例1，カテーテル早期脱落

A 治療時 working angle.
B HyperGlide™ balloon 4 mm × 15 mm（コヴィディエン）を親血管に留置し，Excelsior™ SL-10 Pre-Shaped J（ストライカー）を瘤内に挿入して，Matrix2™ 360 4 mm × 8 cm（ストライカー）を留置した．
C 2本目のコイル Orbit™ GALAXY 3 mm × 4 cm（ジョンソン・エンド・ジョンソン）を挿入する際にマイクロカテーテル（→）が親血管に脱落した．

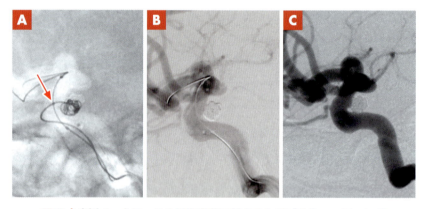

図3｜症例1，カテーテル早期脱落に対するトラブルシューティング

A マイクロガイドワイヤー Traxcess™（→）をコイル塊内に挿入，慎重にカテーテルを追従させて再挿入した．
B この後，Orbit™ GALAXY 3 mm × 4 cm，Orbit™ GALAXY 2.5 mm × 2.5 cm，Orbit™ GALAXY 2 mm × 2 cm，Orbit™ GALAXY 2 mm × 1.5 cm を挿入した．
C 最終造影で動脈瘤は完全閉塞している．

再挿入に用いるガイドワイヤーは先端が非常に柔軟なコイルタイプのワイヤーよりも，ある程度の硬さをもつ ASAHI CHIKAI black（朝日インテック）や Traxess™（テルモ），ラジフォーカス® ガイドワイヤー GT WIRE（テルモ）などがコイル塊への進入がしやすい．

本症例では，1本目のコイル離脱後，2本目のコイルを挿入時にカテーテルの脱落をきたした（図2）．充填率の低い段階での再挿入であったため，マイクロガイドワイヤーのコイル塊への挿入は容易であり，カテーテルの追従も容易であった（図3）．

> **症例2**
> ● 55歳, 女性 　● 左傍鞍部内側 (carotid cave) ICA 未破裂動脈瘤（図4）

症例2：コイルループの親血管への突出

ICA動脈瘤のコイル塞栓中にコイルのループの一部が親血管へ突出することがある．血管径が大きなICAでは，1ループが突出しても血栓症のリスクはほとんどないと言ってよい．あわててコイル回収やステント留置を試みずに，バルーンアシストでループが瘤内に戻るかどうかを見る．ループが瘤内に戻る場合は，追加コイルを挿入することでループが瘤内に固定されることが多い．

> **ココがポイント！**
> コイルループの一部が親血管へ突出したときは，<u>バルーンアシストでループが瘤内に戻るかどうかを見る</u>．

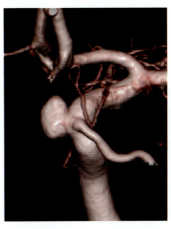

図4 | 症例2, 治療前 3D-DSA
左ICA傍鞍部内側のいわゆる carotid cave aneurysm を認める.

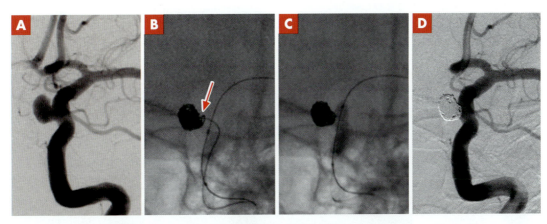

図5 | 症例2, コイルループの親血管への突出に対するトラブルシューティング
A 治療時 working angle.
B PRESIDIO® 10 6 mm × 26 cm（ジョンソン・エンド・ジョンソン），DeltaPaq® 4 mm × 8 cm（ジョンソン・エンド・ジョンソン），DeltaPaq® 4 mm × 8 cm，DeltaPlush™ 3 mm × 4 cm（ジョンソン・エンド・ジョンソン）を挿入すると，ループの一部（→）が親血管に逸脱した．ループは1本目のコイルの一部と考えられた．
C バルーンアシストを行うと，ループは瘤内に還納されたため，追加の DeltaPlush™ 2 mm × 2 cm，DeltaPlush™ 2 mm × 2 cm を挿入した．
D ループは瘤内で固定され，動脈瘤は完全閉塞した.

本症例では，4本目のコイルを挿入中に，1本目のコイルのループが親血管へ突出したが，バルーンにより容易に瘤内に還納されたため，バルーンアシストを継続したままで2本のコイルを追加挿入すると，突出ループは瘤内で固定された（図5）．

> **症例3**
> ●66歳，女性　●左傍鞍部内側（carotid cave）ICA未破裂動脈瘤（図6）

症例3：コイルループの親血管への移動①（コイルのほぼ全長が瘤内にとどまっている場合）

ICA近位部のワイドネック瘤のコイル塞栓中にループが逸脱する場合は，ステント留置を検討する．特に，留置したコイルの挙動が不安定な場合，その後のコイル挿入を容易にするためにステント留置を行うほうが安全である．

本症例では，バルーンアシストで治療を開始

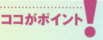

ココがポイント！
コイルが不安定，回収が困難な場合は，ステント留置を検討する．

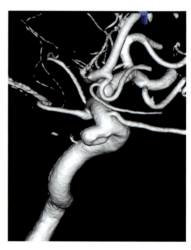

図6｜症例3，治療前3D-DSA
左傍鞍部内側（carotid cave）ICA未破裂動脈瘤を認める．

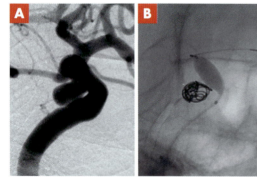
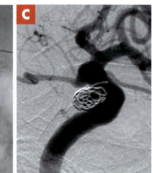
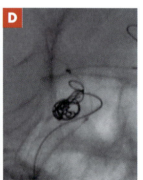

図7｜症例3，コイルループの親血管への移動
A 治療時working angle．
B バルーンアシスト下にAxium™ 3D 5 mm × 15 cmを挿入・離脱した．
C 2本目のコイル挿入時に1本目のコイルループが親血管へ逸脱してきた．
D その後のカテーテル操作によりさらにループの一部が崩れて親血管へ逸脱した．

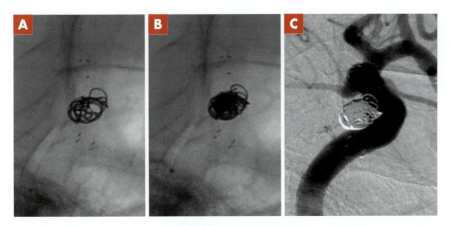

図8｜症例3．コイルループの親血管への移動に対するトラブルシューティング
🅐 1本目のコイルはそのままにして，ニューロフォーム EZ 4 mm × 2 cm（ストライカー）を留置した．親血管へ逸脱したループは血管壁に固定された．
🅑 Axium™ 3D 4 mm × 8 cm，Axium™ Helical 3 mm × 4 cm，Axium™ Helical 2 mm × 3 cm，Axium™ Helical 2 mm × 2 cm を挿入・離脱した．
🅒 動脈瘤はほぼ閉塞した．

したが，1本目のコイル塊が不安定であり，カテーテル操作により容易にループの一部が親血管へ逸脱した（図7）．ステント留置を行い，framing coil を安定化させた後に，追加コイルを挿入して動脈瘤の閉塞を得た（図8）．

症例 4

- 76歳，女性　　●左傍鞍部 ICA 破裂動脈瘤，SAH（WFNS grade Ⅲ）（図9）

症例 4：コイルループの親血管への移動②（コイルのほぼ全長が親血管へ移動した場合）

破裂急性期でステント留置ができない場合や，コイルのほぼ全長が親血管へ移動し，distal migration の危険が存在する場合は，コイルの回収を検討する．ICA 内においてスネアワイヤーでコイルの一部を捕捉することは容易であるが，コイルの全長を回収できるかどうかは，すでに瘤内に挿入されているコイルループがどれだけ他のコイルと絡んでいるかによる．他のコイルと絡んで瘤内でコイルループがアンカーさ

> **ココがポイント！**
> コイルのほぼ全長が親血管へ移動し，distal migration の危険が存在する場合は，<u>コイルの回収を検討</u>する．

れている場合，スネアワイヤーでコイルを抜去していくと，コイルがアンラベルしてしまうことがある．アンラベルした部分（透視下で細く見える部分）よりさらに近位にスネアのループをもっていき，より遠位部（動脈瘤に近い側）で回収を試みると回収に成功することもある．

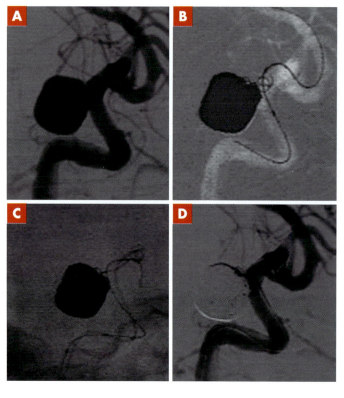

図9｜症例4，コイルループの親血管への移動に対するトラブルシューティング

A 左傍鞍部ICA動脈瘤，SAHを発症して同日にコイル塞栓術を行った．
B 8本目のコイル GDC™10 ultrasoft 2 mm×4 cm（ストライカー）をバルーンアシストで挿入・離脱したが，バルーン解除後にコイルが親血管へ移動した．
C AMPLATS Goose Neck™ Snare (micro) SK400（コヴィディエン）をExcelsior™ 1018で誘導して，コイルループを捕捉，回収した．
D コイル回収後，動脈瘤は完全閉塞していたため，手技を終了した．

全長が回収できない場合は，そのままアンラベルさせて体外（大腿部のシース）で切断してアンラベルしたコイルはそのまま血管内に残す．通常，アンラベルしたコイルはそのまま血管壁に取り込まれて固定化され，血栓源となることは少ない．

本症例では，8本目のコイルをバルーンアシストで挿入したが，ネック部分で他のコイルとほとんど絡まずに留置されて，バルーンアシスト解除後に親血管へ移動した．コイルが遠位へ移動しないように慎重にスネアワイヤーを誘導してコイルループを捕捉した（図9）．本症例では，コイルのほぼ全長が親血管へ移動しており，瘤内ではほとんど他のコイルと絡んでいなかったため，容易に全長が回収できた．

症例5

● 65歳，女性　　● 左傍鞍部背側ICA未破裂動脈瘤（図10）

症例5：術中破裂

ICA動脈瘤のコイル塞栓術中の破裂は，著しい出血をきたし致死性となるため，直ちにバルーンカテーテルによる一時遮断を行う．バルーンアシスト下にコイル塞栓を施行している場合は，そのままバルーンを拡張すれば，速やかに完全な血流遮断が可能である．ステントアシスト下で破裂をきたした場合，バルーンカテーテルを速やかに親血管へ誘導する必要がある．わ

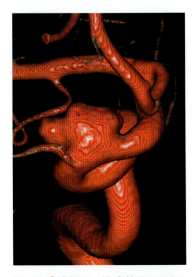

図10 | 症例5，治療前 3D-DSA

左傍鞍部背側 ICA 未破裂動脈瘤.

> **ココがポイント！**
> 術中破裂時は直ちにバルーンによる血流遮断を行う．バルーンが誘導困難な場合は近位遮断でもよい．

れわれはステントアシスト下でコイル塞栓を行う場合も，バルーンカテーテルは清潔野で準備して，すぐに使用可能な状態にしている．ステント内にバルーンカテーテルを誘導することは，血管の状態によっては必ずしも容易でない．その場合は，ステント内，つまり動脈瘤ネック部に誘導することに固執するべきでなく，ステ

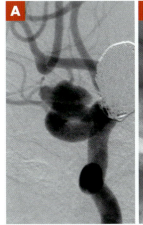 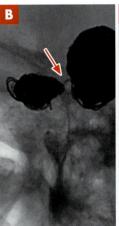 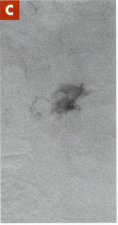

図11 | 症例5，術中破裂

A 治療時 working angle.
B ステント（Enterprise™ VRD 22 mm（ジョンソン・エンド・ジョンソン））アシスト下でコイル塞栓を行っていたが，マイクロカテーテルとコイル（→）が動脈瘤後壁から瘤外に逸脱した．
C 造影で extravasation を確認した．

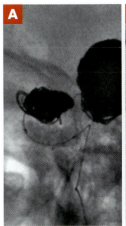 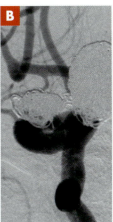 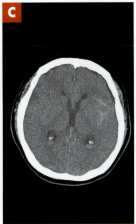

図12 | 症例5，術中破裂に対するトラブルシューティング

A HyperGlide™ 4 mm × 10 cm をステント近位部（一部はステント内）で拡張して近位遮断を行いながら，コイルを追加した．
B 最終造影で動脈瘤は完全閉塞して止血されている．
C 術直後 CT で左シルビウス裂に SAH を認めるが，無症状に経過して，1週間後に退院した．

ント近位部での近位遮断でもよい．

本症例は，コイル塞栓術終盤でマイクロカテーテルとコイルが瘤外に逸脱，破裂をきたした（図11）．準備していたバルーンカテーテルを速やかにICAへ誘導したが，サイフォン部のステント内へバルーンカテーテルを誘導することは困難であったため，近位遮断に切り替えてコイルを追加挿入して止血を得た．SAHは最小限にとどめることができた（図12）．

> **症例 6**
> ● 43 歳，女性　　● 左傍鞍部内側 ICA 未破裂動脈瘤（図 13）

症例 6：血栓症

血栓症に対するトラブルシューティングは，未破裂動脈瘤と破裂動脈瘤で異なる．

未破裂動脈瘤の場合，まずACT測定を行い，十分な延長が得られていない場合はヘパリンの追加静注を行い，ACT 250秒以上を維持する．続いて，マイクロカテーテルからの線溶薬動注を検討する．筆者らはウロキナーゼ12万単位ずつ動注を行っている（最大48万単位）．線溶薬に反応しない場合，コイル塊が閉塞血管に逸脱している場合は，ステント留置を考慮する．コイルループやコイル塊による血栓症の場合，ステント留置により速やかに再開通することが多い．抗血小板薬への不応症が推測される場合，ステント留置を行っても再開通しない，あるいは再開通してもすぐに再閉塞することがある．この場合，オザグレルナトリウムのマイクロカテーテルからの動注を行う（10 mgずつ，最大20 mg）．アルガトロバンの持続静注も有効である．

破裂動脈瘤の場合，局所線溶療法は再破裂を誘発することがあり禁忌である．抗血小板薬も投与されていないため，ステント留置ではなく，マイクロカテーテルやバルーンカテーテルによる機械的破砕を優先させる．オザグレルナトリウム動注やクロピドグレルのloading（300 mg経管投与）も有効である．

ICA瘤の場合，血管径が大きいため，血栓症が直ちに親血管閉塞に至ることは少ないが，親血管閉塞に至った場合の重篤性は言うまでもない．本症例の場合，コイル塞栓終了時に血栓症

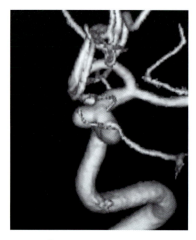

図 13 | 症例 6，治療前 3D-DSA
左傍鞍部内側（carotid cave）ICA 未破裂動脈瘤を認める．

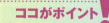

ココがポイント！
血栓症が起こった場合，未破裂動脈瘤と破裂動脈瘤で対応が異なる．

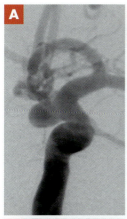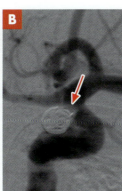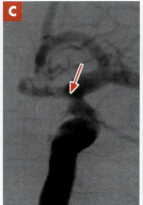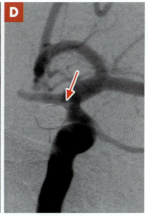

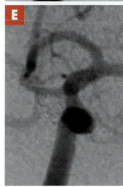

図14 │ 症例6，血栓症に対するトラブルシューティング

A 傍鞍部 ICA 未破裂動脈瘤．術前よりアスピリン 81 mg とシロスタゾール 200 mg を投与している．
B コイル塞栓終了時にコイル塊の2時方向に血栓と思われる陰影欠損（→）を認めた．ACT を測定すると 226 秒だったため，ヘパリン 2,000 単位を追加した．
C 15 分後，陰影欠損（→）は残存している．アルガトロバン持続静注とクロピドグレル 225 mg を投与した．
D 30 分後，陰影欠損（→）は残存するが縮小傾向を認めたため，手技を終了した．
E 術後，虚血症状の出現はなく，フォローアップ DSA では血栓の消失を確認した．

を疑う陰影欠損をコイル塊付近に認めた（図14）．ヘパリンの追加投与とクロピドグレルおよびアルガトロバンの投与により，血栓の消退傾向を確認し，退院前のフォローアップ DSA で血栓の完全消失を確認した．

症例 7

- 55歳，女性
- 右傍鞍部腹側（ventral paraclinoid）ICA 破裂動脈瘤，SAH（WFNS grade Ⅰ）
（図15）

症例 7：瘤内血栓化

いわゆる side-wall type の動脈瘤である傍鞍部 ICA 動脈瘤は，コイルの充填率がさほど高くなくても血栓化してしまうことがしばしばみられる．特に，抗血小板薬が術前投与されていない破裂急性期の治療では，コイル塞栓中の急激な血栓化を経験することがある．明らかに瘤内に血栓が誘導された状態で，さらにコイルを追加挿入すると血栓の distal migration をきたすことがあり，手技の終了のタイミングは慎重に判断する必要がある．逆に，血栓化が誘導されても，十分にコイルが充填されていない場合，早期に再開通（コイルの compaction を伴わない）をき

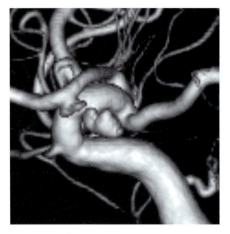

図15｜症例7，治療前 3D-DSA

右傍鞍部腹側（ventral paraclinoid）ICA 破裂動脈瘤．

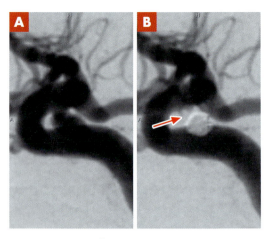

図16｜症例7，瘤内血栓化

A 治療時 working angle．
B コイルはドーム部分は十分に充填されたが，ネック部分は充填されず，血栓（→）が誘導されて動脈瘤は消失した．この時点でのコイルの追加は血栓の distal migration のリスクがあるため，いったん手技を終了した．

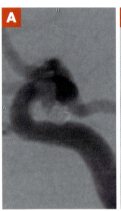 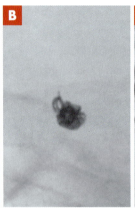 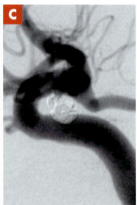

図17｜症例7，瘤内血栓化に対するトラブルシューティング

A 1週間後に血栓は消失して再開通を確認したため，再治療を施行した．
B Orbit™ GALAXY Xtrasoft 2.5 mm × 3 cm を挿入・離脱した．
C 動脈瘤は完全閉塞した．

たすことがある．十分にコイルが充填されずに血栓化した破裂動脈瘤では早期にフォローアップ DSA を施行すべきである．

本症例では，治療中にネック部分までコイルを挿入することができなかったが，血栓が誘導されていったん動脈瘤は造影されなくなった（図16）．しかし，1週間後に再度，脳血管撮影を施行すると，コイルが充填されていない部分の再開通（挿入されたコイルの変形はない）を認めた．直ちに，追加のコイル塞栓術を行い，完全閉塞を得た（図17）．

> **ココがポイント！**
> 破裂動脈瘤が急激に血栓化した場合，早期のフォローアップ DSA を行う．

2 巨大内頚動脈瘤の手術・IVR
A suction decompression

岡山大学脳神経外科　伊達　勲

はじめに

　傍鞍部の内頚動脈（internal carotid artery：ICA）に生じる巨大・大型動脈瘤（paraclinoid aneurysm, giant or large）は，高率に視力視野障害で発見されるいわゆる「症候性」未破裂動脈瘤である[3]．視神経に対する動脈瘤の圧迫を除去しないと視力視野障害は比較的急速に進行し，失明に至ることもある．また，大きさからして，未破裂の状態で見つかっても後に破裂に至る確率は，通常の大きさの動脈瘤に比べて高い．

　通常の大きさのparaclinoid動脈瘤は脳血管内手術手技を用いて治療が行われる機会が増えたが，巨大・大型動脈瘤に関しては，特に視力視野障害の改善に関して直達手術（クリッピング）のほうが直接動脈瘤の圧排を早急に解除できる点で有利であるとも考えられている[7]．

　巨大・大型 paraclinoid 動脈瘤の直達手術を行うにあたって必要不可欠な方法が suction decompression 法である．大きな動脈瘤が，視神経の周囲に存在する場合，そのままクリッピングを行おうとすると，剥離操作の際に視神経に損傷を与えてしまう可能性が高い．さらに，頭蓋内で親動脈（ICA）の近位部に対して temporary clip をかけるためのスペースを確保することは，困難である．そこで，患者の頚部でICAを確保し，頭蓋内では後交通動脈のすぐ近位部（paraclinoid 動脈瘤の遠位部）でICAを確保，トラッピングした状態とし，頚部のICAから血液を逆行性に吸引しながら動脈瘤を減圧する方法がsuction decompression 法である[1,2,4]．この操作により動脈瘤が縮小した状態になるので，視神経と動脈瘤の間の剥離や，クリッピングを行うことが可能となる．

　本項では suction decompression 法を併用した，巨大・大型 paraclinoid 動脈瘤に対するクリッピング術を解説する．

術前検査

　suction decompression 法では，ICAをトラッピングする必要があるので，術前に同側内頚動脈の血管撮影，およびバルーン閉塞試験（balloon occlusion test：BOT，ICAを一時遮断することで神経症状が出現するかどうかを観察すること）は必須と考えている．この情報によって術中にどのくらいの時間ICAの血流を止めておくことができるか，一定の予定が立つので，MEPなどのモニタリングを併用するとはいえ，安全性がより高まる．また，BOTでtoleranceが極めて不良な場合は，あらかじめ外頚動脈系—内頚動脈系バイパス（external carotid artery-internal carotid artery〔EC-IC〕bypass）を念のため設置しておいてから suction decompression を行う選択も可能である．もう一点，ICAのBOT時に，眼動脈（ophthalmic artery：Oph）の collateral が外頚動脈（external carotid artery：ECA）系からきているかどうかを確認しておくのも，大切である．

手術室のセッティング

本法を成功させるうえで最も大切なのは，頭蓋内のクリッピングの状況と，患者頚部からの suction decompression の状況を，手術室にいるスタッフ全員がしっかり把握することである．クリッピング側（顕微鏡操作側）は，suction decompression 側の状況についての情報を，suction decompression 側は，クリッピング側の状況についての情報をリアルタイムに共有する．筆者らは，以前から手術室内の情報共有のため，周術期画像情報管理システムを導入しているが[5, 6]，これを最大限生かしている．すなわち，図1のように，顕微鏡下の動脈瘤の画面と，suction decompression 施行状況を上方から捉えた画面の2つを平行して設定する．同じ画面を対面の方向にも置くことによって（すなわち4画面），手術室内のどちらの方向からでも情報が共

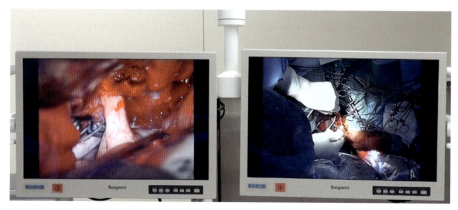

図1 手術室内に設定されている2連モニター
左に顕微鏡の画面（左視神経と奥にクリップ），右に suction decompression の様子が同時に描出され，手術室内で情報共有ができる．

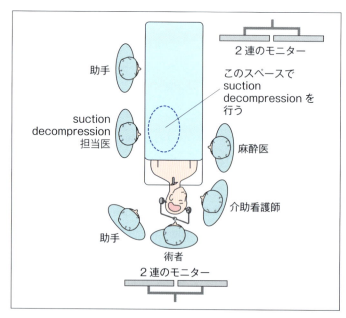

図2 手術担当医の位置および2連モニター2セットの位置

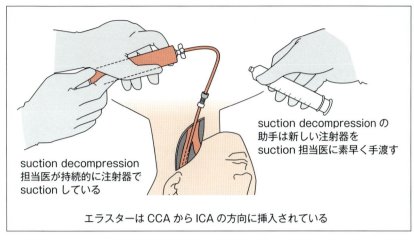

図3 | suction decompression 担当医とその助手の連携

有できる（図2）．

suction decompression の suction 部分は通常2名で行う．これは，suction を持続的に行うために大切で，suction 担当の助手は suction 担当医の隣で suction 用の注射器を手際よく渡すことが成功の鍵である（図3）．巨大・大型動脈瘤であるので，通常は複数個のクリップを用いてクリッピングを行うことになるが，クリップがまだ1個しかかかっていないときに，suction の持続性が途絶えると，急に動脈瘤が膨れてきて，かけていたクリップの位置がずれたり，場合によっては外れたりなど思わぬことも起こりうる．その意味で suction 担当医の助手の役割も大変重要である．

術中モニタリング

ICA の一時遮断を行うので，MEP は当然行う必要がある．術前に BOT を施行しているので，MEP の減弱が生じる可能性のある時間はおよそ予想ができる．suction decompression が開始されて5〜10分の間が視神経と動脈瘤の剝離が最も進む時間帯で，この間にクリッピングを完成できれば理想的であるが，それ以上の時間を要する場合は，MEP の情報，BOT の情報などを総合的に考えて，いったん ICA の血流を再開するかどうか判断する．

ICG 静注による ICA，動脈瘤，付近の穿通枝などの描出も必須である．suction decompression を始める直前にまず ICG で情報を得ておき，クリッピングが終了したら再度 ICG で完全なクリッピングであるかどうかを確かめる．巨大・大型動脈瘤の場合は，顕微鏡下ではクリッピングされているように見えても，圧が高いため血液が動脈瘤内に流入している場合もあるので，注意が必要である．なお，ICG の普及により，術中血管撮影は行わなくてすむことが多くなったが，ICG は X 線ではないため，血管や動脈の裏は死角となり直接観察できないことを認識しておく必要がある．時として術中血管撮影はやはり必要である．

血流 Doppler は非常に短時間で血流動態を見ることができるため，常に術野近くに準備しておき，クリッピングの前後で積極的に使用すべきである．

> **症　例**
> - 50歳，女性
> - 左の視力・視野障害で発症した左 Oph 部巨大動脈瘤（図4）

手術体位，頸部確保から脳動脈瘤の露出

suction decompression 併用でのクリッピングにより，術後視力・視野障害の改善が得られた症例である．

仰臥位とし，頭部を40°程度右に回旋し，三点固定する．左頸部について，適当な皺を見つけて皮切を置く．頸部頸動脈の穿刺は，通常総頸動脈（common carotid artery：CCA）で行い，エラスターを ICA に送り込む．そのため，CCA，ICA，ECA を露出し，それぞれに血管テープをかける（図5，6）．

左前頭側頭開頭を行い，左シルビウス裂を大きく開ける．動脈瘤によって視神経が持ち上げられ伸展しているのが観察される（図7）．後交通動脈（posterior communicating artery：Pcom）が確認できるので，そのすぐ近位部で suction 時に temporary clip をかける位置を確認しておく．

視神経管上壁，前床突起を覆う硬膜を切開し，骨を露出する．骨削除には超音波骨メスが大変

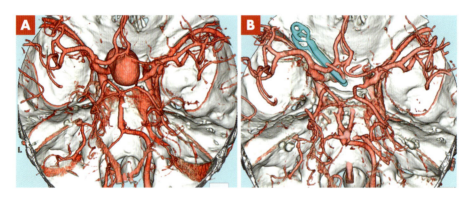

図4｜左視力・視野障害で発症した左 Oph 部巨大動脈瘤
A 術前．B 術後．
2個の ultralong clip が平行にかかって，動脈瘤が完全に消失している．

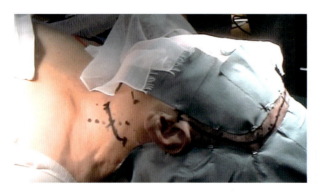

図5｜手術体位と皮切
左頸部と頭部の皮切を示す．

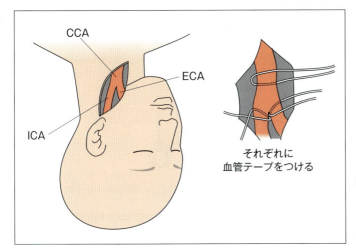

図6｜suction decompression のための頸部の準備

CCA, ICA, ECA を露出し，それぞれに血管テープをかける．

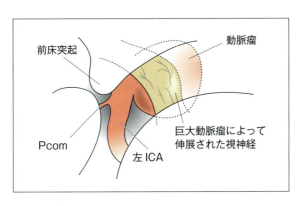

図7｜動脈瘤で伸展した左視神経

左シルビウス裂を十分開放し，動脈瘤の遠位部で後交通動脈を同定する．

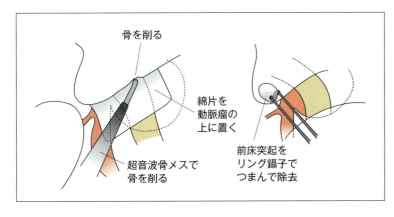

図8｜骨削除

動脈瘤，視神経を綿片で保護した状態で，超音波骨メスにて視神経管上壁，前床突起，optic strut を削除する．

有用である．視神経管上壁を開放し，次いで前床突起，optic strut を除去する（図8）．

視神経管の外側に沿って，falciform fold から硬膜を十分に切り上げる（図9）．これによって視神経の可動性を高め，動脈瘤の剝離のために視神経を触ったときの損傷のリスクを下げる．硬膜輪を切開することで ICA の可動性を高め，クリッピング操作をしやすくする（図10）．

動脈瘤が非常に大きい場合は，suction で動脈瘤が減圧されないと動脈瘤の proximal を確認す

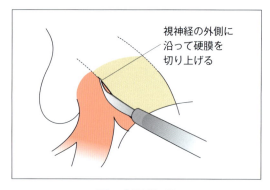

図 9 | 硬膜切開

視神経の外側に沿って，falciform fold から硬膜を切り上げて，視神経を露出していく．

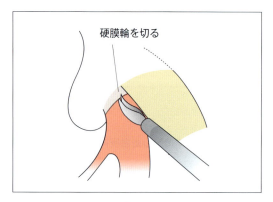

図 10 | 硬膜輪切開

硬膜輪を切ることによって ICA の可動性が増す．

ることができない．そのため，この時点で suction decompression の準備に入らなければならない場合もある．本症例もそのような状況であった．

suction decompression 開始

6 cm 長のエラスターを CCA から ICA の方向に挿入する（図3）．CCA，ECA を遮断できたら，脳内では Pcom のすぐ近位部に temporary clip をかける（図11）．suction を開始すると，動脈瘤の圧が著明に減弱し，高い圧によって上方に伸展されていた視神経が動脈瘤とともに下方に落

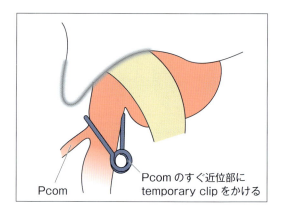

図 11 | suction decompression のための temporary clip

Pcom のすぐ proximal にかける．

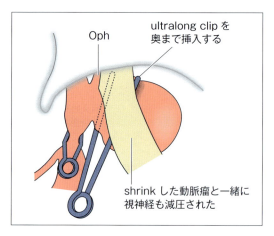

図 12 | ultralong clip の挿入

ちていき，視神経と動脈瘤の間を剥離することが可能になる．suction を続けながら動脈瘤の裏を剥離，ストレートの ultralong clip を視神経を損傷しないように気をつけながら，奥までしっかりと挿入する（図12）．近位部で Oph を同定し，Oph の血流が保たれるように動脈瘤のクリッピングを行う．動脈瘤の頸部は広いことが多いので，同じ程度の長さのストレートクリップを平行にもう1つかけておくのがよい（図13）．

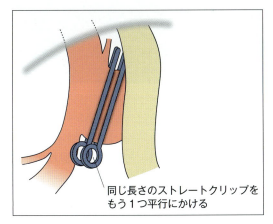

図13 平行に2本の ultralong clip をかける

(同じ長さのストレートクリップをもう1つ平行にかける)

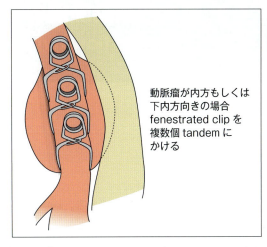

図14 fenestrated clip を tandem にかける場合

(動脈瘤が内方もしくは下内方向きの場合 fenestrated clip を複数個 tandem にかける)

クリップの選択

　動脈瘤の向きが内上方のものは主として，ストレートの ultralong clip を2個平行にかけることが多い．動脈瘤ネック部分の圧が非常に高い，あるいは，ネック部分の動脈硬化が強くてクリップが閉鎖しきらない場合，booster clip を使って閉鎖圧を上げることがある．動脈瘤の向きが内方，あるいは下内方の場合は，fenestrated clip が使いやすい．筆者は ICA の曲がり方に合わせて，短め（通常5mm）の fenestrated curved clip を複数個，tandem にかける方法を用いている（図14）．

おわりに

　巨大・大型 paraclinoid 動脈瘤のクリッピングに際して，suction decompression 法の併用は極めて有用である．本項では，これを行うためのセッティングおよび術前検査の重要性を強調し，特に手術室内のチームとして情報共有が成功の鍵であることを説明した．圧排されていた視神経の減圧がすぐに得られるため，手技が成功すれば視力視野障害が改善される例が多い．

引用・参考文献

1) Batjer HH, Samson DS: Retrograde suction decompression of giant paraclinoidal aneurysms. J Neurosurg 73: 305-6, 1990
2) 伊達　勲，徳永浩司：Suction decompression 法を併用した巨大・大型 paraclinoid 動脈瘤のクリッピング術：そのセッティングとクリッピング時の留意点. No Shinkei Geka 37：135-46，2009
3) Date I: Symptomatic unruptured cerebral aneurysms: features and surgical outcome. Neurol Med Chir 50: 788-99, 2010
4) 伊達　勲：巨大脳動脈瘤の問題．Clin Neurosci 31：465-7，2013
5) 市川智継，伊達　勲：周術期画像情報管理システムの導入―次世代脳神経外科手術室の構築に向けて前編：システム概要．脳外速報 21：304-9，2011
6) 市川智継，伊達　勲：周術期画像情報管理システムの導入―次世代脳神経外科手術室の構築に向けて後編：活用事例の紹介．脳外速報 21：420-5，2011
7) Mattingly T, Kole MK, Nicolle D, et al: Visual outcomes for surgical treatment of large and giant carotid ophthalmic segment aneurysms: a case series utilizing retrograde suction decompression (the "Dallas technique"). J Neurosurg 118: 937-46, 2013

2 巨大内頚動脈瘤の手術・IVR
B high flow bypass

東京女子医科大学脳神経外科 　**岡田芳和**
東京女子医科大学脳神経外科 　**山口浩司**

はじめに

本項では，high flow bypass のうち，saphenous vein graft を用いた high flow bypass について解説する．

内頚動脈瘤（internal carotid artery〔ICA〕aneurysm）の外科的治療において，クリッピング術で対応が困難な病変では血行再建術の応用が重要な手技となる．high flow bypass は，ICA など脳主幹動脈病変に用いる血行再建術の基本である．この high flow bypass のグラフトには自家血管（動脈では橈骨動脈，静脈では大伏在静脈）が用られる．橈骨動脈は，血管径，操作性，開存率などからグラフトとして適しており，広く用いられている[12]．一方大伏在静脈は，下肢から比較的安全かつ十分な長さのグラフトが採取でき，採取による合併症も極めて少ないことが長所とされている[2,5,8,10,11]．しかし大伏在静脈片を用いた high flow bypass の開在率は，橈骨動脈よりも劣ることが報告され，頭蓋内の recipient artery とグラフトのサイズの不均衡，グラフトの捻れ，グラフトの弁，グラフト採取時の内膜損傷，吻合操作の技術的な問題などが指摘されている[2,8]．このような問題点に留意し，いくつかの工夫を加えた vein graft high flow bypass を応用した巨大 ICA 動脈瘤の治療法を紹介する[5]．

症　例

- 76歳，女性
- 右眼窩頭痛の精査にて右巨大 ICA 動脈瘤を指摘された

症例：術前シミュレーション

MRA にて海綿静脈洞部に不整形の径約 20 mm の動脈瘤を認めた（図1A）．3D-CTA でも不整形で海綿静脈洞内部を充満する動脈瘤を認め，CAG にても同部位に巨大動脈瘤を確認した．頚部頚動脈には動脈硬化性閉塞病変はみられなかった（図1B〜F）．高齢ではあったが全身状態にも問題なく，下肢静脈もグラフト使用可能と判断し，high flow bypass を頚部外頚動脈（external carotid artery：ECA）－右中大脳動脈（middle cerebral artery：MCA）（M2部）に設け頚部 ICA を閉塞する治療を選択した．

症例：手術の実際

全身麻酔下に仰臥位で頭部を対側に約25°回転し，右前頭側頭開頭と右頚部頚動脈の確保ができるように固定した（図2A）．静脈片の採取は，左膝関節から足関節の間の静脈走行を確認し，

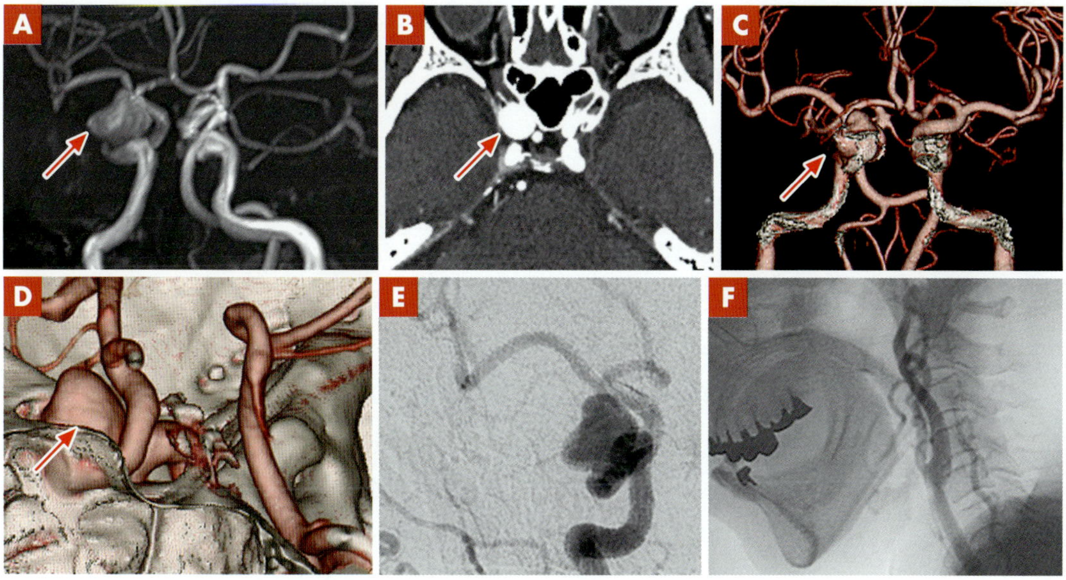

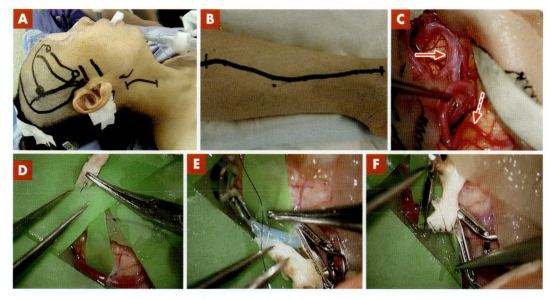

図1｜術前所見

A MRA で右海綿静脈洞部に巨大動脈瘤（→）が示唆される．

B〜D 3D-CTA 元画像で右海綿静脈洞内に均一に造影される mass lesion（→）を認め，3D-CTA 画像では海綿静脈洞部に巨大動脈瘤（→）を認める．

E F 右 CAG では海綿静脈動洞内に不整形の巨大動脈瘤を認め，右頚部頚動脈分岐部には動脈硬化性病変はみられない．

図2｜体位，静脈片採取の皮切 assist bypass

A 右前頭側頭開頭術と頚部頚動脈確保の皮切．

B 左足関節から膝関節間で静脈採取の皮切．

C シルビウス裂を開放し M2 部（→）と末梢部の M4（-->）を確保．

D〜F assist bypass の作成．

採取する静脈の位置をマーキングした（図2B）．

1 頸部頸動脈，頭蓋内 recipient artery の確保

頸部頸動脈は，下顎角部から約5cmの皮切を胸鎖乳突筋の前縁に設け，総頸動脈（common carotid artery：CCA），ECA，ICAを露出した．ECAはできるだけ長く剥離した．次にassist bypass用の浅側頭動脈（superficial temporal artery：STA）を確保して右前頭側頭開頭を行い，頸部の顎二腹筋裏側から頬骨弓下を通り開頭部に至る皮下にリングサポート付きの人工血管（ゴアテックス®，径5mm）を設置し皮下トンネルとした[5]．high flow bypassのrecipientとして右MCAのM2部を確保し，この末梢部のM3, 4部にassist bypassのためのrecipientを本症例では目視下（症例によってはmicro DopplerやICGを応用）にて確保した（図2C）．直ちにassist bypassとしてM3-M4部にSTA-MCA吻合をシリコンステントを用いた方法[6]で施行し，確実な血流をmicro Dopplerで確認した（図2D〜F）．

2 静脈片の採取

左足関節部で大伏在静脈の表皮側を剥離を開始し，膝関節側へ約20cm進めグラフトとして適切であることを確認後，数cm間隔で静脈裏側の組織を剥離し2-0糸を通し，静脈片を持ち上げるようにした（図3A〜C）．この2-0糸間の結合組織を順次剥離，側枝を処理，切断して静脈片を作成した．側枝は4-0糸で二重結紮後に切断することがポイントである．約20cmの静脈片を完全露出後，5倍希釈のパパベリン塩酸塩を塗布し，吻合操作直前に採取した．静脈片の足関節側よりカニュレーションし中枢側はクリップで遮断し，両端切断し採取した．カニュ

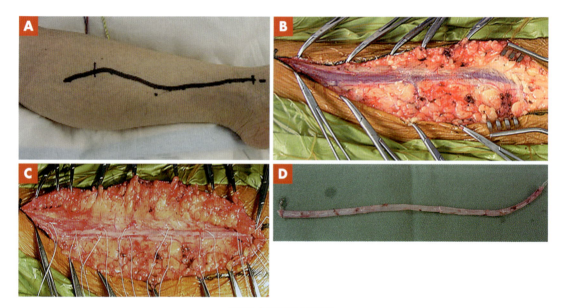

図3 静脈片の採取
A 大伏在静脈（足関節から膝関節）採取の皮切．
B 大伏在静脈の表側を露出．
C 裏側を3cm間隔で剥離して2-0糸を通し，結合組織，血管の処置．
D 採取した静脈片にカニュレーションし，ヘパリン加生理食塩水にて約100mmHgの加圧．

レーションよりヘパリン加生理食塩水を注入し，静脈片の内部を洗浄後約100 mmHgで加圧し，静脈片から漏れのないことを確認した（図3D）．

3 静脈片の吻合

採取した静脈片を，人工血管にて作成した皮下トンネル内を頸部から開頭野へ通した（図4A, B）．この状態でカニュレーションよりヘパリン加生理食塩水が抵抗なく灌流できることがポイントである．静脈片の吻合端から5 mm以内に静脈弁のないことを確認した（図4C）．M2部―静脈片の吻合は，M2部を約1 cm幅trappingし，静脈片の径に合わせたarteriotomyを設け，8-0エチロン糸で2点支持を置き，結節縫合で行った（図4D～F）．カニュレーションよりアルガトロバンを注入し，静脈片を通して良好な灌流を再度確認し，頭蓋内吻合部の近位にてグラフトを一時遮断した（図5）．

ECA側の吻合ではECAを十分に露出することが重要で，上甲状腺動脈を2-0糸で中枢側へ牽引する方法も有用である（図6A）．バスキュラーパンチ（径5 mm）で辺縁のシャープなarteriotomyをECAに作成した（図6B, C）．静脈片の吻合部近傍に静脈弁のないことを確認し，6-0プロリン糸で2点支持を設け，裏側を連続縫合で吻合し，アルガトロバンにて吻合部を洗浄後，表側を結節縫合で吻合した（図6D, E）．high flow bypassの開存をICGで確認し（図6F），安定した血流を20分間確認した時点で頸部ICAを結紮閉塞した．

症例：術後経過

術直後より眼窩部痛は消失し，神経脱落症状

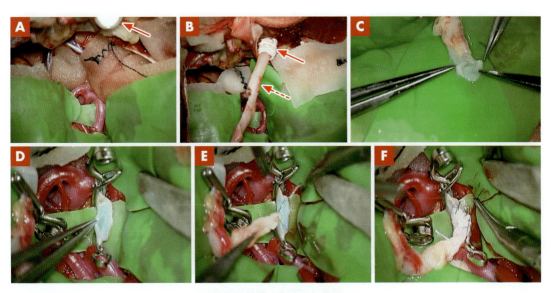

図4 | M2部―静脈片の吻合①

A B 頭蓋内のrecipient artery（M2部）を確保し，人工血管にて作成した（→）皮下トンネル内に静脈片（--▶）を通す．
C 静脈片の吻合部に静脈弁のないことをチェック．
D～F M2部と静脈片をend-to-sideで施行．M2部を約1 cm trappingし，静脈片の径に合わせた動脈切開．2点支持を設けて結節縫合で片面を6針で縫合．

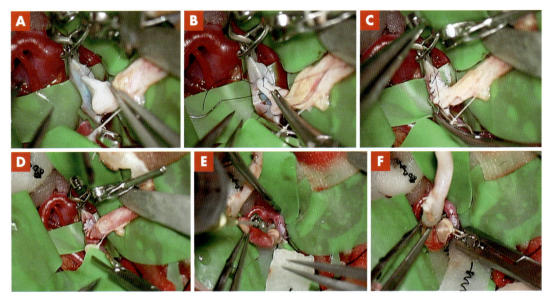

図5 | M2部―静脈片の吻合②

A 片面吻合後，吻合部口より対側からの縫い込みがないことの確認．
B～D 対側と同様に6針の結節縫合のため針糸を通し，ステント抜去後アルガトロバンにて吻合部を洗浄し，順次結紮し吻合を完成．
E F M2のtrappingを開放し，静脈片への逆流を確認．カニュレーションよりアルガトロバンを注入し良好な開通を確認後，吻合近位部で静脈片を遮断．

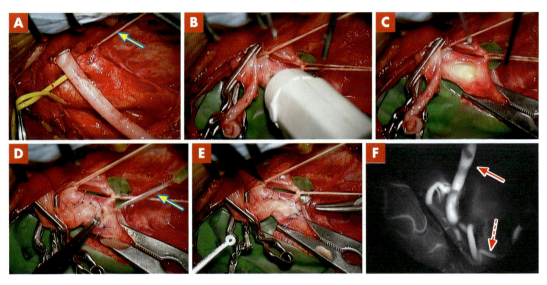

図6 | ECA―静脈片吻合

A ECAの十分な露出．上甲状腺動脈を2-0糸（→）で中枢側へ牽引する方法は有用．
B C ECA 2～3 cmをbulldog鉗子とSugita clip（ミズホ）でtrappingし，バスキュラーパンチで径5 mmの開窓．
D E 2点支持で裏側を連続縫合後，吻合部をアルガトロバン（→）で洗浄し表側を結節縫合で吻合．
F ICGにてassist bypass（--▶）とvein graft bypass（──▶）の開存を確認．

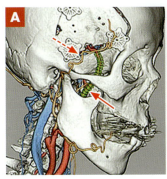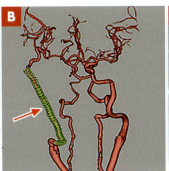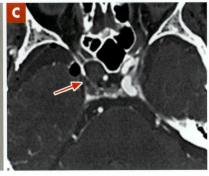

図7｜術後 3D-CTA

A B vein graft bypass（→），assist bypass（-->）の良好な描出と，動脈瘤の描出のないことを確認．
C 元画像でも動脈瘤部（→）の造影効果はみられなかった．

なく経過した．術後7日目の3D-CTAではassist bypassならびにhigh flow bypassの開存は良好で，動脈瘤の描出もなく，動脈瘤内への造影剤の流入もなく，急速な血栓化が得られた（図7A～C）．

saphenous vein graft bypassを用いたICA動脈瘤80自験例

saphenous vein graft（伏在静脈グラフト）bypassを用いた種々のICA動脈瘤80自験例（C3-C4部35例，C2-C3部17例，C1-C2部12例，C2部偽動脈瘤3例，解離性ICA動脈瘤13例）でmortalityはなく，morbidityは約11%（9/80例）（一過性の神経脱落症状をきたした5例と6カ月以上神経症状が持続した4例）であった．バイパスの開存率は，術直後では100%であったが，3カ月以上の経過観察中にSTA-MCAの良好な開存とvein graft bypassの閉塞を80例中7例（約9%）に認めていた．

予後に関しては，術直後高血圧性脳内出血をきたした巨大脳動脈瘤1例，SAH発症の動脈瘤2例，塞栓による脳梗塞をきたした巨大脳動脈瘤1例のmRS（術後1年）が3～5となっていた以外は，mRS 1～2であった．

考 察

静脈片を用いたhigh flow bypassは，Lougheedら[4,6]により右ICA閉塞症例に対して初めて応用され，Sundtら[11]により椎骨脳底動脈系の血行再建法としても導入された．以後vein graft bypassは，閉塞性脳血管障害や頭蓋内巨大脳動脈瘤症例などに対する血行再建術の基本的な手技とされてきた[1,9]．しかし現時点では，閉塞性脳血管障害例には術後過灌流などの問題からhigh flow bypassの適応は認められていない．

一方，巨大ICA動脈瘤や解離性ICA動脈瘤では，high flow bypassを用いた親動脈遮断法は，安全かつ有効性の高い結果が得られている．このhigh flow bypassのgraft materialは，橈骨動脈と伏在静脈が中心となっている[2,12]．本項に示した伏在静脈をグラフトとするhigh flow bypassではgraft materialの内膜を損傷することなくグラフトを作成することが重要である．静脈片は，recipientとなる頭蓋内動脈よりも内径が大きくサイズの著しい不均衡，グラフトの捻れ・屈曲の生じやすさ，側枝処理による皮下トンネル内での圧迫閉塞の生じやすさ，グラフト内の静脈弁による血栓形成やスパスムなどの機序により

247

閉塞をきたし易い可能性がある[8]．このような問題に対していくつかの工夫が報告されている．

①静脈片を下肢（足首から膝）から採取するようにする．

②静脈片は吻合開始直前に遠位端からカニュレーションを行い，ヘパリン加生理食塩水で静脈片に約100 mmHgの圧を加え静脈片の径と長さを評価，さらに側枝などからの漏れをチェックする．

③グラフトの捻れ，屈曲，圧迫などの予防に人工血管（リング付きゴアテックス®）を用いた皮下トンネルを作成し，このトンネル（人工血管）内にグラフトを通す方法が有用である[5]．

吻合に関しては頭蓋外部ではECAに適切な動脈切開部を作成することが重要で，バスキュラーパンチの使用が有効である．

Sindouら[8]は15例の自験例で，high flow bypassに伴うmortalityとmorbidityはなく，術直後（2週間以内）のバイパスの開存率は60％，1年後で53％と報告している．この開存率に関してバイパス間の灌流圧差の検討では灌流圧が良好（圧較差が大きい）な症例で80％の開存率，灌流圧が不良（圧較差が小さい）な症例では20％の開存率を報告している．筆者らのSTA-MCAの良好な開存とvein graft bypassの閉塞を80例中7例（約9％）に認めていた結果からも，vein graft bypassの末梢側のM3-M4部に設けたSTA-MCA anastomosisの灌流圧が静脈片を介する灌流圧（ECA—静脈片吻合がend-to-sideとなりECAの側圧が灌流圧となるためSTAを介する圧よりも低い）よりも高く，STA-MCA bypassへの依存度が高まった可能性が推察された[7]．Sindouら[8]は文献的にも93例のvein graft bypassの文献例を検討している．これらのうちMCAへのvein graft bypass 76例ではmortalityが4〜9％，バイパスの開存率は70〜91％と報告している．現時点では伏在静脈グラフトを用いたbypassの開存率は術後早期で80〜90％と向上してきていると推察され[2,3]，筆者の方法でも1年以上の経過観察でも90％に達する開存率を得ている．またmorbidityに関しては筆者の結果では周術期に約11％の合併症を認め，原因として①巨大動脈瘤の処置（クリッピングやtrapping）による視神経，動眼神経などの障害とhigh flow bypass後のICA遮断に伴う穿通枝を中心とした循環障害，②動脈瘤・親動脈の血栓化に伴う穿通枝の循環障害，③巨大動脈瘤からの塞栓による脳虚血などが推察できた．

以上，saphenous vein graft bypassにはいくつかの問題点もあるが，high flow bypassの応用は，ICA動脈瘤の安全・確実に治療法の重要な手技である．

引用・参考文献

1) Ausman JI, Pearce JE, de los Reyes RA, et al: Treatment of a high extracranial carotid artery aneurysm with CCA-MCA bypass and carotid ligation. J Neurosurg 58: 421-4, 1983

2) 江口恒良：自家長静脈片：頭蓋外—頭蓋内バイパス術に対する応用．Neurol Med Chir(Tokyo) 23：931-8, 1983

3) Jafar JJ, Russell SM, Woo HH: Treatment of giant intracranial aneurysms with saphenous vein extracranial-to-intracranial bypass grafting: indications, operative technique, and results in 29 patients. Neurosurgery 51: 138-46, 2002

4) Lougheed WM, Marshall BM, Hunter M, et al: Common carotid to intracranial internal carotid bypass venous graft: Technical note. J Neurosurg 34: 114-8, 1971

5) Okada Y, Shima T, Nishida M, et al: Retroauricular subcutaneous Dacron tunnel for extracranial-intracranial autologous vein bypass graft. J Neurosurg 81: 800-2, 1994
6) Okada Y, Shima T, Yamane K, et al: Cylindirical or T-shaped silicone stents for microanastomosis-Technical note. Neurol Med Chir(Tokyo) 39: 55-8, 1999
7) Sia SF, Qian Y, Zhang Y, et al: Mean arterial pressure required for maintaining patency of extracranial-to-intracranial bypass grafts: an investigation with computational hemodynamic models-Case series. Neurosurgery 71: 826-32, 2012
8) Sindou M, Daher A: Autogenous vein graft for arterial and venous brain revascularization. Neurosurgeons 6: 231-9, 1987
9) Spetzler RF, Rhodes RS, Roski RA, et al: Subclavian to middle cerebral artery saphenous vein bypass grafts. J Neurosurg 53: 465-9, 1980
10) Sundt TM Jr, Piepgras DG, Harsh WR, et al: Saphenous vein bypass grafts for giant aneurysms and intracranial occlusive disease. J Neurosurg 65: 439-50, 1986
11) Sundt TM Jr, Piepgras DG, Houser DW, et al: Interposition saphenous vein grafts for advanced occlusive disease and large aneurysms in the posterior circulation. J Neurosurg 56: 205-15, 1982
12) 安井信之：Arterial graft. Neurosurgeons 6：226-30, 1987

3 IVRと手術のハイブリッド治療

埼玉医科大学国際医療センター脳血管内治療科　**石原正一郎**
埼玉医科大学国際医療センター脳卒中外科　**栗田浩樹**

はじめに

　本項では，脳動脈瘤に対するハイブリッド手術のコンセプトと現状について解説する．

　脳血管障害の外科治療においては，これまで従来から行われてきた開頭手術に加え，近年では血管の中からアプローチする脳血管内手術が盛んに行われるようになった．現在，欧米では脳動脈瘤に対する治療の半数以上がプラチナのコイルを中心としたコイル塞栓術になってきている．日本でも次第に脳血管内手術の適応が増え，各地で脳動脈瘤コイル塞栓術が行われているが，その割合は約3割強である．これは単に日本の脳動脈瘤の治療が諸外国に比べ遅れていることを意味するのではなく，むしろ日本では開頭術の完成度が高いことを物語っている．

　放射線科が中心になって行われる諸外国と異なり，日本における脳血管内手術は脳神経外科医が主にその主役を担っている．脳神経外科医が開頭手術と脳血管内手術を行っているわが国の現状は双方の治療が最も近い位置にあり，双方の治療法の利点と限界をよく理解し，かつ両治療法を相補的に活用する新たな治療戦略が実現しやすい環境であるとも言える．実際にその適応が増えつつある脳動脈瘤に対する脳血管内手術においても，常に開頭術のメリットを念頭に置いて症例を検討すると，むしろ開頭術のほうがより確実に完成度の高い病変の処置ができる症例も経験する．また開頭術，脳血管内手術どちらにも不向きな動脈瘤も存在し，これらに対する新たな治療法が模索されている．われわれはこのような難易度の高い脳動脈瘤症例に対し，両治療法を組み合わせた治療戦略の試みをこの数年進めてきており，その現状を紹介する．

ハイブリッド手術室の開発

　従来，開頭術は手術室内で，脳血管内手術は主に血管造影室で行われるのが通例であった．しかし全身麻酔下での脳血管内手術を進める場合，むしろ手術室内での治療が望ましい．開頭術においても時に術中や術前後の脳血管撮影が必要な場合もあり，手術室内での血管造影機能は極めて有用であると考えられる．さらに脳血管内手術と開頭術の両治療法が同一手術室内で行える環境があれば，単独治療法では難しい症例に対する治療戦略が可能となると考え，2007年に当院では，以下の条件を満たす世界初となるハイブリッド手術室をドイツ Siemens 社と共同開発した（図1）．

1　ハイブリッド手術室に望まれる条件

①バイプレーン血管造影装置による理想的な脳血管内手術環境．

②マイクロサージェリーを行うための脳顕微鏡手術環境．

③開頭術，血管内手術双方の移行が迅速かつ安全であること．

④術前後および術中にCT撮影が可能でナビゲ

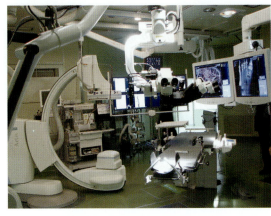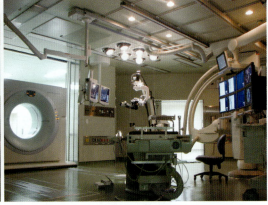

図1｜開頭術と脳血管内手術双方に対応したハイブリッド手術室（埼玉医科大学国際医療センター）

ーションと連動が可能．
⑤両治療法を同一空間で可能にするスペースの確保．
⑥それぞれの治療法に対応する各種画像機能と手術室内での表示機能．

脳動脈瘤に対するハイブリッド治療の実際

1 ワイドネックの大型動脈瘤に対する suction & clipping

特に内頚動脈（internal carotid artery：ICA）の大型動脈瘤に対し単純な coiling やクリッピング術だけでは困難と思われる症例に対し，バルーン付きガイディングカテーテルを ICA に留置し，開頭後顕微鏡下で病変を展開し，ガイディングカテーテルのバルーンを inflate し順行性血流を遮断するとともに動脈瘤遠位の ICA を一時的に temporary clip で遮断する．ガイディングカテーテルからゆっくりと血液を吸引することで動脈瘤内圧を減じ，顕微鏡下でのクリッピングを容易にする．クリッピング後再度血管造影を行い，動脈瘤が完全に処理され，周囲の重要な分岐血管が温存されていることを確認し閉頭する．術中の 3D-DSA 画像が極めて有用である．

2 大型動脈瘤に対する clip assisted coiling

ICA 大型動脈瘤では頭蓋底に接している場合が多く，開頭顕微鏡下で動脈瘤全体の露出や周囲血管の把握が時に困難で，単純なクリッピングができない場合も多い．これらの症例には，バイパス術を併用した親血管遮断や頭蓋底骨の drilling を要する侵襲性の高い治療が必要である．脳血管内手術においても単純なコイル塞栓術手技では塞栓率の高い治療は難しく，広いネック部分をカバーするステント型デバイス（vascular reconstruction device：VRD）を用いたコイル塞栓術が行われることが多い．この際，VRD の使用に伴う血栓塞栓性合併症を防ぐために，抗血小板薬を通常 2 剤併用し長期服用を余儀なくされる．われわれはこのような症例に対し，開頭顕微鏡下で動脈瘤を露出し頭蓋底骨の drilling を要しない範囲で部分的にクリッピングを行い，広いネック部分を狭小化し，これに引き続きこの部分からマイクロカテーテルを瘤内へ誘導後 coiling を行う治療戦略を試みている．

本治療においては，バイパスや頭蓋底骨の drilling といった侵襲性を回避できるとともに，

長期抗血小板薬服用の患者負担を減らすことが最大のメリットである．より侵襲性の低い開頭術とシンプルな血管内手技双方を組み合わせることで，治療困難な ICA 大型動脈瘤に対する確実かつ安全な治療が可能と考えている．本手技においては開頭下での血管内手技を要するため，開頭顕微鏡手技環境と脳血管内手術環境双方の移行が迅速かつ安全に行えるハイブリッド手術室が極めて有用である．

これらのハイブリッド治療を施行した実際の症例を紹介する．

> **症例 1**
> - 60 歳，女性
> - 突発する頭痛，嘔気，嘔吐があり近医へ救急搬送．CT で SAH を認め当科に転送された．
> - 来院時意識レベル JCS 1，GCS E4V4M6 で（H & K Grade Ⅱ），CT で diffuse thick SAH（Fisher group 3）を認め，直ちに施行した 3D-CTA で左 ICA に wide base の 15 mm 大の破裂動脈瘤が確認された（図 2A）．

症例 1：ハイブリッド治療の実際

3D 血管造影で proximal neck は前床突起より下にあり，細い後交通動脈（posterior communicating artery：Pcom）および前脈絡叢動脈（anterior choroidal artery：AChA）がドームから出ていることが示唆されたため（図 2B），急性期の直達術やコイル塞栓術は困難と判断し，脳血管攣縮期が過ぎた day 19 に根治術を施行した．

手術ではハイブリッド手術室を使用し，通常の左前頭側頭開頭の後，硬膜外に前床突起を除去し，distal sylvian approach で動脈瘤に到達した．動脈瘤は内側では視神経を圧迫し，外側ではテントに強く癒着しており，Pcom および AChA の起始部は確認できず，proximal の確保も困難であったため，右大腿よりカテーテルを挿入し，IC top に temporary clip を置いた後，endovascular ICA occlusion および suction decompression を行った．動脈瘤の shrinkage により，carotid-optic space および carotid ocumomotor space から裏の両穿通枝の起始部の観察およびドームとの癒着の剥離が可能となり，それを温存して ICA を形成するように multiple clipping を行い，術中血管造影で動脈瘤の消失を確認して（図 2C，D）手術を終了した．

術後は MRI で血流遮断によると思われる無症候性小梗塞巣を caudate head に認めたが（図 2E），神経学的悪化はなく，リハビリテーションの後，社会復帰した．

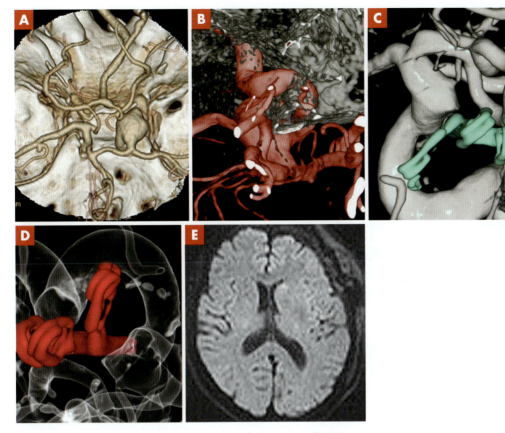

図2｜症例1，画像所見

A B 術前 3D-CTA（**A**）および ICA 造影（**B**）．大型で広頚の ICA 動脈瘤を認める．
C D 術中 3D ICA 造影．動脈瘤の完全な消失を認める．
E 術後 MRI（拡散強調画像）．無症候性の小梗塞巣を認める．

症例2

- 70歳，女性
- 眩暈の screening で incidental に発見された 10 mm 大の左 C2-C3 動脈瘤
- 強い手術希望があり，近医より紹介された

症例2：ハイブリッド治療の実際

　動脈瘤は wide base で 10 mm 大であり，直達術では脳神経麻痺を生じるリスクが高く，またコイル塞栓術も困難と判断され，combined surgery を施行する方針となった（図3A，B）．

　手術ではハイブリッド手術室を使用し，通常の左前頭側頭開頭の後，硬膜外に前床突起を除去し，distal sylvian approach で動脈瘤に到達した．distal dural ring を切開し，動脈瘤の近位側を観察すると，約半分は海綿静脈洞内にあり，周囲脳神経と強く癒着ししていたため，全周性の剥離は困難と判断し，proximal，次いで distal の癒着のない space に blade を入れて ICA を形

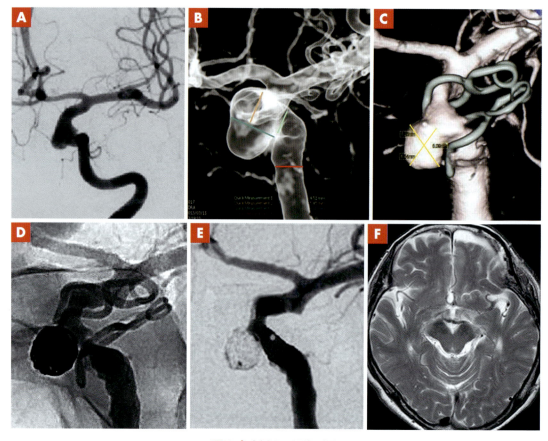

図3｜症例2，画像所見

A B 術前2D（**A**）および3D（**B**）ICA造影．大型で広頚のICA動脈瘤を認める．
C～E 術中3D（**C**）および2D（**D E**）ICA造影．動脈瘤の完全な消失を認める．
F 術後MRI（拡散強調画像）．手術合併症を認めない．

成するようにneck plastyを行い，術中血管造影を行ってコイル塞栓が可能な形状に動脈瘤が変形していることを確認後（図3C），そのままコイル塞栓術を施行し，動脈瘤の完全な消失を確認して手術を終了した（図3D, E）．

術後はMRIで虚血巣を認めず（図3F），患者は神経学的悪化なく自宅退院した．

おわりにあたって

　内頚動脈瘤は，海綿静脈洞部から鞍上部のすべての瘤を含めば，最も頻度の高い脳動脈瘤である．既刊『中大脳動脈瘤のすべて』でさまざまな角度から取り上げた中大脳動脈瘤は terminal type であるのに対し，こちらは lateral type であることが根本的に異なる．また，大型の海綿静脈洞部では，クリッピングはほぼ不可能で，トラップ（症例によってバイパス併用）がメインとなる．一方，脳血管内治療のほうでは，もちろん internal trapping も行われるが，ステントアシスト法が出現して親動脈の温存も不可能ではなくなってきた．まだ flow diverter は本邦では認可されていないので，現時点ではステント（またはバルーン）＋コイルで対処せざるを得ない．

　一方，傍鞍部動脈瘤では，その侵襲性の低さから脳血管内治療で処理されることが多いが，大型の症候性眼動脈瘤など saccular packing では症状増悪をきたすケースもあり，神経減圧を兼ねた根治的クリッピングが必要となることもある．「刊行にあたって」で井川先生が書かれているように，頭蓋底操作においては，瘤の projection や周辺組織との関係から，頭蓋底の骨がどれだけ視野の妨げとなるのかを予測しておくことが重要であろう．狭い角度から最も有効に瘤を捉え，しかも正常神経機能を損なわないようにアプローチするという，中大脳動脈瘤に比べれば遥かに高度な技術が要求される．一方，脳血管内治療においては，特に傍鞍部の未破裂瘤は非常にネックが広い上，サイフォン部の屈曲が大きい場合，カテーテルの shaping をどのように行うかは重要なキーポイントである．この場合にも 3 次元的な血管走行の把握と，カテーテル先端の位置決めは他のどの部位よりも厄介なところである．さらに，破裂 anterior wall 瘤（いわゆる IC-dorsal 瘤）の治療は数十年来の懸案で，最も効果的な治療法がいまだに見つからず，打開の糸口さえない．これは他の一般的な内頚動脈瘤と違って，血管解離をベースとした極めて fragile な瘤（時には blister-like）であることが多いためである．血管内からもある程度のアプローチが可能となっているが，症例によってやはり治療戦略を変えざるを得ないのが，本音であると思う．

　しかしながら，それ以外の部位の瘤も含めて，本書において紹介されているさまざまな手術 strategy の構築の「見本」が，頭蓋底部の困難な動脈瘤の手術において引用され，活用されることで，少しでも安全な手術が実現されることを望みたい．

　　　　　　　　　　　　　　　大阪医科大学脳神経外科・脳血管内治療科　宮地　茂

索引

数字
3D-CTA ● 32

A, B
AChA ● 7
ACP ● 7, 9
assist balloon ● 99
balanced SSFP ● 13
BA-SCA ● 223
　（blood）blister-like aneurysm ● 4, 34, 206

C
C1 ● 2, 3
C2 ● 2, 3
　——動脈瘤 ● 222
　——部上方向き動脈瘤 ● 220
　——部前壁上方向き動脈瘤 ● 45
C3 ● 2, 3
　——部上方向き動脈瘤 ● 44
　——部内側下方向き動脈瘤 ● 44
C4 ● 2, 3
　——aneurysm ● 3
C5 ● 2, 3
　——aneurysm ● 3
C6 ● 2, 3
　——aneurysm ● 3
carotid cave ICA動脈瘤 ● 227, 228
carotid-cavernous fistula ● 3
cavernous aneurysm ● 3
cavernous ICA（C4）aneurysm ● 2
cavernous-paraclinoid portion ● 7
cavernous portion ● 2, 3
CCF ● 3
cervical ICA（C6）aneurysm ● 2
cervical portion ● 2, 3
clip assisted coiling ● 251
clipping on wrapping ● 63
compression test ● 98
CT ● 32

D
distal dural ring ● 7

Dolenc approach ● 39, 41
DSA ● 33

E, F, G, H
ECA-RA-M2 bypass ● 65, 110
ERG ● 72
falciform ligament ● 7, 10
FCAG ● 80
guiding catheterの選択 ● 99
high flow bypass ● 109, 142, 242

I
ICA（⇒内頚動脈）● 7
　——C2部動脈瘤 ● 121
　——サイフォン部の角度 ● 88
ICA anerysm/動脈瘤（⇒内頚動脈瘤）● 2
　——に対する頭蓋底アプローチ ● 39
　——の疫学的特徴 ● 5
　——の自然歴（破裂リスク）● 25
　——の特徴 ● 23
　——の頻度 ● 23
IC-AChA aneurysm ● 3, 23
IC anterior wall ● 23
　——（bypass併用）● 65
　——（クリッピング）● 57
　——動脈瘤 ● 57, 65, 206
　——動脈瘤（血豆状）● 142, 147, 210
　——動脈瘤（非血豆状）● 153, 158, 206
IC-Bif ● 23
　——aneurysm ● 3, 4
IC blister-like aneurysm ● 147, 150
IC cavernous大型，巨大（動脈瘤）● 108, 114, 168, 176
IC cavernous動脈瘤 ● 23, 103, 168
ICG ● 80
IC-Oph ● 47, 190
　——aneurysm/動脈瘤 ● 3, 73, 100, 124, 181, 184
IC paraclinoid ● 47
　——aneurysm/動脈瘤 ● 23, 30, 102, 135, 138
　——下内側向き ● 128, 135, 194, 200
　——上方向き ● 121, 124, 181, 190
IC-PC aneurysm/動脈瘤 ● 3, 7, 23, 77
IC-SHA ● 47
　——aneurysm/動脈瘤 ● 3, 76, 200, 202

infraclinoid portion●2, 3
intercavernous ICA aneurysm●2
internal carotid-anterior choroidal artery〔IC-AChA〕aneurysm●4
internal carotid-posterior communicating〔IC-PC〕aneurysm●4
ISAT●21
ISUIA●5, 6, 20
IVRと手術のハイブリッド治療●250
IVRのトラブルシューティング●225

M

micro catheter●100
MRA●32
MRI●32

O

Oph●4, 7, 8, 181, 190
　　──aneurysm●23
　　──部巨大動脈瘤●238
ophthalmic artery●4
optic strut●7, 9

P

paraclinoid carotid artery aneurysm●7
paraclinoid ICA aneurysm●3
paraclinoid巨大瘤●213
Pcom●7
　　──より中枢側の巨大ICA動脈瘤●161
petrous ICA（C5）aneurym●2
petrous portion●2, 3

S

saccular aneurysm●206
SHA●4, 7, 8, 194, 200
suction decompression●235
　　──法●123, 235
superior hypophyseal artery●4
supraclinoid portion●2, 3

T, U, V, W

true Pcom●38
UCAS Japan●5, 6, 19, 20, 23
vein graft●142, 242
VEP●71
　　──モニタリング●71

working angleの決定●98

か行

外側上向き●95
外側向き●92
外転神経●13
開頭●13
海綿静脈洞●7, 13
　　──部ICA（内頚）動脈瘤●2, 23, 115, 116, 118
　　──部大型動脈瘤●221
解離性（血豆状）動脈瘤のクリッピング●60
解離性動脈瘤●34
カテーテルのシェイピング●212
下方型●53
眼動脈●4, 7
　　──瘤●23
巨大ICA（内頚）動脈瘤●161, 162, 164, 213, 242, 243
　　──の手術・IVR●235, 242
近位部内頚動脈瘤●7
クリッピング●14
計測●98
頚動脈・海綿静脈洞瘻●3
頚部ICA動脈瘤●2
後交通動脈●7
硬膜切開●42
硬膜縫合●43
硬膜輪●7, 9, 13
骨構造の削除●13

さ行

視覚誘発電位●71
視神経●7
　　──の走行●13
視神経管●7
視神経鞘●13
手術アプローチ●36
手術時のトラブルシューティング●220
術前検査●30
術前シミュレーション●30
術前評価●30
術中蛍光脳血管撮影●80
上下垂体動脈●4, 7
上眼窩裂●7
上方型●51
上方向き●94
シルビウス裂の開放●13

真の後交通動脈●38
シンプルテクニック●214
錐体骨部ICA動脈瘤●2
頭蓋底アプローチ●36
ステントマシストテクニック●176, 191, 207, 213, 231
前床突起●7, 30
前壁（血豆状）動脈瘤のクリッピング●60
前壁動脈瘤のクリッピング●58
前脈絡叢動脈●7

▌た行

血豆状動脈瘤●34, 142, 144, 206
動眼神経●7, 13
動脈瘤ネック近位部までの距離●88
動脈瘤の突出の方向●89

▌な行

内頚動脈（→ICA）●7
　──（近位部）の解剖●7
　──−後交通動脈分岐部動脈瘤●4, 7, 23, 83
　──前壁動脈瘤●23
　──−前脈絡叢動脈（分岐部）動脈瘤●4, 23
　──血豆状動脈瘤●4, 57
　──の画像診断●12
　──のシミュレーション●12
　──の脳動脈瘤●2
　──の分岐血管●2
　──の分類●2
　──背側動脈瘤●153
　──分岐部（動脈）瘤●4, 23
内頚動脈瘤（→ICA aneurysm/動脈瘤）●2, 19
　──の疫学●19, 23
　──の手術アプローチ●36
　──の術中モニタリング●71, 80

　──の特徴●19, 23
　──の特徴と手術●47, 57, 65
内側上向き●92
内側型●53
内側下向き●91
脳血管撮影●33
脳血管内治療の実際●96
囊状動脈瘤●206
　──のクリッピング●58
脳底─上小脳動脈瘤●223
脳動脈瘤に対するハイブリッド治療●251

▌は行

ハイブリッド手術室●250
バルーンアシストテクニック●176, 200, 211, 216
破裂ICA動脈瘤の疫学●19
破裂動脈瘤●19
　──に対する急性期治療の成績●20
光刺激装置●71
非分岐部（血豆状）動脈瘤のクリッピング●60
非分岐部動脈瘤のクリッピング●58
フルオレセイン●80
傍鞍部ICA（内頚）動脈瘤●7, 225, 229
傍鞍部内側ICA動脈瘤●232
傍鞍部背側ICA動脈瘤●230
傍鞍部腹側ICA動脈瘤●233
傍前床突起（部）内頚動脈瘤●3, 23, 30
傍前床突起部の囊状内頚動脈瘤●30

▌ま行

未破裂ICA動脈瘤●23
　──の分類●23
未破裂動脈瘤の破裂率●20
網膜電図●72

脳神経外科速報EX 部位別に学ぶ脳動脈瘤シリーズ
内頚動脈瘤（ICA Aneurysm）のすべて
近位部（cavernous-paraclinoid）
―シミュレーションで経験する手術・IVR　92本のWEB動画付き

2015年3月10日発行　第1版第1刷

監　修	宝金 清博
編　集	井川 房夫　宮地 茂
発行者	長谷川 素美
発行所	株式会社メディカ出版 〒532-8588 大阪市淀川区宮原3-4-30 ニッセイ新大阪ビル16F http://www.medica.co.jp/
編集担当	岡 哲也
編集協力	有限会社エイド出版
装　幀	森本良成
本文イラスト	福井典子
印刷・製本	株式会社シナノ パブリッシング プレス

© Fusao IKAWA, 2015

本書の複製権・翻訳権・翻案権・上映権・譲渡権・公衆送信権（送信可能化権を含む）は、（株）メディカ出版が保有します。

ISBN978-4-8404-5333-2　　　　　　　　　　　　　　　Printed and bound in Japan

当社出版物に関する各種お問い合わせ先（受付時間：平日9：00〜17：00）
●編集内容については、編集局 06-6398-5048
●ご注文・不良品（乱丁・落丁）については、お客様センター 0120-276-591
●付属のCD-ROM、DVD、ダウンロードの動作不具合などについては、デジタル助っ人サービス 0120-276-592